Inhaltsverzeichnis

W0173557

Einleitung

Das Konzept der Psychomotorischen Bewegungsförderung hat in den letzten Jahren einen enormen „Aufschwung" erlebt. Einerseits ist das Praxisangebot immer umfangreicher und vielfältiger geworden. Andererseits haben der zunehmende Bekanntheitsgrad und die Erfolge in der Praxis den Wunsch nach Aus- und Fortbildungen verstärkt. Das hat unter anderem dazu geführt, dass sich die Motopädagogik als Unterrichtsfach an den Fachschulen für Heilerziehungspflege und Heilpädagogik etabliert hat.

In diesem Materialbuch wird eine praxisorientierte Einführung in Grundfragen der psychomotorischen Bewegungsförderung gegeben.[1] Dazu sind bedeutsame Aspekte aus dem vielfältigen Themenspektrum der Psychomotorik und der Arbeit mit behinderten Menschen herausgegriffen und in Theorie oder Praxis dargestellt.

In den ersten Kapiteln soll geklärt werden, was die Grundideen der Psychomotorik überhaupt bedeuten und beinhalten, was verschiedene Konzepte auszeichnet und kennzeichnet. Hier soll nicht eine bestimmte Position vertreten werden, sondern die Vielfalt der Psychomotorik soll deutlich werden. Eine Bewertung kann auf dieser Grundlage jeweils im Unterricht erfolgen.

Kompetenzbereiche und Übungsinhalte der Psychomotorik werden erörtert. Weitere theoretische Schwerpunkte sind die motorische Entwicklung, ausgewählte Bewegungs- und Entwicklungsbeeinträchtigungen, die Diagnostik und Besonderheiten der Psychomotorik bei körperlicher oder geistiger Behinderung und bei älteren Menschen. Auch angrenzende Förderansätze, die häufig mit der Psychomotorik in Verbindung gebracht werden, werden kurz beschrieben.

Eingebettet in die Darstellung der theoretischen Zusammenhänge sind jeweils methodisch-didaktische Überlegungen, die für die Planung, Durchführung und Auswertung psychomotorischer Arbeit mit den unterschiedlichen Zielgruppen bedeutsam sind.

Im Praxisteil werden zahlreiche Übungsbeispiele und Spielvorschläge zu ausgewählten inhaltlichen Schwerpunkten und zu ausgewählten Übungsmaterialien angeboten. Sie sind als Anregungen zu verstehen, nicht als fertige Stundenbilder oder Unterrichtsrezepte. Einige Übungen oder Spiele dienen auch nur der Eigenerfahrung und sind vielleicht gar nicht übertragbar.

Sinnvolle Fragestellungen und Anregungen zur Unterrichtsgestaltung werden jeweils am Ende der Kapitel vorgeschlagen.

Die hier gewählte Reihenfolge gibt vom Grundsatz her einen möglichen unterrichtlichen Ablauf im Schuljahr wieder. Theorie und Praxis werden sich auch dort ständig abwechseln und sich gegenseitig ergänzen müssen.

Diese Veröffentlichung kann auch eine Hilfestellung für die in der Praxis tätigen Fachkräfte bieten. Die theoretischen Grundlagen können dabei helfen, über die eigene Berufspraxis der Bewegungserziehung zu reflektieren, der Praxisteil gibt Anregungen für eine psychomotorisch orientierte Erziehung, Entwicklungsbegleitung oder Förderung.

---

1 *Um die Lesbarkeit des Textes nicht unnötig zu erschweren, sollen die Leser/innen vor umständlichen Formulierungen wie HeilerziehungspflegerInnen, Erzieher/innen oder Heilpädagogen/Heilpädagoginnen verschont werden. Es wird die männliche Sprachform verwendet, wobei sich gleichermaßen immer beide Geschlechter angesprochen fühlen können.*

Was bedeutet überhaupt Psychomotorik/Motopädagogik?

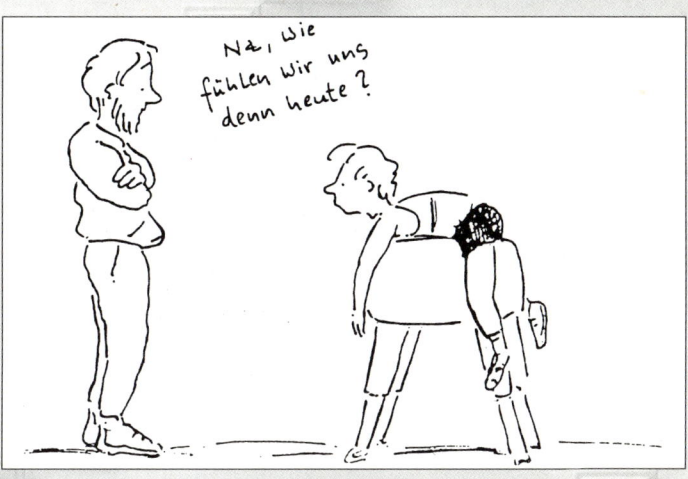

- ◆ Wodurch ergibt sich die Notwendigkeit einer psychomotorischen Förderung?
- ◆ Wer soll mit einem solchen Angebot angesprochen werden?
- ◆ Was sind die Zielbereiche der Psychomotorik, welche Kompetenzen werden angestrebt?
- ◆ Was beinhalten die Begriffe Psychomotorik, Motopädagogik, Motologie?

Praxis

- ◆ *Unter welchen Gesichtspunkten sind die Praxisbeispiele ausgewählt und geordnet?*
- ◆ *Welche Fragestellungen zur Reflexion der Bewegungspraxis können im Unterricht gestellt werden?*
- ◆ *Nach welchen Kriterien können Übungseinheiten der Schüler ausgewertet werden?*
- ◆ *Durch welche Merkmale zeichnen sich geeignete Übungsmaterialien aus?*
- ◆ *Welche Spiele sind zum Kennenlernen in einer Gruppe geeignet?*
- ◆ *Welche Spiele und Bewegungsaktivitäten können wir mit dem Rollbrett durchführen?*

1.1 Grundidee

„Na, wie fühlen wir uns denn heute?"
Die Frage des Sportlehrers in der Karikatur scheint überflüssig. Es ist klar, dass sich der Junge nicht wohl fühlen kann. Viele werden sich an ähnliche Erfahrungen erinnern können. Sie kennen Kinder, die am „Bock" gescheitert sind, oder haben möglicherweise eine solche Erfahrung selbst „durchgemacht".
Denn im Schulsport war es nicht unüblich: Aufstellung in einer Reihe, jeder musste über den „Bock" springen, der Lehrer gab eine Note für die Ausführung.
Nicht wenige Kinder setzten sich dabei dem Gelächter der ganzen Klasse aus.

„Na, wie fühlen wir uns denn heute?"
Die Frage – doch nicht überflüssig? Man kann immer wieder den Eindruck gewinnen, dass es vielen Sportfachkräften, die selbst aus dem Bereich des Wettkampfsports kommen, recht schwer fällt, sich in die Lage der Kinder zu versetzen, die Übungen eben nicht so gut beherrschen, denen die Schnelligkeit oder Kraft und die Geschicklichkeit fehlen, und denen dann mangelnder Einsatz und Wille vorgeworfen werden.

Für solche Kinder ist ein Bewegungsunterricht nach psychomotorischen Prinzipien eine großartige Idee. Für die erzieherischen Fachleute ist die psychomotorische Idee eine großartige Bereicherung ihres pädagogischen Repertoires.

Das Grundanliegen der Psychomotorischen Bewegungsförderung soll durch Zitate von E. J. Kiphard verdeutlicht werden, der als Begründer der Psychomotorik im deutschsprachigen Raum gilt.

> „Welcher Sportlehrer kennt es nicht: das ungeschickte Kind, das durch seine Tolpatschigkeit zum Gespött der ganzen Klasse wird? Ob beim Wettlauf, beim Völkerball oder beim Fußballspiel – nirgends kann es mithalten. Und weil es jeden Ball verfehlt und immer als erstes abgetroffen wird, bleibt es bei der Mannschaftswahl mit Sicherheit übrig. Kein Wunder, dass sich ein solches Kind nicht zum Sport hingezogen fühlt. In einzelnen Fällen kommt es zu regelrechten Angstzuständen, wenn Sport auf den Stundenplan steht. Man kann sich vorstellen, wie es solchen immer während Versagern, diesen sportlichen „Flaschen" zu Mute ist. Sie haben nie die geringste Siegeschance, so sehr sie sich auch anstrengen mögen."
>
> *(E. J. Kiphard, 1985, 209)*

> „Man muss sich als Sportpädagoge einmal in die Lage bewegungsbeeinträchtigter Schüler hineinversetzen, denen die Motorik nicht Quelle der Fröhlichkeit und der erfolgreichen Lebensbewältigung ist, sondern Quelle ständiger schmerzlicher Misserfolge und aussichtsloser Schindereien. Es ist oft ein regelrechtes Spießrutenlaufen, wenn diese Kinder, von allen missachtet, gehänselt und schikaniert, um ihr bisschen Selbstvertrauen ringen. Beim Wählen der Fußballmannschaft bleibt ein solcher Schüler ganz bestimmt übrig: denn wer will auch so eine „Flasche" haben? Beim Nachhauseweg wird er vom Klassenstärksten in den „Schwitzkasten" genommen, seine Mütze von einem anderen auf einen Baum geworfen und seine Schultasche in den Dreck gezerrt. Wie sollte er sich auch wehren?"
>
> *(E. J. Kiphard, 1989, 138).*

1.2   Zielgruppe

In der Geschichte der Psychomotorik in Deutschland ist es begründet, dass in der Praxis mit dem psychomotorischen Förderangebot hauptsächlich Kinder angesprochen werden. Als vorrangige Zielgruppe gelten Kinder im Vorschul- und frühen Schulalter mit
◆ Entwicklungsverzögerungen im Bewegungsbereich,
◆ Bewegungsunruhe, Hyperaktivität,
◆ Bewegungsängsten, Hemmungen,
◆ Bewegungsungeschicklichkeiten, Störungen der Koordination, des Gleichgewichts oder anderer motorischer Fähigkeiten und Fertigkeiten.

Diese Kinder werden im allgemeinen Sprachgebrauch untereinander bezeichnet als: lahme Enten, Zappelphilipp, Angsthase, Heulsuse, nasser Sack, Pflaume, Pfeife, Flasche, Mehlsack.
Was sind nun genauer beobachtbare Verhaltensweisen, die auf mögliche Beeinträchtigungen im (Bewegungs-)Verhalten hinweisen und eine mögliche psychomotorische Förderung begründen? Dabei ist hier zunächst nicht an deutlich erkennbare geistige oder körperliche Behinderungen gedacht.

Beobachtbare Auffälligkeiten im Verhalten des Kindes können beispielsweise sein:
◆ Das Kind fällt beim Laufen oft hin und bewegt sich unsicher.
◆ Das Kind hat Schwierigkeiten mit dem Gleichgewicht, besonders auf schmalem, wackligem Untergrund und bei langsamen Balancierbewegungen.
◆ Das Kind ist steif, ungelenkig, seine Bewegungen wirken eckig, holprig, ruckhaft.
◆ Das Kind kann nicht still sitzen, ist ständig in Bewegung und sofort ablenkbar.
◆ Das Kind geht von sich aus nicht auf andere Kinder zu und weicht Kontakten aus.
◆ Es hat Angst beim Drehen und Schaukeln, hat Angst zu klettern und zu springen.
◆ Es reagiert oft wütend, unbeherrscht, aggressiv.
◆ Das Kind ist in seinem Bewegungsverhalten weit hinter Gleichaltrigen zurück.
◆ Es nimmt ungenau wahr, unterscheidet schlecht (Gesehenes, Gehörtes)
◆ Das Kind kann sich schlecht im Raum orientieren.
◆ Es ist ungeschickt im Umgang mit Gegenständen.
◆ Das Kind zeigt eine ungenügende Auffangbewegung.
◆ Das Kind wirkt schlaff, ist schnell müde, wenig aktiv, reagiert schwach.
◆ Das Kind zeigt ein ungenügend ausgeprägtes Körperbewusstsein.

Psychomotorisch orientierte Bewegungskonzepte werden seit etlichen Jahren auch für Erwachsene, für ältere Menschen, für Menschen mit verschiedenen Behinderungen entwickelt und in der Praxis realisiert.
Viele Prinzipien und Ideen gelten gleichermaßen für die verschiedenen Altersgruppen und Behinderungsgruppen, andere müssen den jeweiligen personalen Bedingungen angepasst werden.
Bei schweren Störungen oder Behinderungen müssen wir allerdings auch erkennen, dass die Grenzen der psychomotorischen Kompetenz erreicht sind. Je stärker die Behinderungen sind, desto stärker treten zusätzlich z. B. mehr physiotherapeutische, psychologische oder etwa ergotherapeutische Maßnahmen in den Vordergrund.

Anregungen und Fragestellungen

1. Wie waren Ihre eigenen kindlichen oder jugendlichen Erfahrungen? Haben diese Erfahrungen Ihre Einstellung zu Sport und Bewegung (positiv oder negativ) beeinflusst? Gibt es Auswirkungen auf Ihre Bereitschaft, Bewegungsangebote im Berufsfeld anzubieten oder zu unterstützen?

2. Malen Sie Ihre eigene „Sportgeschichte" als Lebenskurve in einem Koordinatenkreuz auf. Die x-Achse können Sie sich als Lebenslinie vorstellen, die y-Achse betrachten Sie nach oben als positive Erfahrungen unterschiedlicher Intensität (z. B. von 0 bis +6), nach unten als eher negative Erfahrungen (von 0 bis –6). Stellen Sie Ihre „Sportgeschichte" anderen Gruppenteilnehmern vor und wählen Sie eine davon aus, die Sie der gesamten Klasse vorstellen wollen.

3. Diskutieren Sie folgende Aussage: Gerade die Kinder, die es eigentlich am nötigsten haben, bewegen sich am wenigsten.

1.3   Begriffsbestimmung und Definitionen

Es gibt unter den Fachleuten der Psychomotorik viel Einigkeit in grundlegenden Überzeugungen, aber oft wenig Einigkeit in der Sprache. Ein Blick in die Fachliteratur zeigt, dass eine Vielzahl von Fachbegriffen benutzt wird, die das Anliegen der Förderung mit den Mitteln der Bewegung umschreiben. Einige sprechen von Psychomotorik oder psychomotorischer (Entwicklungs-)förderung, psychomotorisch orientierter Bewegungserziehung, andere benutzen die Begriffe „Motopädagogik" oder „Mototherapie". Zur Klärung sollen kurz einige Zusammenhänge herausgestellt werden.

Ein Teil der Sprachverwirrung entsteht wesentlich dadurch, dass der Begriff „Psychomotorik" in unterschiedlicher Bedeutung benutzt wird. Mal wird er als Eigenschaftswort für den Zusammenhang körperlicher und seelischer Prozesse, mal wird er als Bezeichnung für eine Richtung oder ein Konzept genutzt (vgl. J. Seewald, 1997).

In der einen Bedeutung wird Psychomotorik als Konzept der Entwicklungsförderung verstanden in der Folge der „psychomotorischen Übungsbehandlung" nach Kiphard. Der Begriff wird hier als Eigenname für ein Verfahren bzw. eine Verfahrensgruppe benutzt, dessen Hauptinhalt Bewegungsprozesse sind.

Des Weiteren wird Psychomotorik als Begriff gebraucht, der die Einheit von körperlichen und seelischen Prozessen bezeichnen soll. Wenn von der Psychomotorik des Kindes gesprochen wird, sind die Ganzheitlichkeit und Unteilbarkeit körperlich-seelischer Prozesse gemeint. „In diesem Sinne bekommt der Begriff häufig den Unterton einer allgemeinen Lebens- und Weltanschauung und bildet so etwas wie den gefühlsmäßigen gemeinsamen Nenner der meisten PsychomotorikerInnen" (J. Seewald, 1997, 272).

Der Begriff der Motopädagogik entstand im Zuge der Professionalisierung der Psychomotorik und der wissenschaftlichen Vereinheitlichung und Systematisierung (Fachgebiet der Motologie). Die früher weitgehend verwendeten Bezeichnungen wie Psychomotorische Erziehung und Psychomotorische Übungsbehandlung sind dabei ersetzt worden durch Motopädagogik bzw- Mototherapie. Beide Begriffe sind der psychomotorischen Tradition verpflichtet; Motopädagogik und Mototherapie realisieren damit als Anwendungsgebiete der Motologie das alte psychomotorische Konzept einer Erziehung bzw. Heilung durch Bewegung.

Der Begriff „Motopädagogik" schien zunächst den der Psychomotorik zu ersetzen, heute werden jedoch beide Begriffe gleichrangig, wenn auch nicht immer gleichbedeutend gebraucht. Man kann sagen, dass in der Motopädagogik und Mototherapie im Sinne der Psychomotorik gearbeitet wird.

Hier soll im weiteren Verlauf der Begriff „Psychomotorik" verwendet werden. Mit R. Zimmer (1999, 19 f.) wird die Auffassung vertreten, dass im Gegensatz zu den Bezeichnungen „Motopädagogik" und „Mototherapie" der Begriff „Psychomotorik" historisch gewachsener, international gebräuchlicher und letztlich inhaltlich klarer definiert ist. Auch weist dieser Begriff deutlich auf den Anteil des Wahrnehmens, Erlebens, Fühlens und Denkens bei Bewegungshandlungen hin und auf die Notwendigkeit, Bewegungshandlungen immer als ganzheitliche Äußerungen des Menschen zu betrachten.

Als wissenschaftliche Disziplin hat sich – wie erwähnt – zur Erforschung und Durchdringung der menschlichen Bewegung und ihrer Zusammenhänge die Motologie entwickelt. Äußeres Zeichen dieser Aufgabenstellung sind die seit Jahren bestehenden Studiengänge in Marburg und Erfurt. Damit hat sich die Motologie als eigenständige wissenschaftliche Fachdisziplin in der Öffentlichkeit etabliert. Sie befasst sich mit der menschlichen Bewegung:
- ihrer Entwicklung (Motogenese),
- ihren Störungen (Motopathologie),
- deren Erfassung (Motodiagostik)
- und der Behandlung (Motopädagogik, -therapie).

Es gibt vielfältige Definitionen und Umschreibungen der Psychomotorik. Eine gebräuchliche und weithin akzeptierte Formulierung hat die Grundlagenkommission des Aktionskreises Psychomotorik[1] geliefert:

> Unter Motopädagogik ist demnach ein Modell der Persönlichkeitsbildung über motorische Prozesse zu verstehen. Es geht um Förderung und Entwicklung einer weitgehend selbstständigen Handlungsfähigkeit, damit das Kind sich sinnvoll mit sich selbst und seiner Umwelt (Gegenstände, Materialien, andere Personen) auseinandersetzen und entsprechend handeln kann
> *(E. J. Kiphard, 1979, 23).*

Handlungskompetenz ist das Ergebnis der Fähigkeiten, mit sich, der materialen und sozialen Umwelt umzugehen. Durch entwicklungs- und kindgemäße Übungsangebote sollen drei Kompetenzen erworben werden:
- Ich-Kompetenz: sich selbst und seinen Körper kennen lernen, wahrnehmen, erleben, verstehen, mit ihm umgehen können,
- Sach-Kompetenz: die Umweltgegebenheiten mit ihren Materialien, Geräten und Hindernissen wahrnehmen, sie erleben und verstehen; sich mit der Sachwelt auseinandersetzen und sie gebrauchen können,
- Sozial-Kompetenz: auf andere Personen eingehen, sie erleben und verstehen, mit anderen sinnvoll umgehen können, eigene Bedürfnisse aufschieben oder durchsetzen.

Zur Erlangung der Kompetenzen können für die Praxis drei entsprechende inhaltliche Schwerpunktsetzungen vorgenommen werden:
- Körpererfahrungen (ich bewege mich, werde bewegt),
- Materialerfahrungen (ich bewege mich an und mit Geräten),
- Sozialerfahrungen (ich bewege mich und spiele mit anderen).

---

1 Der Aktionskreis Psychomotorik e. V. ist Initiator und wesentlicher Träger der psychomotorischen Idee in Deutschland, in dieser Arbeitsgemeinschaft sind Bewegungsfachleute aus den Bereichen Pädagogik, Psychologie und Medizin engagiert; Adresse siehe Buchende.

Diese Trennung wird hier in der Theorie zur genaueren Analyse einzelner Aspekte vorgenommen. Es muss aber deutlich betont werden, dass in der Praxis alle Aspekte gemeinsam wirken. Jedoch können Schwerpunktsetzungen vorgenommen werden und einzelne Erfahrungsbereiche besonders hervorgehoben werden.

Zusammenfassend kann die Entwicklung von Handlungsfähigkeit folgendermaßen dargestellt werden:

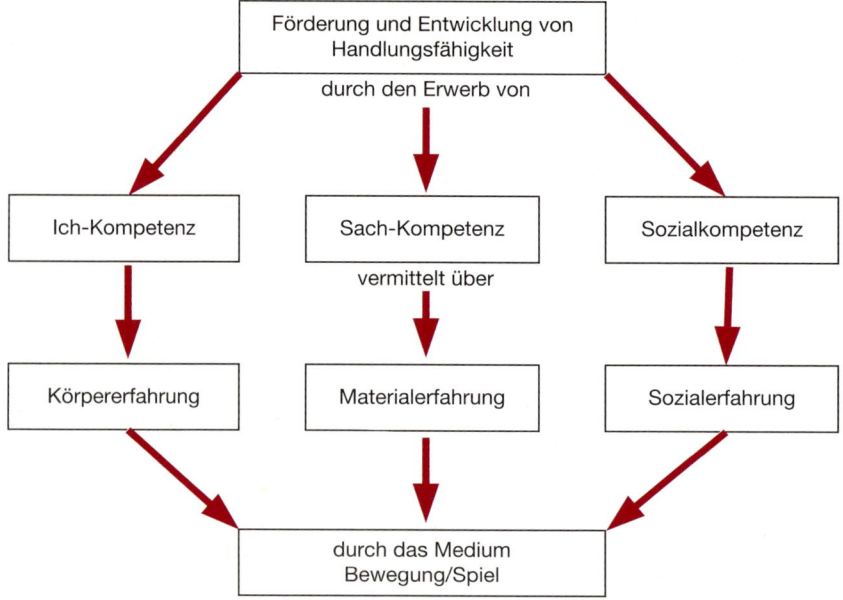

Entwicklung von Handlungsfähigkeit in der Psychomotorik

Zur weiteren Begriffsklärung sollen nun einige Definitionen angegeben werden, die charakteristische Merkmale der Psychomotorik beschreiben. Autoren sind ausgewählt, die wesentlich die Entwicklungen der Psychomotorik in Deutschland bestimmt haben oder heute noch beeinflussen. (Die Reihenfolge ist nicht systematisch gewählt und beinhaltet keine Gewichtung.)

> „Psychomotorik kennzeichnet eine ganzheitlich-humanistische, entwicklungs- und kindgemäße Art der Bewegungserziehung. Mit diesem in der Bundesrepublik Deutschland seit 1955 zunehmend gebrauchten Begriff wollten wir einer damals noch weitgehend funktional-mechanistischen Auffassung von Motorik ein neues bewegungspädagogisches Leitbild entgegensetzen. Es ging uns heute wie damals darum, den Menschen, das Kind wieder in den Mittelpunkt sporterzieherischen Bemühens zu rücken. Statt einer Leistungs- und Produktorientiertheit, die häufig an den Bedürfnissen der Kinder vorbeigeht, statt einer Defektorientiertheit, die nur Makel, Störungen und Defizite sieht, setzen wir eine Erlebnis- und Persönlichkeitsorientierung, bei der sich die Kinder spielerisch frei und ungezwungen handelnd äußern und entwickeln können."
> *(E. J. Kiphard, 1989, 12)*

„Psychomotorische Erziehung geht davon aus, dass erst durch vielseitige Bewegungs- und Wahrnehmungserfahrungen die Grundlagen für eine harmonische Persönlichkeitsentwicklung geschaffen werden. Hier gelten nicht die im Sport anzutreffenden Werte ‚schneller – höher – weiter‘, sondern das Kind muss zunächst über möglichst breit angelegte Wahrnehmungserfahrungen und Bewegungsmuster verfügen, um sich später auch spezifischere, an Sportarten ausgerichtete Bewegungstechniken aneignen zu können."
(R. Zimmer, 1995, 186).

„Die Psychomotorik beinhaltet eine spezifische Sicht menschlicher Entwicklung und deren Förderung, in der Bewegung als ein wesentliches Medium der Unterstützung und Anbahnung von Entwicklungsprozessen betrachtet wird. Der Begriff ‚Psychomotorik‘ kennzeichnet die funktionelle Einheit psychischer und motorischer Vorgänge, die enge Verknüpfung des Körperlich-motorischen mit dem Geistig-seelischen."
(R. Zimmer, H. Cicurs, 1995, 33)

„Psychomotorische Erziehung und Therapie verfolgen einerseits das Ziel, über Bewegungserlebnisse zur Stabilisierung der Persönlichkeit beizutragen, andererseits soll jedoch auch ein Ausgleich motorischer Schwächen und Störungen ermöglicht werden. Sie beinhalten spezielle Fördermöglichkeiten vor allem in den Bereichen der Wahrnehmung, des Körpererlebens und der Körpererfahrung und des sozialen Lernens, die gerade für bewegungsauffällige Kinder integrierend und fördernd wirken können und ihnen den Zugang zur Bewegung wieder erschließen helfen."
(R. Zimmer, 1993, 186)

Aus den Begriffsbestimmungen und Definitionen der Psychomotorik/Motopädagogik können Schwerpunkte der inhaltlichen Ausrichtung der Fördermaßnahmen herausgearbeitet werden, die in vielfältiger Weise miteinander in Verbindung stehen.

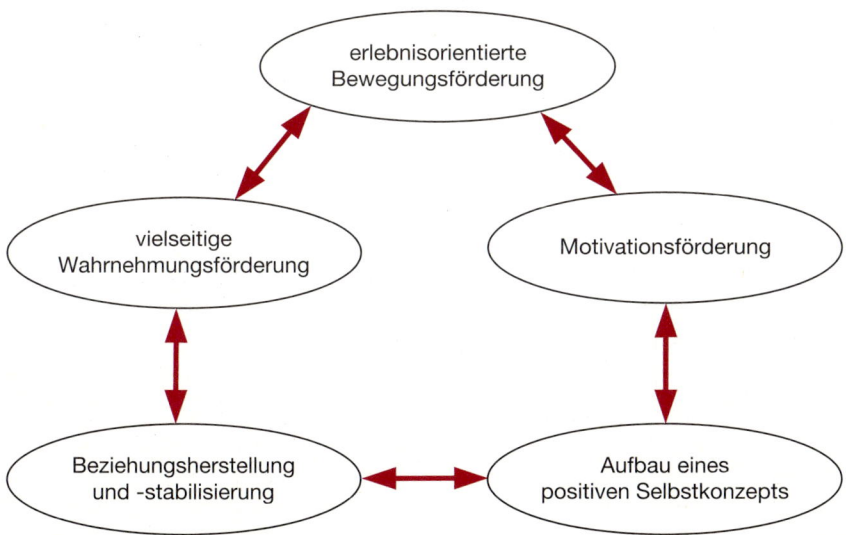

Zielbereiche psychomotorischer Fördermaßnahmen

Die Abgrenzung von Motopädagogik und Mototherapie fällt schwer; Methoden, Maßnahmen und Inhalte unterscheiden sich oft nur wenig. Entscheidend sind Zielsetzungen und Indikation, die einmal mehr pädagogische, einmal mehr therapeutische Ausrichtung erfordern. Für die Mototherapie wird eine „krankhafte Störung" als Indikation vorausgesetzt. Auf der Grundlage einer umfangreichen Diagnostik werden Therapieziele formuliert, die eine Beseitigung der Störungen anstreben. Dabei sollen die Maßnahmen zeitlich begrenzt werden, sind immer wieder zu überprüfen und der Entwicklung anzupassen.

> Mototherapie ist von der Zielsetzung und der Methodik her zwischen Physiotherapie und Psychotherapie einzuordnen.
> Sie nimmt als symptominduzierte, handlungsorientierte Gruppentherapie Einfluss auf die Psyche, auf das Verhalten des Patienten und bedient sich des Mediums der Bewegung, der Handlung, der Szenerie, des Problemlöseverhaltens und der Tätigkeits- und Verhaltensspiegelung in der Gruppe."
> *(F. Schilling, 1989, 59)*

Andere Umschreibungen der Mototherapie wenden sich gegen eine zu starke Betonung einer Symptomorientierung und verweisen deutlicher auf die ganzheitliche Arbeitsweise und auf die Einheit von Wahrnehmung, Motorik, Erleben und Handeln.

> Die mototherapeutische Behandlung zielt darauf ab, die gestörten sensomotorischen und psychomotorischen Funktionen von Kindern und Jugendlichen zu verbessern, um somit ein angemessenes Leistungs-, Bewegungs- und sozial-emotionales Verhalten zu bewirken und im Rahmen der individuellen Möglichkeit zur Harmonisierung der Gesamtpersönlichkeit beizutragen. ...
> Die Arbeit mit den in der Mototherapie behandelten Kindern geht von dem engen Zusammenhang von Bewegung, Wahrnehmung und Verhalten aus. Aufgrund ihres ganzheitlichen Ansatzes werden im Rahmen der mototherapeutischen Behandlung nicht defizitorientiert einzelne Bewegungen oder Fähigkeiten geschult und dann vom Kind beziehungslos eingeübt.
> Mototherapie umfasst dabei immer beides:
> – therapeutisches Handeln auf pädagogischer Grundlage ebenso wie
> – pädagogische Einwirkung in therapeutischem Kontext bzw. in therapeutischer Absicht.
> *(L. Schmidt, 1998, 14 und 124)*

Anregungen und Fragestellungen

1. Setzen Sie sich mit den Definitionen auseinander und stellen Sie die Ihrer Meinung nach wichtigsten Aspekte stichwortartig heraus. Wo sind Gemeinsamkeiten, wo sind Unterschiede feststellbar? Welche besonderen Akzente setzen die Autoren?

2. Versuchen Sie, die Bedeutung der in der Abbildung dargestellten Zielbereiche für verschiedene Zielgruppen zu begründen (Kinder, Ältere, Menschen mit geistiger oder körperlicher Behinderung).

Praxisbeispiele (1)

Methodische Vorbemerkungen und Reflexionsfragen:

Das unterrichtliche Geschehen in der Praxis muss sich selbst auch an psychomotorischen Grundgedanken orientieren. Die spätere psychomotorische Arbeitsweise verlangt beispielsweise, dass ich keine Angst bei den Kindern oder behinderten Menschen auslöse oder verstärke, etwa durch starken Teilnahmezwang, durch starres Vormachen und Nachmachenlassen. Es soll verhindert werden, dass ein Teilnehmer bloßgestellt oder ausgelacht wird, jeder sollte sich ernst genommen und akzeptiert fühlen.

Diese Vorgaben müssen dann auch für den Unterricht gelten. Spiele und Übungen müssen eben nicht alle Schüler mitmachen, es müssen Rückzugsmöglichkeiten gewährt werden. Trotzdem muss aber erwartet werden, dass jeder nach seinen Möglichkeiten mal Neues ausprobiert, sich einbringt, sich an Grenzen herantastet, seine Gedanken mitteilt und sich nicht einfach „verdrückt". Das ist einerseits unterrichtliche Dienstverpflichtung, andererseits erwarten die Schüler solche Verhaltensweisen später auch von „ihren" Kindern und Jugendlichen.

Zur Gewinnung einer Systematik werden die Praxisübungen unter einem ausgewählten Aspekt dargestellt, doch könnten sie oft genauso gut auch anderen Bereichen zugeordnet werden. So könnten etwa Übungen mit dem Sandsäckchen auch unter der Rubrik zur Förderung der Körperwahrnehmung oder der Koordination genannt werden; Übungen zur Entspannung sind beispielsweise auch mit dem Schwungtuch oder mit Alltagsmaterialien möglich. Viele Übungen sind sowohl in der Turnhalle als auch in anderen Räumen oder auch draußen möglich.

Auch die Zielsetzungen können in der Praxis jeweils ganz unterschiedlich gesetzt werden. Es kann etwa mit dem Rollbrett mehr um Körper, Material- oder Sozialerfahrung gehen; im Vordergrund kann das Üben von motorischen Fähigkeiten stehen oder das Erlebnis des Spielens, das Experimentierenlassen und Variieren oder das Gestalten von Bewegungsszenen.

Ein wichtiges unterrichtliches Anliegen ist sicherlich, die Übertragbarkeit auf verschiedene Zielgruppen (Alter, Entwicklungsstand, Behinderung, Gruppengröße) zu klären. Die Gruppen, die Schüler später zu betreuen haben, sind aber in der Konstellation so unterschiedlich, die räumlichen Bedingungen sind so verschieden, jeder Spielgedanke beinhaltet so vielfältige Gestaltungs- und Variationsmöglichkeiten, dass verallgemeinernde Aussagen zu den Einsatzmöglichkeiten und -grenzen oft nicht sinnvoll oder möglich sind. Diese Abwägung muss individuell nach dem jetzigen oder zukünftigen Arbeitsfeld geleistet werden. Dazu soll der Unterricht natürlich Hilfen und Anregungen bieten. Aber es dürfen keine fertigen Stundenrezepte erwartet werden – das würde auch dem Grundgedanken der Psychomotorik widersprechen.

Deutliches methodisches Merkmal des psychomotorischen Unterrichts ist somit die praktische Eigenrealisation und die anschließende Reflexion.

Die Reflexionen der Praxis ermöglichen vielfältige Lernprozesse für den Einzelnen und für die Gruppe und fördern den Erwerb methodischer Kenntnisse. Im Reflexionsgespräch werden sowohl das individuellen Erleben, die Gruppenprozesse während der Übung als auch die Übertragungsmöglichkeiten auf spätere Arbeitsfelder, Zielgruppen angesprochen.

Etwa folgende Fragestellungen sind dazu geeignet:

... auf das allgemeine Empfinden bezogen:
◆ Welche Umstände erleichtern, erschweren mir Bewegung?
◆ Wo bewege ich mich gern, wo ungern?
◆ Welche Gegenstände, Geräte fordern meine Bewegungslust heraus?
◆ Wie gehe ich auf andere zu?
◆ Wann bin ich locker, wann verkrampfter?

... auf bestimmte Übungen/Spiele bezogen:
◆ Wie ist das Spiel bei mir angekommen? Was war aufregend, schön, positiv, überraschend? Was war eher unangenehm?
◆ War ich zufrieden? Hatte ich Spaß?
◆ Wie intensiv habe ich ausprobiert, riskiert, mitentschieden?
◆ Wie intensiv habe ich mich körperlich angestrengt?
◆ Habe ich Grenzen gespürt, Angst gehabt?
◆ Habe ich Rücksicht genommen?

... auf die Berufspraxis bezogen:
◆ Kann ich das Spiel/die Übung später in meiner Berufspraxis anwenden?
◆ Für welche Zielgruppe, Altersgruppe, Behinderungsgruppe ist es geeignet, für welche eher nicht?
◆ Unter welchen Bedingungen kann es ausgeführt werden?
◆ Habe ich diese Bedingungen? Kann ich sie schaffen?
◆ Welche Variationen, Veränderungen kann ich einbringen?

Auch Schülern sollte im Verlauf der Ausbildung die Aufgabe übertragen werden, praktische Übungen und Spiele mit der Klasse durchzuführen. So können spielmethodische Fragen und Probleme „hautnah" erfahrbar gemacht werden.
Auch die Auswertung dieser Übungseinheiten darf auf keinen Fall vernachlässigt werden. Dabei ist es eine sinnvolle Vorgehensweise, zuerst die „Übungsleiter" zu Wort kommen zu lassen: Wie haben Sie ihre Übungseinheit empfunden? Konnten Sie ihre Ziele verwirklichen? Wie haben Sie sich selbst gesehen?
Danach sollen die anderen Gruppenmitglieder ihre Auffassungen, Eindrücke wiedergeben können.

Geeignete methodische Fragestellungen dazu sind beispielsweise:
◆ Wie war die Auswahl der Spiele: z. B. Variation der Anforderungen, Wechsel der Belastungen, Vermeidung zu langer Wartezeiten, entwicklungs-, altersgerechte Spiele?
◆ Wie war die Erklärung vor der Gruppe: z. B. Standort, Deutlichkeit und Länge der Ausführungen, bei Notwendigkeit Vormachen von Handlungsabläufen?
◆ Wie war das Verhalten während des Spiels: z. B. Standort, Geben von spielbegleitenden Hinweisen, Einführen notwendiger Änderungen?
◆ Wie funktionierte die Geräte-, Materialorganisation: z. B. in ausreichender Zahl vorhanden, Organisation eines notwendigen Aufbaus, Sicherheit durch Matten, Vermeidung von zu großem Risiko?
◆ Waren die Sozialformen geeignet: Einzel-, Partnerübungen, Gruppenspiele, Art der Mannschafts- und Gruppenbildung, Aufstellungsformen?

◆ Wie war der Stundenaufbau: behutsamer Anfang, Aufwärmen, deutlicher Stundenschwerpunkt, Abschlussspiel oder ruhiger Ausklang?
◆ Wie sind die ausgewählten Spiele zu bewerten: Vermeidung eines zu starken Wettkampfes, zu starker Rivalität; keine Bloßstellung vor der Gruppe?

Wir lernen uns kennen – Aufwärmspiele
Am Anfang des Unterrichts oder einer Fortbildung steht für die Gruppenmitglieder und für den Lehrer bzw. Gruppenleiter das Kennenlernen.[2]

1. „Begrüßung": Wir laufen in der Halle umher und begrüßen uns mit Handschlag, reiben Rücken an Rücken, klopfen uns auf die Schulter, berühren uns mit den Füßen, mit den Ellbogen o. Ä. Wir können schnell oder gemütlich laufen oder z. B. hektisch, gelangweilt, gut gelaunt.
2. „Roboter": Wir gehen im Raum umher. Wenn uns ein Mitspieler entgegenkommt, können wir ihn dirigieren: Wenn ich seine rechte (linke) Schulter berühre, macht er eine Vierteldrehung nach rechts (links) und geht dann weiter. Variation: Die Drehung muss seitenverkehrt erfolgen.
3. „Stopp und los": Der Leiter macht verschiedenartige Fortbewegungsarten (z. B. laufen vorwärts, rückwärts, auf einem Bein, krabbeln, schleichen) und Abstoppbewegungen (z. B. Stand, Sitz, Einbeinstand, Bauchlage) vor, alle anderen Teilnehmer machen die Bewegungen mit. Der Wechsel wird angegeben durch ein akustisches Signal („Stopp" und „los" rufen, ein- oder zweimal klatschen). Die Aufforderung zum Vormachen oder Abstoppen wird dann an die Gruppe weitergegeben.
Variation: Wir verzichten auf akustische Signale und die Verständigung erfolgt nur durch Beobachtung. Fängt ein Gruppenmitglied eine Fortbewegung an, machen alle anderen mit; stoppt ein Gruppenmitglied die Fortbewegung, stoppen alle anderen ebenfalls.
4. „Schlangenlaufen": Die Teilnehmer laufen gruppenweise mit Schulter- oder Hüftfassung hintereinander, verschiedene Fortbewegungsarten werden durch den Spielleiter vorgegeben oder der jeweilige „Schlangenkopf" gibt vor, z. B. vorwärts oder rückwärts, schnell oder langsam; die „Schlangenköpfe" wechseln fortlaufend.
5. „Wer umgibt mich?": Alle gehen in der Halle umher. Auf Kommando schließen alle ihre Augen. Die Frage des Leiters „Wer befindet sich links, rechts, hinter, vor mir?" versucht jeder in Gedanken zu beantworten. Zur Kontrolle können die Augen dann geöffnet werden.
6. „Typisch": Wir nehmen Kreisaufstellung ein. Jeder stellt sich der Gruppe mit seinem Namen und einer typischen Bewegung oder auch einer Fantasiebewegung vor, alle anderen wiederholen Namen und Bewegung.
7. „Gruppenaufstellung": Wir stellen uns in der Gruppe nach verschiedenen Kriterien auf, die der Leiter oder auch andere Teilnehmer vorgeben, z. B.: Größe, Anfangsbuchstabe des Vor- oder Nachnamens, Geburtsdatum (Tag und Monat), Schuhgröße, Entfernung Wohnort-Schulort u. Ä.
8. „Handabschlagen": Alle halten ein Tau im Kreis mit beiden Händen. Ein Teilnehmer in der Mitte versucht, die Hand eines Mitspielers abzuschlagen. Die Gruppenmitglieder können jeweils die Hände wegziehen, alle müssen aber auch darauf achten, dass das Seil nicht den Boden berührt.

---

2 *Die Bezeichnungen für die Schüler/Gruppenmitglieder und den Lehrer/Übungsleiter werden in loser Folge variiert; es mögen sich dennoch immer alle die angesprochen fühlen, die am Gruppengeschehen beteiligt sind bzw. die Anleitungsfunktionen übernehmen.*

Variation: Nicht nur die Handberührung zählt als Treffer, sondern jede beliebige Berührung eines Mitspielers.

9. Stab im Kreis: In der Mitte des Kreises hält ein Spieler einen Gymnastikstab senkrecht auf den Boden. Er lässt den Stab los und ruft dabei einen Namen. Der Gerufene muss versuchen, den Stab aufzufangen, bevor er auf den Boden fällt. Variation: Der Mittelspieler lässt einen Ball fallen.

10. „Klatschball": Ein Teilnehmer in der Mitte eines Kreises wirft Mitspielern einen Ball zu, diese müssen in die Hände klatschen und dann den Ball fangen; wer den Ball nicht fängt oder vorher nicht klatscht, wechselt in die Mitte. Der Mittelspieler kann den Wurf auch nur antäuschen; wer dann dennoch klatscht, wechselt ebenfalls in die Mitte.

Variation „Zitterball": Die Hände werden hinter dem Rücken gehalten, zum Fangen muss dann nicht mehr geklatscht werden. Die Hände dürfen aber auch nur bewegt werden, wenn wirklich geworfen wird.

11. „Wandernder Igelball": Die Mitspieler stehen dicht nebeneinander im Kreis; hinter ihrem Rücken geben sie einen Igelball (Größe eines Gymnastikballes) weiter. Ein Mitspieler befindet sich in der Mitte des Kreises und soll herausfinden, in wessen Händen sich der Ball befindet. Variation des Gegenstandes: z. B. Schlüsselbund, zwei Gegenstände gleichzeitig.

12. „Bälle erobern": Möglichst viele Bälle liegen in der Halle verteilt. Die Mannschaften stehen in einem abgegrenzten Feld in den Ecken der Halle. Auf ein Startzeichen versuchen die Mannschaften, so viele Bälle wie möglich in ihr Feld zu bekommen. Dort befindliche Bälle dürfen nicht mehr herausgenommen werden.

12. „Bitte ... Danke": Alle Spieler stehen im Kreis. Jeder merkt sich seinen rechten Nachbarn. Der Kreis wird dann neu gebildet. Der Spielleiter gibt einen Ball in die Runde. Nun sagt jeder Spieler, der den Ball zugeworfen bekommt, „Danke" und den Namen des Werfers. Dann wirft er den Ball an seinen ehemals rechten Nachbarn weiter und sagt „Bitte" (und den Namen), worauf dieser wieder mit „Danke" (und dem Namen) antwortet. Es können nach und nach mehrere Bälle in die Runde geworfen werden.

Wir lernen ein erstes psychomotorisches Übungsgerät kennen: das Rollbrett

Vorbemerkung: Merkmale geeigneter Materialien
Welches Übungsgerät regt zum Spielen und Gestalten an? Welches lockt spontane Bewegungsaktivitäten hervor? Welches vermittelt Bewegungsfreude? Welches motiviert zum Lernen und Üben?

Die Übungsmaterialien und Geräte, die vorgestellt werden, eignen sich in besonderer Weise zur psychomotorischen Bewegungserziehung und sind im Rahmen der Bewegungsförderung in vielfältiger Weise einsetzbar.

Als geeignet können Geräte gelten, die sich durch folgende Merkmale auszeichnen:
◆ aktive Beschäftigungsmöglichkeiten, auch ohne dass hohe Techniken oder Bewegungsfertigkeiten vorliegen,
◆ ansprechende Form- und Farbgestaltung,
◆ leichte Verfügbarkeit,
◆ vielseitige und variationsreiche Verwendungsmöglichkeiten zur Umsetzung vieler Spiel- und Übungsideen,

◆ Einsatz in der Einzelbeschäftigung und auch in der Gruppe möglich,
◆ Anwendbarkeit sowohl in der freien eigenständigen Beschäftigung als auch in geplanten strukturierten Situationen,
◆ Realisierung von Zielsetzungen in unterschiedlichen Bereichen, z. B. Grob- und Feinmotorik, Wahrnehmung, Fantasie.

Im Zuge der Entwicklung des psychomotorischen Konzepts sind auch so genannte psychomotorische Übungsgeräte entwickelt worden, die besonders die oben genannten Kriterien erfüllen. Hier wird als erstes das Rollbrett vorgestellt, ein Gerät, das einen enormen Bekanntheitsgrad erlangt hat und besonders bei Kinder äußerst beliebt ist.

Auch hier gilt, die Reihenfolge der Übungsbeispiele ist nicht einfach übertragbar; für jede Gruppe muss die Art des Einsatzes neu überlegt und entsprechend variiert werden.

Übungsbeispiele:

Sicherheitshinweise: Nicht auf das Rollbrett stellen!
Nicht gegeneinander fahren! Nicht die Hände an die Räder bringen!
Lange Haare hochbinden! Immer gut schauen! Bremsen lernen!

1. „Verschiedene Fortbewegungen": Wir probieren aus, wie wir uns auf dem Rollbrett fortbewegen können, z. B. Sitzen, Bauchlage, Kniestand, vorwärts, rückwärts, drehen usw.; mit Füßen oder Händen abstoßen.

2. „Fangen": Ein Fänger beginnt mit dem Rollbrett zu fangen, alle anderen können sich im Raum laufend frei bewegen. Wer abgetroffen ist, nimmt sich auch ein Rollbrett und hilft dem Fänger.

3. „Tunnel": Einige fahren mit dem Rollbrett, die anderen verteilen sich in der Halle, grätschen die Beine; durch diesen „Tunnel" fahren die anderen mit den Rollbrettern. Variation: „Wir bauen einen Tunnel"; dazu stellen wir zwei Bänke nebeneinander und legen Matten oder eine Weichbodenmatte darüber. Über diesen Tunnel kann auch noch ein großes Schwungtuch gelegt werden.

4. „Zu zweit": Wir schieben oder ziehen den Partner auf dem Rollbrett mit Schulter- oder Handfassung in verschiedenen Positionen (sitzen, liegen, knien). Variation: mit Hilfsmitteln (Stab oder Reifen).
Zwei sitzen Rücken an Rücken auf einem Rollbrett und versuchen, gemeinsam durch den Raum zu fahren, sich gegenseitig von der Stelle zu schieben.

5. „Wo bin ich?": Der Spieler auf dem Rollbrett wird vom Partner langsam durch den Raum geschoben, er hat dabei die Augen geschlossen und soll den gefahrenen Weg in Gedanken nachverfolgen; nach einer festgelegten Zeit soll er sagen, wo er sich befindet.
Variation: Der schiebende Partner macht die Augen zu und wird vom Rollbrett-Fahrer dirigiert.

6. „Mutprobe": Wir lassen uns auf dem Rollbrett sitzend mit geschlossenen Augen gegen eine hochgestellte Weichbodenmatte fahren.
Variationen: Wir fahren gegen eine von zwei Personen gehaltene Zeitung, die dann dabei zerreißt; wir fahren gegen aufgestellte Schaumstoffbausteine oder Pappkartons, die zerquetscht werden können. Wenn wir die Möglichkeit haben, bauen wir eine schräge Ebene, auf der man mit dem Rollbrett herunterfahren kann.

7. „Wackelmatte": Viele Rollbretter werden unter der Weichbodenmatte gelegt; die Mitspieler sitzen an den Längsseiten der Matte und bewegen diese leicht hin und her; abwechselnd können einzelne Teilnehmer über diese Wackelmatte gehen oder auch krabbeln – erst mit geöffneten Augen oder auch mit geschlossenen Augen.

Variation: Ein Spieler stellt sich in die Mitte der Matte, die von den anderen erst langsam, dann immer heftiger hin- und herbewegt wird, der Spieler auf der Matte versucht, möglichst lange das Gleichgewicht zu halten.

8. „Wegrutschen": Wir können uns mit Anlauf möglichst flach auf die oben beschriebene Weichbodenmatte werfen und versuchen so, möglichst weit damit zu rollen.

9. „Slalom": Wir bauen einen Hindernis- oder Slalom-Parcours und fahren mit den Rollbrettern hindurch; einzeln oder ein Partner schiebt.

10. „Zielrollen": Wir versuchen, mit dem Rollbrett einen Kegel umzurollen oder genau in eine bestimmte Zone zu treffen.

11. „Tigerball": In der Mitte eines Kreises versucht ein Teilnehmer auf einem Rollbrett, einen Ball abzufangen, den sich die anderen Mitspieler im Kreis zurollen.

12. „Entspannen": Eine, mehrere Person(en) liegen auf der „rollenden Weichbodenmatte" (vgl. Nr. 7) und werden von den anderen ganz langsam durch den Raum gerollt. Ruhige Musik kann unterstützen.

13. „Sitzball": Zwei Mannschaften, deren Spieler sich auf Rollbrettern fortbewegen, versuchen, einen Medizinball in das gegnerische Tor (umgedrehte Bank oder Kastenteil) zu rollen.

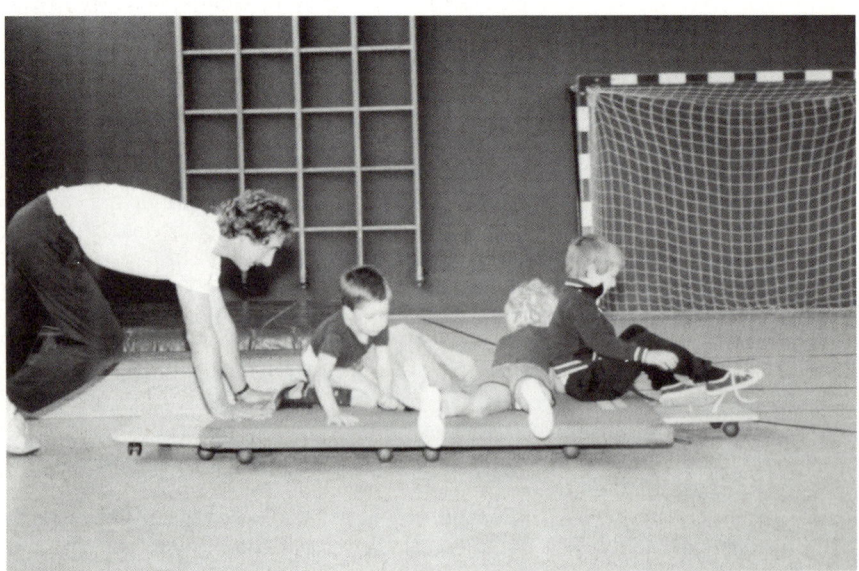

Anregungen und Fragestellungen

1. Stellen Sie heraus, welche Bedingungen das Kennenlernen in der Gruppe erleichtern und welche es eher erschweren oder behindern können.

2. Welche Kennenlernspiele können Sie aus eigener Erfahrung ergänzen?

3. Wir können die Rollbretter mit weiteren Geräten kombinieren, beispielsweise mit kleinen oder großen (umgedrehten) Kästen, Matten, (umgedrehten) Bänken. Wir überlegen uns in Kleingruppen Übungsbeispiele mit jeweils einem ausgewählten Gerät und stellen die Übungen anschließend der Gesamtgruppe vor. Mögliche Spielideen: Mit Hilfe der Rollbretter können Autos, Lastwagen, Busse, Schiffe gebaut werden; wir errichten dazu Straßen, Brücken, Tunnel usw.

4. Wir entwickeln in Kleingruppen einen „Rollbrett-Führerschein". Dazu überlegen wir uns einige Übungen, die dafür absolviert werden müssen. Wir gestalten eine entsprechende Vorlage (Faltblatt), das Teilnehmern ausgehändigt werden könnte. Fotos, Abbildungen oder Zeichnungen von Rollbrettern können den Gruppen zur Verfügung gestellt werden.

5. Andere psychomotorische Übungsgeräte werden noch später vorgestellt; weitere können nach Absprache im Unterricht behandelt werden: Pedalo, Balancierkreisel, Varussell, Schaumstoffbausteine, Riesenbälle, Tücher, Hölzstäbe, Holzkugeln usw.

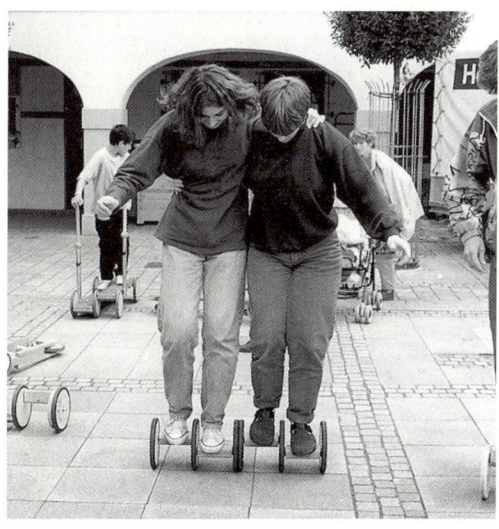
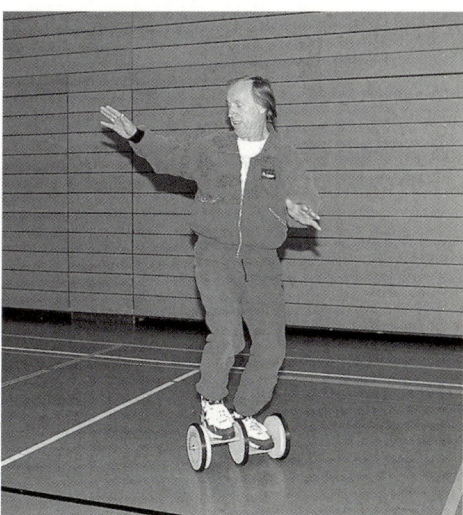

6. Wir haben das Rollbrett als ein psychomotorisches Übungsgerät erfahren und tragen nachfolgend zu den genannten Persönlichkeitsbereichen Zielsetzungen ein, die mit Hilfe des Gerätes verwirklicht wurden bzw. verwirklicht werden können.

```
   ╭─────────────╮      ------------------------      ╭─────────────╮
  (  Emotionen   )      ------------------------     ( Sozialverhalten )
   ╰─────────────╯      ------------------------      ╰─────────────╯

 -----------------------                        ------------------------
                          ╭──────────────────╮
 -----------------------  ( Bewegungsspiel/Übung ) ------------------------
                          ╰──────────────────╯
 -----------------------                        ------------------------

                          ------------------------
   ╭─────────────╮      ------------------------      ╭─────────────╮
  (   Motorik    )      ------------------------     (  Wahrnehmung  )
   ╰─────────────╯      ------------------------      ╰─────────────╯
```

Zielsetzungen psychomotorischer Übungsgeräte (Beispiel Rollbrett)

2 Bedeutung der Bewegung

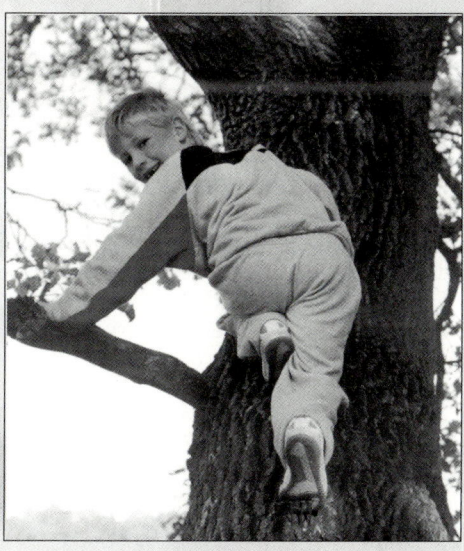

- ◆ Welche Merkmale zeichnen die heutige Kindheit/Bewegungswelt aus?
- ◆ Welche Persönlichkeitsaspekte werden über Bewegungserfahrungen angesprochen?
- ◆ Welche Ursachen, welche Folgen haben mangelnde Spielbeteiligung?

Praxis
- ◆ *Werfen und Fangen sind beliebte Bewegungsaktivitäten in jedem Alter.*
- ◆ *Welche Gruppen- und Mannschaftsspiele sind sinnvoll und betonen nicht zu sehr den Wettkampfcharakter?*

Einstieg
- ◆ Schreiben Sie Adjektive auf, die die heutige Kindheit charakterisieren.
- ◆ Vergleichen Sie in Kleingruppen und werten Sie die Ergebnisse aus. Sind beispielsweise auch positive Faktoren genannt? Stellen Sie die Kleingruppenergebnisse der Gesamtklasse vor.

> „Sieht man einmal kleine Kinder in ihrem Lebensalltag an, dann kommt man zu dem Schluss, dass es für sie nichts Schöneres und Befriedigenderes gibt, als herumzutoben, zu rennen, zu spielen, zu klettern und zu springen. Sie lassen nie eine Gelegenheit aus, über Bordsteinkanten zu balancieren, von einem Podest oder einer Treppe zu springen, einen Graben zu überqueren oder auf eine Mauer zu klettern.
> Kinder bewegen sich, wo auch immer sie sind und was sie tun – wenn man sie lässt.

> Erwachsene hindern sie oft daran – weil sie keine Zeit haben, weil sie sich in ihrer Ruhe gestört fühlen oder den Sinn der kindlichen Handlungen nicht verstehen. Was uns Erwachsenen zunächst als einfaches, nutzloses Spiel erscheint, ist für die Kinder ein Anreiz zur Entwicklung und zum Lernen."
>
> *(Auszug aus dem Videofilm: „Die Bedeutung der Bewegung für die Entwicklung des Kindes", von R. Zimmer, 1991)*

Bewegung wurde als ein Medium bezeichnet, mit dem Entwicklungsprozesse in Gang gesetzt, begleitet oder gefördert werden können.

Warum ist gerade Bewegung so bedeutsam?

Dass Bewegung gesund ist, wichtig für die körperliche Entwicklung, besonders von Kindern, wird niemand ernsthaft bezweifeln wollen. Ganz im Gegenteil – mehr Bewegung wird zunehmend angemahnt, wie ein Blick in Presseveröffentlichungen zeigt, z. B. von Ärzten, Lehrern, den Krankenkassen, den Mitarbeitern von Gesundheitsämtern. Sie stellen vermehrt Bewegungsmangelerscheinungen bei Kindern, Jugendlichen und auch Erwachsenen fest.

Bewegung ist ein Grundbedürfnis für Kinder: Sie ...
◆ wollen erkunden und entdecken.
◆ wollen ihren Körper beherrschen können.
◆ wollen hochklettern und von oben herunterspringen,
◆ wollen neue Bewegungen kennenlernen.
◆ suchen aber auch das Risiko und das Abenteuer.
◆ wollen Spannung.
◆ mögen sich rhythmisch bewegen.
◆ wollen schwingen und schaukeln.
◆ wollen sich anstrengen.
◆ mögen vielleicht auch den Vergleich.
◆ mögen die Geselligkeit.
◆ wollen Regeln mit Gruppenmitgliedern selbst festlegen.
◆ suchen ihre Position in der Gruppe.
◆ wollen auch manchmal ihre Ruhe haben.

2.1 Merkmale der heutigen Kindheit

Aber sind die Bedingungen für die Kinder heute noch so, dass sie die notwendigen Erfahrungen machen können. Anfangs ist man geneigt zu sagen, niemals vorher hätten Kinder so gute Entwicklungsbedingungen gehabt wie in der heutigen Zeit. Für einige Lebensbedingungen wird diese Auffassung sicherlich zutreffen. Aber andererseits ist die Situation für viele Kinder schwieriger geworden, denn auch Gefährdungen durch gesellschaftliche und soziale Veränderungen haben deutlich zugenommen.

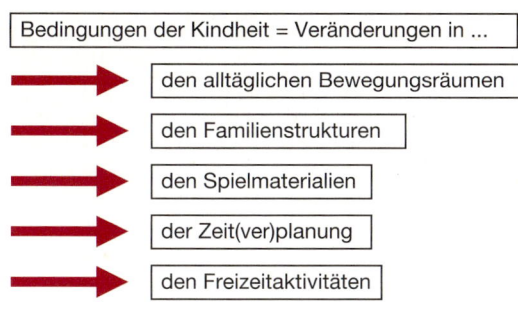

Bedingungen der Kindheit = Veränderungen in ...

➡ den alltäglichen Bewegungsräumen

➡ den Familienstrukturen

➡ den Spielmaterialien

➡ der Zeit(ver)planung

➡ den Freizeitaktivitäten

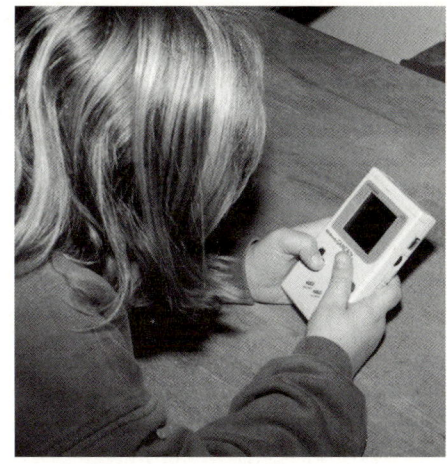

„Das Wort Psychomotorik verweist auf ein neues Problem. Die Beziehungen von Körper, Seele und Intellekt sind bei vielen Kindern gestört. Immer mehr Kindern bereitet die Koordination ihrer Sinne Schwierigkeiten.
Das psychomotorische Extraturnen – eine Schule der Sinne.
Beweglichkeit des Körpers und Schwingungen der Seele bedingen sich. Beide sind bei vielen Kindern offenbar aus der Balance geraten. Übungen zur Beweglichkeit sollen helfen, die Balance wieder zu finden. Die Nahsinne, also die Haut und die Muskulatur, diese Nahsinne sind bei vielen Kindern geschwächt, weil zu wenig angeregt. Indessen sind ihre Fernsinne, Hören und Sehen, eher überfordert und deshalb geschwächt. Nahsinne und Fernsinne müssen koordiniert werden. Erst aus dieser Koordination entwickeln wir unsere Stärken und die Kraft, die uns zu Leistungen befähigt."
(R. Kahl: „Kindheit heute – Vom Schwinden der Sinne", NDR 1992)

Die Lebenssituation von Kindern in unserer Gesellschaft ist durch eine „eigentümliche Spannung" gekennzeichnet: Der bekannte Jugendforscher K. Hurrelmann (1999) sieht einerseits größere Handlungsspielräume, Freiheitsgrade für die Gestaltung der eigenen Lebensweise, mehr Entscheidungsmöglichkeiten und vielfältige Entfaltungschancen, Einräumen hoher Eigen- und Selbstständigkeit, ein vielfältiges Angebot an Sport- und Freizeitaktivitäten, auch die Gefahr durch die „klassischen" Kinderkrankheiten sei geringer geworden.
Andererseits ist für ihn der Druck durch eine leistungsorientierte Früherziehung hoch, der Wettbewerb um günstige Lebenschancen setze immer früher ein, die natürlichen Spiel- und Bewegungsmöglichkeiten würden immer eingeengter; Fernseher, Computer und Gameboy sorgten dafür, dass Kinder vermehrt sitzend spielen; Lockerung von sozialen Bindungen und Umweltveränderungen führten zu neuen Formen der Belastungen und Gefährdungen, die teilweise die Bewältigungskapazität von Kindern überfordern. Krankheiten und Entwicklungsstörungen stellten sich oft als Folge ein: z. B. Unruhe, Schlafstörungen, Stress- und Erschöpfungszustände, Allergien, Aggressivität, Tablettenmissbrauch.

Auch das Erziehungsverhalten sei nicht mehr so von verbindlichen Normen bestimmt, sondern vielmehr geprägt von einem ständigen Aushandeln der Wünsche, Bedürfnisse, Umgangsregeln und Grenzen.

„Der Widerspruch in der Lebenssituation der meisten Kinder drückt sich heute auch in Widersprüchen im Erziehungsverhalten der Erwachsenen aus. Einerseits werden heute sehr viel mehr als früher die Grundbedürfnisse von Kindern berücksichtigt und ihre persönlichen Entfaltungs- und Gestaltungspotenziale anerkannt sowie eine Form der Erziehung gesucht, die fördert und fordert, aber nicht diszipliniert und reglementiert. Andererseits werden viele Kinder bei der Aneignung und Verarbeitung ihrer Lebenswelt völlig allein gelassen. Eine einfühlsame Unterstützung und Anleitung fehlt."
(K. Hurrelmann, 1999, 8)

2.2 Komplexität des Bewegungsspiels

Es wurde betont, dass Bewegung im Sinne der Psychomotorik mehr bedeutet als körperliche Aktivität. Zahlreiche andere Persönlichkeitsaspekte sind bei Bewegungshandlungen beteiligt und können die Entwicklung beeinflussen und im positiven wie im negativen Sinne wirken. Aufgrund der Vielfalt dieser Aspekte sind gerade Bewegungserfahrungen besonders geeignet, diese in die pädagogische oder therapeutische Arbeit einzubeziehen.

Stellen wir uns ein bekanntes Kinderspiel vor, etwa das Völkerballspiel.
Folgende Anforderungen werden an den Mitspieler gestellt:
Der Teilnehmer muss,
◆ genau werfen können,
◆ schnell laufen können,
◆ schnell reagieren können,
◆ sich im Raum orientieren können,
◆ ständig die Mitspieler beobachten,
◆ die Regeln verstehen,
◆ auf Geräusche oder Zurufe achten können,
◆ über einen längeren Zeitraum aktiv sein können,
◆ Interesse am Spiel haben und Bereitschaft zeigen,
◆ die Geschwindigkeit und Richtung des Balles einschätzen können.

Die Aufzählung verdeutlicht, dass folgende Persönlichkeitsaspekte beim Bewegungsspiel beteiligt sind und ineinandergreifen:

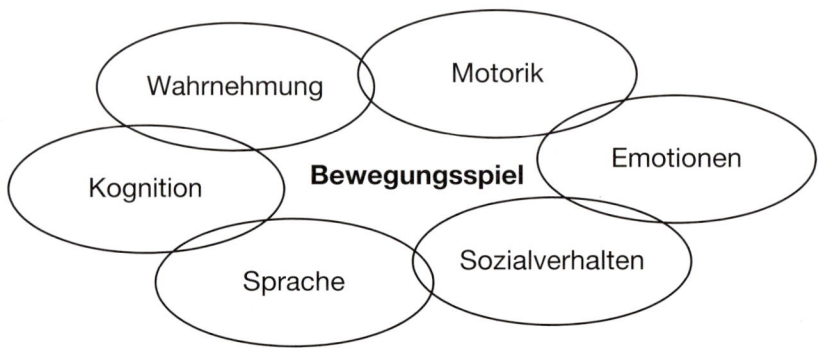

Entwicklung der Persönlichkeit durch das Bewegungsspiel

Bei günstigen Entwicklungsbedingungen durch zufrieden stellende oder erfolgreiche Bewegungserlebnisse ist eine hohe Bereitschaft zu weiteren Bewegungserfahrungen gegeben. Sie führen zur Zunahme von Erfahrungen, Erkenntnissen und Erlebnissen mit dem eigenen Körper, mit anderen und mit Materialien, Geräten in verschiedenen Raum- und Umweltbedingungen. Diese Erfahrungen ergeben ein Mehr an Sicherheit, Selbstständigkeit und Selbstvertrauen. Dadurch kann sich die Persönlichkeit in den genannten Bereichen in günstiger Weise weiter entfalten.

Kommt es aber in einem oder mehreren der genannten Anforderungen zu Defiziten oder Ausfällen, hat dies mehr oder weniger deutliche Auswirkungen im Verhalten des Spielers zur Folge.
Greifen wir das genannte Völkerballspiel auf: Kann der Teilnehmer beispielsweise nicht so schnell rennen oder reagieren oder nicht genau werfen, wird er vermutlich immer sehr schnell abgetroffen, darf selber nur selten werfen und wird in das Spiel wenig einbezogen. Somit wird er auch schnell die Motivation und Spiellust verlieren.

2.3 Mangelnde Spielbeteiligung oder Bewegungserfahrung

Die Bedeutung der Bewegung wird somit besonders deutlich vor Augen geführt, wenn Personen sich nicht ausreichend bewegen (können).
So kann in „normalen Sportübungsstunden" häufig beobachtet werden, dass Kinder sich wenig an einer Spiel- oder Übungstunde beteiligen oder wenig Spielfreude zeigen. Das kann auf Grund der Komplexität des Spielgeschehens in der Gruppe verschiedenartige Ursachenformen haben.

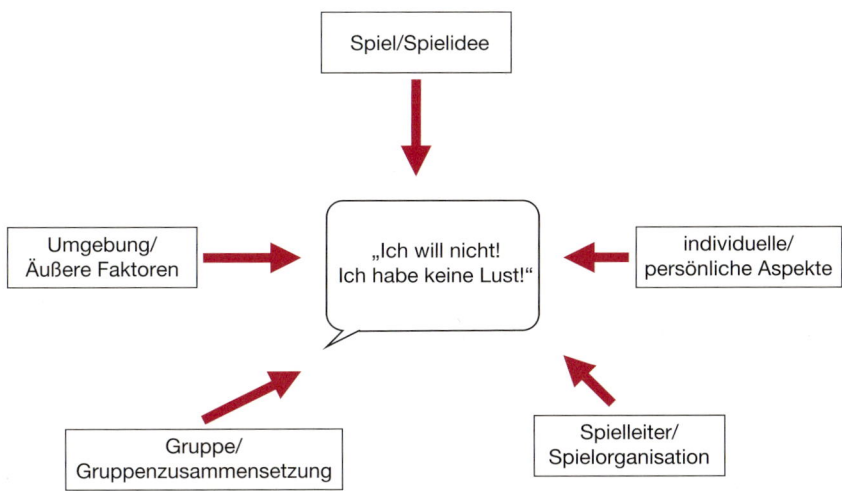

Ursachen mangelnder Spielbeteiligung und Bewegungsfreude

Hat das Kind Bewegungsbeeinträchtigungen, lebt die Person unter ungünstigen äußeren Entwicklungsbedingungen, hat sie Funktionsbeeinträchtigungen, so kann sie in einen Kreis sich bedingender und verstärkender Faktoren geraten, die eine immer weitere Verschlechterung der motorischen Leistungsschwäche zur Folge haben und zudem Verhaltensauffälligkeiten und Beziehungsprobleme mit sich bringen können. Ursachen und Wirkungen sind schließlich immer schwieriger voneinander zu unterscheiden.

So kann ein ursprünglich geringer Unterschied in der motorischen Leistungsfähigkeit aufgrund der Rückmeldung und der anschließenden Selbstbewertung des Kindes immer größer werden. Er wird schließlich zu einem kaum überbrückbaren Leistungsunterschied, der gravierende Folgen auch im Hinblick auf das Selbstwertgefühl und auf die sozialen Verhaltensweisen nach sich ziehen kann: „Schereneffekt". (Zimmer/Cicurs, 1995, 19).

Um diese Auswirkungen zu vermeiden, ist es erforderlich, möglichst frühzeitig geeignete Förder- und Entwicklungsmaßnahmen einzuleiten.

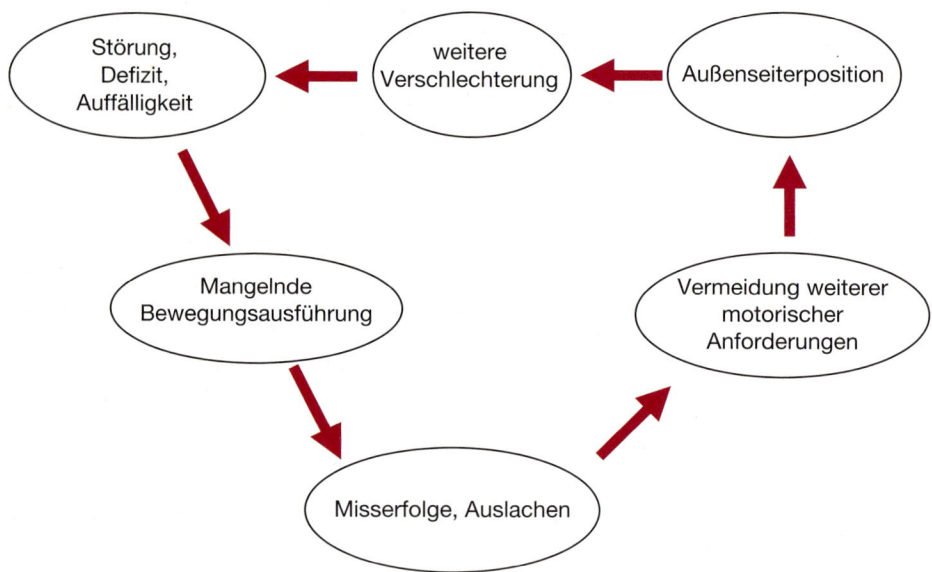

„Teufelskreis" der Entwicklung bei Bewegungsbeeinträchtigungen

Anregungen und Fragestellungen

1. Wir versuchen, die beschriebene Bedeutung der Bewegungserfahrungen für die verschiedenen Zielgruppen zu präzisieren. Was suchen, wollen, mögen Kinder, was demgegenüber ältere Menschen oder Erwachsene mit Behinderungen?

2. Eine Vernachlässigung der Bewegungserfahrungen führt zu einer Unterdrückung kindlicher Bedürfnisse und hat negative Folgen für die Entwicklung des Kindes. Stellen sie solche Auswirkungen in Arbeitsgruppen zusammen. Wir stellen die Ergebnisse vor.

3. Wir suchen nach Beispielen, die die Veränderungen der Lebensverhältnisse für Kinder (Bewegungsräume, Spielmaterial, Freizeitaktivitäten u. Ä.) begründen. Wir dokumentieren unsere Erkenntnisse (Bilder, Video, Collagen o. Ä.) und stellen die Ergebnisse der Gesamtgruppe vor.

4. Aus den Veränderungen der kindlichen Entwicklungsbedingungen haben sich im Elementarbereich Ansätze entwickelt, die hier gegensteuern wollen. Die

Konzepte der „Sport- und Bewegungskindergärten" gehen in diese Richtung. Informieren Sie sich vor Ort (z. B. bei Jugendämtern oder Sportorganisationen) über bestehende Einrichtungen und stellen Sie diese der Klasse vor.

5. Suchen Sie weitere konkrete Spielbeispiele, die die Komplexität von Bewegungshandlungen verdeutlichen.

6. Versuchen Sie in Kleingruppen, zu den genannten Ursachen der mangelnden Spielbeteiligung und Bewegungsfreude möglichst konkrete Beispiele zu finden. Wir werten die Gruppenergebnisse aus.

7. Wir ergänzen Fähigkeiten zu den Aspekten der Persönlichkeit, die durch Bewegungsspiele angesprochen werden. Was gehört genau zur Motorik, zum emotionalen oder kognitiven Bereich? Suchen Sie dazu praktische Beispiele!

8. Filmtipps: Reinhard Kahl: „Vom Schwinden der Sinne", NDR 1992 (Informationen: Pädagogische Beiträge Verlag, Rothenbaumchausee 11, 20148 Hamburg); Renate Zimmer: „Immer in Bewegung – Die Bedeutung der Bewegung für die Entwicklung des Kindes", 1991 (Informationen: Deutsche Sportjugend, Duisburg – Lehr- und Lernmaterialien zur frühkindlichen Bewegungserziehung und zum Projekt „Kinder mit mangelnden Bewegungserfahrungen"; Adresse siehe Buchende).

Praxisbeispiele (2)

Die Bedeutung von (fehlenden) Bewegungserfahrungen lässt sich in besonderer Weise an den motorischen Grundtätigkeiten des Menschen ablesen, hier sind vor allem das Laufen und Fangen und das Spielen mit dem Ball zu nennen. Deshalb sollen an dieser Stelle solche Bewegungsspiele angegeben werden.

Fangen

1. „Jäger und Hase": Ein Fänger (Jäger) versucht, alle anderen Mitspieler (Hasen) anzufangen. Zu dieser Spielidee gibt es zahlreiche Variationsmöglichkeiten: mit der Hand abschlagen; mit einem Schaumstoffball abwerfen (normale Gymnastikbälle sind nicht geeignet, da sie beim Abtreffen schmerzhaft sein können); mit einem Schaumstoffteil oder Gummireifen berühren.

Es ist wenig sinnvoll, dass die Abgetroffenen ausscheiden und dann nicht mehr am Spielgeschehen teilnehmen können. Deshalb sollten wir Möglichkeiten des „Wiedereinstiegs, des Erlösens" anbieten.

Beispielsweise kann der abgetroffene Mitspieler (der auf der Stelle stehen bleibt oder sich hinsetzt) wieder teilnehmen, wenn ein „freier" Spieler

- durch die gegrätschten Beine des Abgetroffenen hindurchkriecht,
- über den sitzenden Spieler springt,
- einen vereinbarten Zauberspruch vor ihm aufsagt,
- um den stehenden Mitspieler herumläuft,
- dem abgetroffenen Mitspieler einen Hut oder eine Mütze aufsetzt,
- ihn mit der Hand an einem vereinbarten Körperteil berührt.

Weitere Möglichkeiten sind etwa:

- Es sitzt immer nur ein Abgeworfener auf der Bank.
- Es wird mit einer Zone gespielt, in der man nicht abgeworfen werden darf; mögliche Einschränkung: Es darf sich immer nur einer dort befinden.
- Die Abgetroffenen gehen zu einer Matte und können sich durch Würfeln mit dem großen Schaumstoffwürfel („6" würfeln) wieder befreien.

2. „Tuchfangen im Kreis": Wir stellen uns im Kreis auf und fassen uns an den Händen. Ein Fänger außerhalb des Kreises muss versuchen, bei einem Kreismitglied ein Tuch aus dem Hosenbund zu ziehen; der Fänger darf nur rechts oder links um den Kreis herumlaufen – aber der Kreis dreht sich auch in derselben Richtung und versucht so, das Abfangen zu verhindern; in verschieden großen Gruppen möglich.

3. „Tintenfisch-Fangen": Ein Fänger versucht, alle anderen abzuschlagen. Die Abgeschlagenen bleiben auf der Stelle stehen und können mit ihren „Fangarmen" mitfangen, werden somit zu Gehilfen des Fängers.

4. „Schwarz und Weiß": Zwei Mannschaften stehen sich gegenüber; beim Hochhalten eines schwarzen Tuches muss die „schwarze" Mannschaft fangen, die „weiße" muss versuchen, bis zu einer Markierungslinie wegzulaufen; wird das weiße Tuch hochgehalten, geht es umgekehrt.
Variationen: Die Gruppenmitglieder nehmen verschiedene Ausgangspositionen ein (z. B. Sitz, Bauch- oder Rückenlage). Bälle werden in die Mitte gelegt, mit denen die gegnerische Mannschaft abgeworfen werden muss.

„Schnick-Schnack-Schnuck": Das Signal zum Fangen bzw. Weglaufen ist eine in der Mannschaft vereinbarte Handbewegung: Brunnen (Daumen und Zeigefinger bilden einen Kreis), Schere (zwei Finger deuten die Schere an), Stein (Faust bilden), Papier (flache Hand). Alle Mitglieder der Mannschaft zeigen auf Kommando (Schnick-Schnack-Schnuck) das vereinbarte Symbol. Ein Symbol gewinnt jeweils, d. h., diese Mannschaft muss dann fangen: Der Stein und die Schere fallen in den Brunnen; das Papier deckt den Brunnen zu; die Schere schneidet das Papier kaputt, der Stein zerstört die Schere, das Papier wickelt den Stein ein.

5. „Schwänzchen-Fangen": Tücher, Bänder oder Seilchen werden bei mehreren Teilnehmern hinten in den Hosenbund gesteckt und müssen vom Fänger/ von den Fängern herausgezogen werden.
Variation: Alle Teilnehmer haben ein Tuch und jeder kann abfangen. Nur ein Teilnehmer hat ein Tuch und alle anderen versuchen, es abzufangen.

6. „Kettenfangen": Ein Kind beginnt zu fangen; fängt es ein anderes Kind, so fangen beide unter Handhaltung gemeinsam weiter, usw. Variation: Sind sie zu viert, beginnt eine neue Kette.

7. „Einhakfangen": Paarweise sitzen (stehen) die Mitspieler verteilt in der Halle; ein Fänger und ein „Hase" werden festgelegt. Der „Hase" kann sich dadurch vor dem Abschlagen schützen, indem er sich links oder rechts an ein Paar einhakt. Der dritte Mitspieler an der anderen Seite wird dadurch frei und zum Fänger. Der vorherige Fänger wird dadurch zum Gejagten.

8. „Sirene": Wer vom Fänger abgeschlagen wird, bleibt auf der Stelle stehen, macht mit dem Arm eine kreisende Bewegung um den Kopf und heult wie eine „Sirene". Zwei Mitspieler können ihn wieder erlösen, indem sie die Sirene ausstellen (jeweils links und rechts unter den Arm greifen und kurz hochheben).

9. „Irrgarten": Die Gruppe stellt sich in mehreren Reihen hintereinander auf, so dass Gassen zum Durchlaufen entstehen. In diesen Gassen versucht ein Jäger, einen „Hasen" zu fangen; der „Hase" kann sich dadurch helfen, indem er „Hilfe" ruft. Dann drehen sich alle Spieler um 180°, so dass Gassen in einer anderen Ausrichtung entstehen.

Werfen/Mannschaftsspiele

1. „Zehner-Ball": Zwei Mannschaften versuchen, sich einen Ball zehn Mal zuzuwerfen, ohne dass er den Boden berührt oder von der anderen Mannschaft abgefangen wird. Hat diese den Ball, kann sie es ihrerseits versuchen.

2. „Balltreiben": Zwei Mannschaften verteilen sich an den schmalen Hallenseiten, ein Ball (z. B. Medizinball, großer Gymnastikball) liegt anfangs in der Mitte der Halle. Beide Mannschaften versuchen, durch Bewerfen des Balles ihn an die gegnerische Hallenseite (oder über eine Linie) zu treiben.
Variation: In der Mitte der Halle müssen Keulen oder Hütchen von Bänken abgeworfen werden. Oder: Vier Bänke werden in der Halle zum Quadrat aufgestellt, sie werden so auf die Seite gelegt, dass die Sitzflächen nach innen zeigen. Die Spieler verteilen sich gleichmäßig an den vier Seiten und haben jeder ein bis zwei Gymnastikbälle. Sie versuchen, den in der Mitte befindlichen Medizinoder Basketball durch Bewerfen an eine gegnerische Bank zu treiben. Die Bänke werden so gestellt, dass an den Ecken vier Lücken entstehen, durch die der Ball getrieben werden soll.

3. „Keulenwächter": Ein Wächter bewacht in einer Zone eine oder mehrere Keulen. Die anderen Mitspieler versuchen, diese Keulen umzuwerfen.
Variation: Veränderung der Anzahl der Keulen oder auch der Wächter. Die Keulen oder auch Hütchen werden auf einen Kasten gestellt.

4. „Ball unter der Schnur": Die Mannschaften haben die Aufgabe, einen Ball unter einem Netz oder einer Leine so zu rollen, dass er zwischen zwei kleinen Kästen die Wand berührt. Beide Mannschaften befinden sich dabei nun abwechselnd in der Angriffs- und der Verteidigerposition. Die Torbreite kann variiert werden.

5. „Werfen und Sitzen": Zwei Mannschaften stehen in einer Reihe. Je ein Mitspieler der Mannschaften steht vor der eigenen Gruppe und spielt der Reihe nach die Mitspieler an. Hat dieser den Ball gefangen, wirft er ihn sofort zurück und setzt sich hin. Welche Mannschaft sitzt zuerst?

6. „Tigerball": Ein Spieler in der Mitte des Kreises versucht, einen Ball zu fangen oder zu berühren, den sich die Kreisspieler zuwerfen.
Variation: Zwei Teilnehmer sind in der Mitte; alle sitzen und rollen den Ball; mehrere Bälle werden geworfen oder gerollt; nicht der Ball, sondern der Spieler, der gerade im Ballbesitz ist, soll berührt werden.

7. „Trefferspiel mit Versteckmöglichkeit": Die Spieler einer Mannschaft versuchen einzeln, eine vereinbarte gerade Strecke an einer Hallenseite entlang zu laufen, ohne dabei von gegnerischen Schaumstoffbällen getroffen zu werden. In der Laufzone werden verschiedene Versteckmöglichkeiten aufgestellt, z. B. Kästen, Mattenwagen, aufgestellte Matten. Die Werfer dürfen nur von einer bestimmten Linie aus werfen. Der „Laufweg" kann z. B. auch mit dem Rollbrett oder mit dem Rollstuhl absolviert werden.

8. „Völkerball": Zwei Mannschaften müssen in einem begrenzen Feld versuchen, sich gegenseitig (mit einem Schaumstoffball) abzuwerfen. Der „Hinterspieler" (jeweils am Spielfeldende) bekommt zu Spielbeginn drei Punkte – die Abgetroffenen müssen sich zu dem Hinterspieler begeben, können sich wieder ins Spiel werfen, wenn sie aus der gegnerischen Mannschaft einen Spieler abtreffen.
Variationen:

◆ **„Völkerball mit Hindernissen":** In jedem Feld steht ein Kasten (fest oder auf Rädern), hinter dem die Spieler Schutz suchen können. Oder es liegt eine (Weichboden) Matte in jedem Feld, diese kann dann von mehreren Spielern immer hochkant gehalten werden.

◆ **„Zweifelderball":** (ohne Hinterspieler), die Begrenzung an den Enden des Spielfeldes ergeben sich durch die beiden Hallenwände. Wer abgetroffen ist, setzt sich auf die Bank; wenn ein Mannschaftsmitglied im Feld einen Ball fängt, kann ein Abgetroffener wieder ins Spiel zurückkehren.

◆ **„Völkerball verkehrt":** Zu Beginn des Spiels befinden sich nur je ein bis zwei Spieler im Feld, alle anderen sind im Außenfeld. Wer einen gegnerischen Spieler trifft, kann in das eigene Feld wechseln. Welche Mannschaft ist zuerst vollständig im Feld?

◆ **„Bienenkönigin":** Regeln wie beim Völkerball, jede Mannschaft wählt jedoch geheim ihre „Bienenkönigin". Das Spiel ist erst beendet, wenn die Königin abgetroffen wird. Wer ansonsten getroffen wird, bleibt im Feld.

◆ **„Keulenvölkerball":** Jeder Spieler stellt eine Keule vor sich, die er mit Händen und Füßen verteidigen darf. Getroffen ist nur, wessen Keule durch Balltreffer umgeworfen wird. Die Keulen können auch auf Bänken oder Kästen an den Hallenseiten aufgestellt werden. Es können auch mehrere Bälle genommen werden.

9. „Brennball": Es gibt eine Läufermannschaft und eine Fängermannschaft. Die Läufer stehen in einer Reihe an einer Spielfeldseite, jeweils ein Spieler wirft einen Ball in das abgegrenzte Spielfeld und muss dann zu festgelegten Zonen (z. B. die jeweiligen Ecken des Spielfeldes, die durch Teppichfliesen gekennzeichnet sind) laufen. In dieser Zeit müssen die Fänger, die sich im Spielfeld verteilt haben, den Ball in eine vorher festgelegte Zone niederlegen (z. B. in einen Reifen oder in einen umgedrehten kleinen Kasten). Insgesamt muss der Läufer versuchen, das gesamte Spielfeld zu umlaufen (ein Punkt für die Läufermannschaft), er muss es allerdings nicht bei einem Ballwurf schaffen, sondern kann in einer Zone auf einen der nächsten Ballwürfe warten und dann wieder losstarten. Haben die Fänger den Ball eher in den Reifen gelegt, ist der Läufer „verbrannt" und er muss wieder neu starten.

Variationen:

◆ Welche Mannschaft schafft in einer festgelegten Zeit die meisten Punkte?

◆ Wenn der Ball direkt gefangen wird, sind alle Spieler, die gelaufen sind, direkt „verbrannt", ohne dass der Ball in die festgelegte Zone gelegt werden muss.

◆ In den Laufwegen werden noch Hindernisse aufgebaut: Kästen, Bänke, Slalomstangen, Matten o. Ä.

◆ Der jeweilige Läufer läuft nicht um das Spielfeld herum, sondern um die eigene Gruppe; die Anzahl der Runden wird gezählt. Die Fängermannschaft hat die Aufgabe, sich in einer Reihe hinter demjenigen Spieler aufzustellen, der den Ball zuerst fängt oder aufnimmt. Wenn die Reihe steht, muss der Ball überkopf von vorne bis hinten weitergegeben werden. Hält der Letzte den Ball, muss auch der Läufer stoppen.

Anregungen und Fragestellungen

1. Wir entwickeln weitere Variationsmöglichkeiten zu ausgewählten Spielen, z. B. durch zusätzliche Regeländerungen, andere Materialien (etwa Sitzvolleyball oder Sitzfußball).

2. Welche Bewegungsspiele zum Werfen und Fangen kennen wir selbst noch aus eigenen früheren Erfahrungen?

3. In der Reflexion legen wir den Schwerpunkt auf mögliche (oder selbst erfahrene) Auswirkungen der Spiele auf die verschiedenen Bereiche der Persönlichkeit.

3

Zur Geschichte der Psychomotorik (E. J. Kiphard)

◆ Wer war E. J. Kiphard, der als der Begründer der Psychomotorik in Deutschland gilt?

◆ Wie entstand das psychomotorische Behandlungskonzept?

◆ Welche wichtigen Ereignisse haben dazu beigetragen, die Psychomotorik als wissenschaftliches Fachgebiet und als Berufsfeld zu etablieren?

Praxis

◆ *Welche Einsatzfelder bietet das große Trampolin?*

◆ *Welche Zielsetzungen können mit dem Trampolinspringen verfolgt werden?*

◆ *Was muss methodisch beachtet werden?*

◆ *Welche Auffälligkeiten können beim Trampolin-Springen beobachtet werden?*

◆ *Welche einfachen Übungen sind auf dem großen und auf dem kleinen Trampolin sinnvoll?*

Die Geschichte der Psychomotorik in Deutschland ist eng mit dem Namen Ernst J. Kiphard verbunden. Er soll zu den Anfängen selbst zu Wort kommen:

„Im Jahre 1955 stellte ich mich erstmals der Aufgabe, sensomotorisch entwicklungsgestörte und in ihrer psychomotorischen Entfaltung behinderte Kinder über das Mittel der Bewegung in ihrer Gesamtentwicklung zu fördern.

Die damals in der Jugendpsychiatrischen Klinik in Gütersloh unter Leitung von Frau Dr. med. Elisabeth Hecker und in enger Kooperation mit Dr. med. Helmut Hünnekens erzielten Anfangserfolge waren überaus ermutigend. Dennoch lag dem psychomotorisch-therapeutischen Bemühen damals noch kein umfassendes theoretisches Konzept zugrunde. Zu hypothetischen Vorüberlegungen und ausführlichen theoretischen Erörterungen fehlte einfach die Zeit. Zum anderen fehlten gleich gerichtete mototherapeutische Erfahrungen, auf die man hätte zurückgreifen können. Der Notstand behinderter Kinder forderte aber zum unverzüglichen Handeln, zur Soforthilfe auf.“
(E. J. Kiphard, 1979, 10)

„Nach der Kriegsgefangenschaft tingelte Jonny in den Jahren 1945/46 als Alleinunterhalter über die Dörfer in Schleswig-Holstein und konnte dann in einem reisenden Varieté für einen ausgefallenen Akrobaten einspringen. Sein erstes festes Engagement erhielt er als Trapezkünstler beim Zirkus Holzmüller, ... Er wurde 1948 vom Zirkus Carl Althoff engagiert ... Hier wird wohl auch die Idee der Einsatzfähigkeit des ‚Clowns in der Therapie‘ geboren sein: Als schüchterner Liebhaber schlüpft Jonny in die Rolle des ‚dummen August‘, und als Artistenclown versucht er, mit einem Blumenstrauß auf das Trapez zu klettern, wo seine Angebetete auf ihn wartet. Immer wieder scheitert er an der tückischen Strickleiter. Endlich oben angekommen, hält er nur noch die Blumenstile in der Hand. ...

Von 1954–1957 studierte er an der Universität in Köln neben Sport Philosophie, Psychologie und Pädagogik, und schloss das Studium 1957 als Diplom-Sportlehrer ab ...

Bei seiner Promotion zum Dr. phil. an der Universität Bremen 1976 mit ‚summa cum laude‘ konnte er schon eine Vielzahl von Veröffentlichungen vorweisen ...“
(K. Mertens, 1988, 169–170)

Von 1979 bis zu seiner Emeritierung 1989 war Kiphard Professor am Institut für Sportwissenschaften der Universität Frankfurt.

E. J. Kiphard betont(e) immer wieder die besondere Stellung des Therapeuten/Pädagogen/Betreuers:

„Besonders wichtig in der Psychomotorischen Übungsbehandlung ist der Umgang des Therapeuten/Pädagogen mit den Kindern. Sein motivierendes, mitreißendes, einfühlsames Verhalten, sein unbedingter, uneigennütziger Einsatz, seine Art, Vertrauen entgegenzubringen, lockt Kinder erst aus der Reserve, hilft Aktivitäten (überschäumende) zu kanalisieren.

Die therapeutische Grundhaltung, geduldig, offen, humorvoll, optimistisch, liebevoll zu sein, mit der Ausstrahlungskraft überzeugen, muss gelebt und in den Situationen spürbar sein!“
(I. Schäfer, 1989, 22)

E. J. Kiphard war es auch, der im Jahre 1961 das Trampolin als ein bewegungs- und koordinationsschulendes Gerät in die Psychomotorische Übungsbehandlung einführte. Es war damals ein recht unkonventionelles und neues Therapieinstrument, welches von den bewegungsgestörten Kindern und Jugendlichen begeistert begrüßt und täglich in die Übungsbehandlung aufgenommen wurde.

Die bewegungsdiagnostischen Möglichkeiten des Trampolinspringens wurden erst im Laufe der Jahre bewusst, als das Bewegungsverhalten gesunder und leicht hirngeschädigter Kinder miteinander verglichen wurden. In den folgenden Jahren wurde durch Filme und schriftliche Publikationen der Grund gelegt zu dem heute verwendeten Trampolin-Körperkoordinationstest (TKT).

Drei wichtige Daten sollen hier noch genannt werden, die mitentscheidend dafür sorgten, dass die psychomotorischen Grundgedanken Eingang fanden in die Elementarerziehung, Sonder-, Behinderten- und Sportpädagogik:[1]

◆ 1976: Auf Initiative von Kiphard wird der „Aktionskreis Psychomotorik" gegründet, ein bundesweiter Zusammenschluss von Bewegungsfachleuten, Ärzten, Therapeuten, die daran interessiert sind, das Berufsfeld abzustecken, seine Inhalte zu bestimmen und lehrbar zu machen (Fachtagungen, Veröffentlichungen, 200-stündige Zusatzqualifikation).

◆ 1977: Gründung der Fachschule für Motopädie in Dortmund, dort kann eine Zusatzausbildung zum/r staatlich geprüften Motopäden/Motopädin absolviert werden – mittlerweile sind zahlreiche weitere Fachschule gegründet worden.

◆ 1983: Beginn des Aufbaustudienganges „Motologie" in Marburg; mittlerweile gibt es einen weiteren Studiengang in Erfurt.

Praxisbeispiele (3): Das Trampolin

Es wurde das Trampolin angesprochen, deshalb soll an dieser Stelle die Praxis an diesem ungewöhnlichen und doch faszinierenden Gerät vorgestellt werden. In den meisten Sport- und Gymnastikhallen ist das kleine Absprungtrampolin vorhanden, seltener das große Trampolin. Da es sich doch um recht außergewöhnliche Übungsgeräte handelt, sollen einige Bemerkungen den praktischen Übungsbeispielen vorangestellt werden.

Didaktisch-methodische Bemerkungen

Im Sinne der Psychomotorik steht nicht das Trainieren von Leistungssprüngen und schwierigen Sprungkombinationen im Vordergrund. Das Trampolinspringen wird nicht als rein sportliche Fertigkeit betrachtet, die möglichst effektiv erlernt werden soll, sondern es geht vielmehr um ganz einfache Bewegungsformen, leichte Lauf-, Sprung- und Landemöglichkeiten, vielseitige Spiel- und Übungsformen und variationsreicher Einsatz verschiedenster Materialien.

Geeignete Einsatzfelder für das große Trampolin bieten sich im Rahmen des regulären Bewegungs- und Sportunterrichts an (Sonder-)Schulen durch die entsprechenden Sportfachkräfte, in der krankengymnastischen Behandlung, im Rahmen der Freizeitbeschäftigung oder einer Sport-Arbeitsgemeinschaft oder auch als Fördermöglichkeit der Basalen Stimulation bei schweren Behinderungen. Es ist sinnvoll, dass Erzieher, Heilerziehungspfleger, Heilpädagogen an den genannten Maßnahmen teilnehmen – beobachtend oder auch helfend und

---

1 *Entsprechende Adressen siehe am Ende des Buches*

unterstützend. Ob sie auch als eigenständige Leitung aktiv werden können, ist vom Umfang der Vorerfahrungen und der Kenntnisse mit diesem Gerät abhängig (Vertrautheit mit diesem Gerät muss nachgewiesen werden). Die genannten möglichen und sinnvollen Einsatzfelder begründen auf jeden Fall die unterrichtliche Beschäftigung mit diesem Gerät.

Charakteristisches Merkmal dieses recht großen und schweren Übungsgerätes ist das Federtuch. Dadurch ergeben sich vielfältige Bewegungsmöglichkeiten, die in dieser Form an anderen Sportgeräten nicht so möglich sind. Die kurzfristige Überwindung der Schwerkraft löst schnell ein lustbetontes Bewegungserlebnis aus. Dadurch ergeben sich der hohe Aufforderungscharakter und die starke Anziehungskraft: durch die Leichtigkeit des Springens, durch die Wurfkraft des Sprungtuches, durch das Gefühl des Fliegens, Schwebens und der „Schwerelosigkeit".

Andererseits hat das Trampolin aber eine begrenzte, kleine Bewegungsfläche und die ungewohnte, wackelige Beschaffenheit des federnden Untergrunds kann schnell zu einem Verlust der Bewegungs- und Körperkontrolle führen. Jede noch so kleine Körperbewegung kann den Teilnehmer aus dem Gleichgewicht bringen. So werden zwar Erfolg, aber auch Misserfolg der Bewegungshandlung unmittelbar durch das Gerät für alle sichtbar „mitgeteilt".

Die Ausführungen belegen, dass die Wirkungen und Einflüsse recht unterschiedlich sein können. Mit dem Trampolin sind oft hohe Bewegungsfreude und rasche Erfolgserlebnisse verbunden. Es sind vielfältiges Ausprobieren und Erproben verschiedensten Bewegungsmuster möglich; immer wieder können neue Herausforderungen gestellt werden.
Teilnehmer können aber auch Angst zeigen, sich übervorsichtig bewegen, wenig Teilnahmebereitschaft zeigen, Gleichgewichtsprobleme treten verstärkt zu Tage. Es besteht zudem die Gefahr der Überstimulierung bei Überempfindlichkeit gegen Schaukel- und Drehbewegungen. Es können nicht viele Personen gleichzeitig üben, so dass für einige auch längere, vielleicht zu lange Ruhezeiten oder unangenehme Wartezeiten entstehen. Bei unangepassten Sprungkombinationen, zu komplizierten Sprüngen, Selbstüberschätzung des Springers und/oder der Hilfestellung, übertriebenen Ehrgeiz kann es zu Fehlverhalten, Überbelastung und als Folge zu Enttäuschungen oder sogar Verletzungen kommen.

Durch Übungsangebote, die dem Leistungs- und Entwicklungsstand der Gruppenteilnehmer angemessen sind, durch eine realistische Einschätzung auch der eigenen Möglichkeiten und Fähigkeiten, durch intensives Beobachten, durch möglichst kleine Gruppen können die genannten Probleme vermieden werden.

Werden diese Faktoren in der Gestaltung der Übungsstunde berücksichtigt, können viele Zielsetzungen der Psychomotorik erreicht werden:
1. Verbesserung des Gleichgewichts, des Körper- und Bewegungsgefühls und Beeinflussung des Muskeltonus – durch die ständigen Lageveränderungen und notwendigen Ausgleichsreaktionen und durch das ständige Bemühen um sichere Körperkontrolle,
2. Verbesserung des Bewegungsantriebs – durch den hohen Aufforderungscharakter des Tuches,

3. Auswirkungen auf das Herz-Kreislaufsystem – durch die ganzkörperliche Belastung,
4. Erhöhung der Konzentration – durch das aufmerksame Verfolgen eigener und fremder Bewegungen,
5. Schulung des Körperschemas und der Orientierung im Raum – durch das Sich-Zurechtfinden in den einzelnen Bewegungsphasen,
6. Üben sozialer Verhaltensweisen – durch das Einstellen auf den Partner, das Miteinander auf engem Raum, das notwendige Einhalten von Regeln, das Gewöhnen an Wartezeiten und das Einhalten der Reihenfolge.

Es dürfen nur diejenigen mit dem Trampolin arbeiten, die sich selbst mit dem Gerät vertraut gemacht haben und über ausreichende Eigenerfahrung verfügen. Durch eigene Praxis muss bekannt sein, welche Sicherheitsmaßnahmen beachtet werden müssen, wie das Trampolin gefahrlos auf- und abgebaut wird, wie durch Matten abgesichert wird. Die notwendige Hilfe- und Sicherheitsstellung muss ausgeführt werden können. Auch muss man wissen bzw. sich Informationen beim Arzt einholen, bei welchen Beeinträchtigungen oder Behinderungen das Trampolin nicht eingesetzt werden sollte.

Trampolin-Körperkoordinationstest (TKT)
Die für die meisten Kinder anfangs völlig neuartige Bewegungssituation ruft zu ihrer Bewältigung spontane sensomotorische Anpassungsprozesse hervor, die bei normal entwickelten Kinder relativ schnell gelingen.
In der Beobachtungssituation des Trampolinspringens werden gesamtkörperliche Steuerungsmängel oft besonders deutlich. „Dieser Vergrößerungs- und Vergröberungseffekt wird durch die zusätzlich zur Eigenmuskelkraft einwirkende Federkraft des Sprungtuches erreicht" (E. J. Kiphard, 1979, 54). So können wie durch eine „Lupe" auch leichtere Formen einer Koordinationsstörung nachgewiesen werden.
E. J. Kiphard hat auf Grundlage dieser Erkenntnis den Trampolin-Koordinationstest entwickelt und stellt eine Beurteilungsskala mit 33 Bewegungsmerkmalen und neun Kategorien vor.
Folgende Merkmale können beim Trampolinspringen beobachtet, festgehalten und ausgewertet werden:
Stampfen – Abstoppen – Hinfallen – Hüftbeugen – Zickzackhaltung – Kopfhalteschwäche – Sprungverspannung – Sprungsteifheit – Sprungschlaffheit – Zu hohes Springen – Zu niedriges Springen – Hastiges Springen – Verlangsamtes Springen – Sprungverzögerung – Seitabweichungen – Gewichtsverlagerung rechts/links – Rechter/linker Fuß eher abgehoben – Rechtes/linkes Knie höher – Armpassivität rechts/links – Armbeugehaltung rechts/links – Handgelenkbeugehaltung rechts/links – Spitzfußstellung rechts/links – ausfahrende Grobimpulse – ausfahrende Feinimpulse – Drehbewegungen – Körperzittern.
Auch ohne die Beachtung der genauen Testausführung können die Merkmale in der freien Beobachtung wichtige Anhaltspunkte geben.

Wir bewegen uns auf dem Trampolin

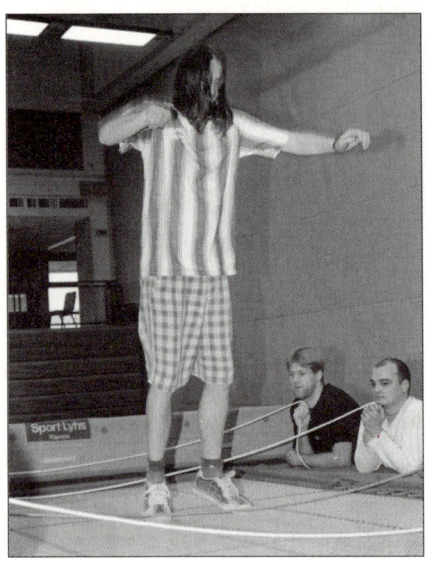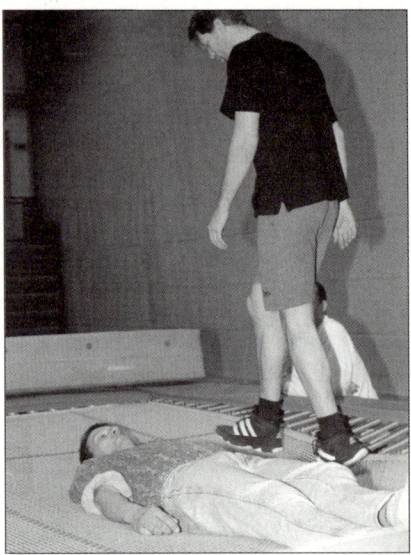

◆ **Bewegt werden:** Ein Teilnehmer liegt oder sitzt auf dem Trampolin (mit geöffneten oder auch geschlossenen Augen), andere Mitglieder der Gruppe drücken das Tuch von außen herunter oder ein Partner läuft über das Tuch (langsam oder schnell).

◆ **Von Seite zu Seite:** rollen um die Körperlängsachse, krabbeln auf allen „Vieren", einzeln oder mehrere hintereinander; Fortbewegung als „Tiere", z. B. Hase, Frosch, Elefant, Schlange.

◆ **Von Seite zu Seite laufen:** schnell oder langsam; allein, zu zweit oder dritt, dabei einer mit geschlossenen Augen oder rückwärts; an einem in Hüfthöhe gehaltenen Seil entlanglaufen; genau zwischen zwei längs gespannten Seilen laufen.

◆ **Von Seite zu Seite springen:** auf Teppichfliesen, die in einer Linie oder versetzt gelegt werden; in hintereinander liegenden Reifen; über Seilchen, die quer über das Tuch gespannt sind; mit Transport von Materialien.

◆ **Standsprünge:** Strecksprünge in der Mitte des Tuches, Hocke, Grätsche, Drehsprünge um die Körperlängsachse; eine Kleingruppe wippt oder springt leicht mit Hilfe eines Reifens, den alle außen festhalten; ein Kind kann sich z. B. auch im Reifen befinden.

◆ **Andere Haltungen:** „Banksprung" (Vierfüßlerstand) mit/ohne anschließender Bauchlage; Sitzsprung (Langsitz) aus dem Stand; aus dem Schwung; Sitzsprung mit Drehung.

◆ **Zusätzliche Anforderungen:** Seilchen springen; Sandsäckchen oder z. B. einen Ball in ein Ziel werfen oder den anderen Teilnehmern zuwerfen; zu zweit (abwechselnd, jeder in einer Hälfte) auf dem Trampolin springen, sich dabei z. B. ein Kissen zuwerfen; zu zweit kann auch gleichzeitig gesprungen werden, indem man sich gegenübersteht und die Hände jeweils den Partner auf die Schultern legt (auf geringe Sprunghöhe achten).

◆ **Anderer Untergrund:** Schwungtuch über das Trampolin legen; Matten oder Kastenoberteil auf das Trampolin legen; im Schlauchreifen oder auf dem dicken Pezziball auf dem Trampolin sitzen.

◆ **Gemeinsam als Gruppe**: Mit Handfassung im Kreis anschaukeln (Augen offen oder geschlossen), Spielidee „Bootsfahrt" (unterschiedlich heftig anschaukeln), Entspannung (Ruhelage auf dem Rücken).

Das kleine Trampolin

Auch das kleine (schräg gestellte) Absprungtrampolin erfordert vor seinem Einsatz mit Kindern oder Erwachsenen eigene Praxiserfahrung und die Kenntnis besonderer Sicherheitsbestimmungen und Hilfestellungen.

Um langsam mit dem Springen zu beginnen, kann zu Anfang vor das Trampolin ein kleiner Kasten gestellt werden, von dem aus gesprungen wird. Der Höhenunterschied wird dadurch reduziert und der Anlauf verkürzt. Ebenso kann auch eine Langbank vor das Trampolin gestellt werden.

Beim Absprung ist wichtig: vom Boden mit einem Bein abzuspringen, mit beiden Beinen auf dem Trampolin zu landen und abzuspringen; die Landung auf der Weichbodenmatte erfolgt auch mit beiden Beinen gleichzeitig.

Sprungbeispiele:
◆ einfache Strecksprünge,
◆ Strecksprünge mit Anhocken, Grätschen, Anbücken,
◆ Strecksprünge mit einer halben Drehung bis ganzer Drehung,
◆ leichte Rolle vorwärts bis Flugrolle.

Ein großer Kasten wird zwischen Trampolin und Matte gestellt:
◆ daraufspringen,
◆ darüberspringen,
◆ seitlich darüberflanken,
◆ „flüchtiger" Handstand und eine halbe Drehung.

Die Weichbodenmatte zur Landung wird erhöht durch
◆ mehrere Bänke, die unter der Matte gestellt werden,
◆ mehrere kleine Kästen,
◆ mehrere große Kästen.

Anregungen und Fragestellungen

1. Weiterführende Kurse, Lehrgänge zum Trampolinspringen bieten Kreis- und Landessportbünde an. Besonders auf Behinderungen bezogen gibt es Kurse bei den Behindertensportverbänden und beim Aktionkreis Psychomotorik (Adressen siehe am Endes des Buches).

2. Wir nehmen Teilnehmer, die sich freiwillig zur Verfügung stellen, beim Trampolinspringen mit der Video-Kamera auf und beobachten genauer das Bewegungsverhalten.

3. Schüler erklären sich bereit, eine Übungsstunde auf dem großen Trampolin (Kontakt über eine Einrichtung der Behindertenhilfe oder über einen Sportverein) zu besuchen, und stellen den Ablauf der Klasse vor (Teilnehmer, Übungen, beabsichtigte Zielsetzungen und beobachtete Wirkungen).

4. Filmtipp: K. Prenner, M. Warnecke: „Springen und mehr – Psychomotorische Förderansätze auf dem Trampolin", Fachhochschule Braunschweig/Wolfenbüttel 1995.

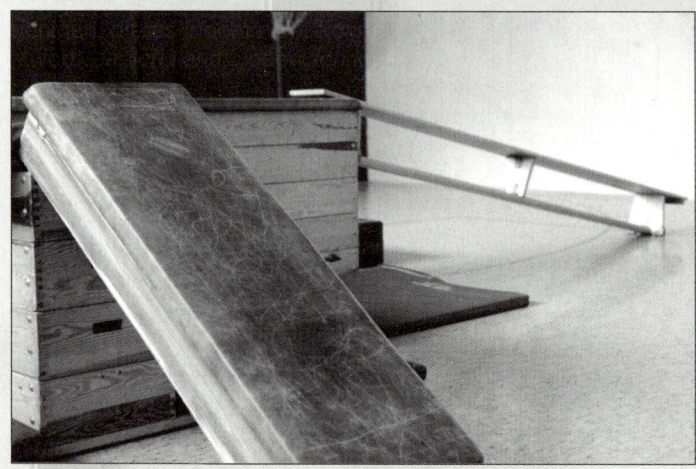

„So, wir krabbeln jetzt einzeln nacheinander die Bank hoch und rutschen dann im Sitzen den Kasten hinter!"

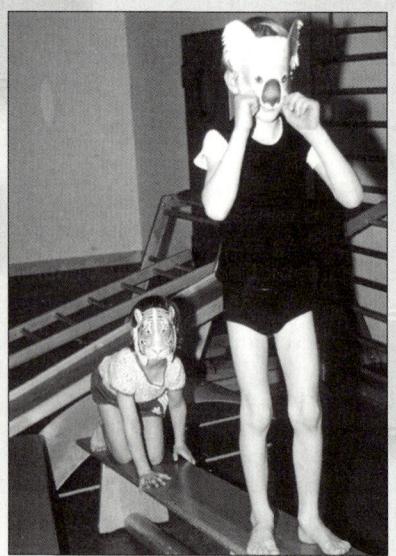 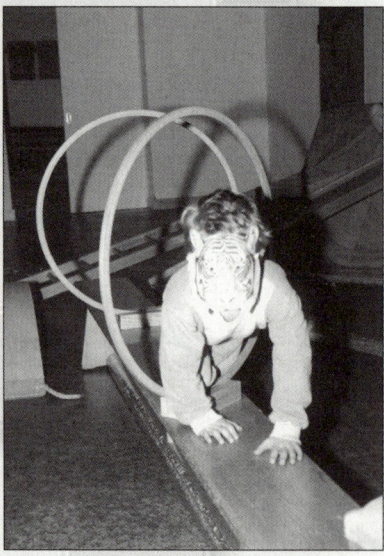

„Wir stellen uns vor, wir wären im Circus. Was würden die Löwen, die Tiger oder die Affen so alles anstellen?"

- ◆ Welche allgemeinen Richtungen und Ansätze gibt es in der Psychomotorik?
- ◆ Wodurch zeichnen sich diese Ansätze aus? Welche Gemeinsamkeiten und Unterschiede gibt es? Was sind jeweils Haupttätigkeiten der Teilnehmer, der Gruppenleiter?

Praxis
- ◆ *Gerade Großgeräte bieten vielfältige Bewegungsgelegenheiten in der Turnhalle.*
- ◆ *Welche Aufgabenstellungen und Variationen sind möglich und geeignet?*
- ◆ *Welche Zielsetzungen können damit verfolgt werden?*
- ◆ *Welche Aufgaben hat jeweils der Gruppenleiter?*
- ◆ *Welche konkreten Gerätestationen kann ich in der Halle beispielsweise aufbauen?*

Einstieg
- ◆ Welche konzeptionellen Unterschiede werden durch die Fotos deutlich?
- ◆ Wie würden Sie die jeweilige Vorgehensweise bewerten?

Seit der Entstehung der Psychomotorik haben sich ihre Anwendungsgebiete und Lerninhalte erweitert. In der Zwischenzeit gibt es nicht mehr *die* Psychomotorik. Mit der Verbreitung der psychomotorischen Gedanken differenzierten sich auch unterschiedliche konzeptionelle Ansätze heraus. Diese verfolgen zwar alle eine ganzheitliche Förderung von Menschen – meist mit Entwicklungsdefiziten, Verhaltensproblemen oder Behinderungen –, haben aber doch ganz verschiedene handlungsleitenden Konzepte.

Allgemeine Entwicklungsrichtlinien und theoretische Ansätze sollen hier grob skizziert werden. Es handelt sich um eine idealtypische Gegenüberstellung verschiedener Sichtweisen und Modelle. Keine der angegebene Vorstellungen kann Ausschließlichkeitscharakter für sich beanspruchen, verschiedene Sichtweisen können sich in der Praxis auch gut ergänzen (vgl. besonders J. Seewald, 1993 und R. Zimmer, 1999).

4.1   Psychomotorische Übungsbehandlung

Im Zusammenhang mit der Geschichte der Psychomotorik ist die „Psychomotorische Übungsbehandlung" (PMÜ) nach Kiphard schon erwähnt worden. Sie prägt in mancher Hinsicht die Psychomotorik bis in die aktuellen Ansätze hinein und ist auch heute noch keineswegs überholt.
Seewald (1997) bezeichnet die PMÜ als eine „Meisterlehre", die von der Person des Meisters geprägt und nicht von ihr ablösbar sei. Jeder, der sich auf den Weg zur Psychomotorik mache, müsse selber versuchen, ein Meister oder eine Meisterin zu werden.
Das Hauptanliegen der Förderung wird in der Unterstützung der Gesamtpersönlichkeitsentwicklung gesehen, es geht um Hilfen zur Entfaltung der individuellen Handlungsmöglichkeiten und um die Befähigung zur Lösung sozialer Aufgaben.

> „Zwar erwecken die einzelnen Übungen den Eindruck, als würden die Kinder vor allem angeleitet und zu bestimmten Bewegungsaufgaben aufgefordert werden (‚wir üben das Prellen des Balles gegen den Boden ... Welcher Ball fliegt am höchsten ... Wer kann den Luftballon mehrmals hochstoßen?‘ etc.), im Rahmen seiner Hinweise auf die methodisch-didaktischen Prinzipien einer psychomotorischen Lehrweise stellt er jedoch Selbsttätigkeit, Kreativität und Selbststeuerung als wesentliche Prinzipien jeder psychomotorischen Förderung heraus. Kiphard wendet sich ausdrücklich gegen ein Funktionstraining, das er als nicht kindgemäß und nicht vereinbar mit der ganzheitlichen Auffassung der psychomotorischen Arbeitsweise hält.“
> (R. Zimmer, 1999, 39)

Die PMÜ ist an der Schnittkante von Pädagogik und Therapie angesiedelt und bezieht gerade aus dieser Stellung ihre ganzheitliche Wirkung. Das pädagogischen Anliegen ist auf die Entwicklung der ganzen Person gerichtet, dabei gilt es, Wachstums- und Entwicklungshindernisse zu erkennen.
Die Schwäche der PMÜ sieht Seewald darin, dass Kinder zu viel angeleitet und zu wenig zu eigenen Sinnfindungen angeregt werden. Sind sie nicht begeisterungsfähig und fehlt ihnen der Sinn fürs motorische Lernen und Üben, so werde die PMÜ schnell hilflos.

4.2   Funktionstraining

Bei im Vergleich zur PMÜ mehr funktionsorientierten Vorstellungen gilt Bewegung als ein mehr oder weniger gut koordiniertes, neurophysiologisch gesteuertes Geschehen. Aufgabe der Fachkraft ist es, auf Grundlage einer Diagnose symptomorientierte Förderprogramme aufzustellen z. B. Koordinations- oder Gleichgewichtsschulung. Es werden Rückstände, Defizite oder Abweichungen in der Entwicklung festgestellt und die Rückstände sollen durch geeignete Übungsangebote abgebaut werden. Dazu stellt die Psychomotorik ein reichhaltiges Übungsgut zur Verfügung.
Haupttätigkeit des Kindes ist das Üben. Es werden die festgestellten Schwächen, Auffälligkeiten durch gezielte Übungsangebote behandelt. Der Therapeut/Übungsleiter gibt die Übungen vor, formuliert das Ziel und kontrolliert den Prozess. Dies bedeutet ein großes Maß an Handlungssicherheit. Auch kann man einigermaßen sicher sagen, wann die Therapie nötig und wann sie zu beenden ist.

Als Nachteile dieser Sichtweise gibt Seewald an, dass die Geschichte des Kindes mit seinen vielfältigen Bezügen ausgeblendet wird und damit von seinen Bewegungen abgespalten wird. Dem Kind bleibt wenig Spielraum, sich selbst mit seinen Gefühlen und Bedürfnissen zu äußern. Es ist weniger ein dialogisches Vorgehen. Das Kind wird an seinem „wunden Punkt“ getroffen, was Auswirkungen auf sein Selbstwertgefühl, seine Motivation haben kann. Solche Zusammenhänge werden zu wenig beachtet.

4.3   Lern- und kompetenzorientierter Ansatz

Schilling kommt der Verdienst zu, den engen Zusammenhang von Bewegung und Handlungsfähigkeit erkannt und theoretisch in der Motologie verankert zu haben.
Vielseitige Bewegungs- und Wahrnehmungsmuster stellen eine wichtige Grundlage menschlicher Handlungsfähigkeit dar. Der Mensch wird als Anpassungsorganismus auf innere und äußere Reize gesehen.

> „Anpassung ist dabei nicht im moralisch wertenden Sinne gemeint, sondern elementar körperlich. Ein Kind, das einen Mattenberg erklimmt, passt sich dabei dem schwierigen Untergrund an. Und nur, wenn es in der Lage ist, diese Handlung auch auszuführen, kann es autonom entscheiden, ob es diese Handlung überhaupt ausführen will. D. h., die Fähigkeit, Bewegungs- und Wahrnehmungsmuster umweltadäquat zu bilden, ist die Voraussetzung von Handlungsfähigkeit. Umgekehrt ist ein Kind eingeschränkt handlungsfähig, wenn es nicht über genügend variable Wahrnehmungs- und Bewegungsmuster verfügt."
> *(Seewald, 1997, 5)*

Jeder Mensch erwirbt im Laufe seiner Kindheit eine Vielzahl von Wahrnehmungs- und Bewegungsmustern, die sich immer neu kombinieren lassen und auf neue Situationen übertragen werden können.

Diese Muster werden deshalb auch als Grundlage der Handlungsfähigkeit angesehen.

Bei Entwicklungsstörungen scheinen Kinder zu wenige Wahrnehmungs- und Bewegungsmuster automatisiert zu haben und sie auch nicht flexibel genug einsetzen zu können, um sich an veränderte Umweltgegebenheiten anpassen zu können. Sie sind deshalb nicht genügend handlungsfähig und ziehen sich deshalb zurück oder kapseln sich ab.

Eine Haupttätigkeit des Kindes ist hier das Experimentieren. Anstelle der „Behandlung" steht mehr ein Anbieten von vielseitigen und anregungsreichen, strukturierten Bewegungsangeboten im Vordergrund. Das Kind muss aus eigenem Antrieb tätig werden, um so die neuen Strukturierungsleistungen in das bestehende Repertoire einbauen zu können. Es kann und soll die Fördersituationen mitbestimmen, Materialien erforschen und ausprobieren und Bewegungsangebote möglichst vielseitig nutzen.

Der Übungsleiter schafft anregungsreiche Bewegungs- und Wahrnehmungsumwelten. Um systematisch Erfolgserlebnisse zu vermitteln, sind die Ansatzpunkte der Arbeit deshalb nicht die Schwächen, sondern vielmehr die Stärken und Vorlieben des Kindes, das Kind kann da beginnen, wo es sich noch als handlungsfähig erlebt.

Damit wird das Kind als aktiver Partner und Akteur gesehen, dessen Bedürfnissen und Gefühlen Raum gegeben wird, aber Seewald bemängelt, dass die Bedeutung des kindlichen Bewegungsverhaltens verborgen bleibt bzw. als nicht relevant gilt. Die therapeutische Beziehung bleibe unreflektiert.

4.4   Sensorische Integrationsbehandlung

Der neurophysiologische Zugang dieses Ansatzes in der Folge von J. Ayres hat in den letzten Jahren zunehmend Bedeutung für die Psychomotorik gewonnen. Er macht uns bewusst, dass zur Bewegungssteuerung komplexe Integrationsprozesse auf verschiedenen Ebenen des Nervensystems erfolgen müssen.

Neurophysiologische Überlegungen zur Funktionsweise des Zentralnervensystems und die Bedeutung der Wahrnehmung führen hier zu einer Theorie über die Entstehung und Behandlung von Lern- und Verhaltensstörungen, der enge Zusammenhang zwischen motorischen und sensorischen Systemen spielt eine wichtige Rolle. Störungen werden als Folge einer unzulänglichen Verarbeitung von Sinneseindrücken im Gehirn gesehen. Besondere Bedeutung wird in der Sensorischen Integrationsbehandlung (SIB) den körpernahen Sinnen beigemessen.

> „Kein anderer Ansatz erzeugt eine solche Genauigkeit der Beobachtung hinsichtlich der Kontaktaufnahme bzw. Vermeidung zu Untergründen, Räumen und Materialien. Besonders elementare Orientierungs- und Spürformen zum Boden und zur Schwerkraft durch die körperbezogenen Sinne stellen eine Ergänzung und Erweiterung der psychomotorischen Beobachtung anderer Ansätze dar.
> Durch diesen Primat hat der SIB-Ansatz einen großen Fundus an Praxissituationen entwickelt, die sehr elementar körperbezogen wirken und die aus dem Spektrum psychomotorischer Erfahrungssituationen nicht mehr wegzudenken sind. Betont die ‚klassische Psychomotorik' eher den Bewegungspol, so liegt der Schwerpunkt des SIB-Ansatzes ergänzend eher auf dem Körperpol.“
> *(Seewald, 1997, 6)*

Aber die neurophysiologische Sicht reduziert den Menschen, die intentionale Seite, die Wünsche, Ängste, Hoffnungen werden durch diese Sichtweise nur indirekt erfasst. Es besteht die Gefahr, das Verhalten des Kindes als eine Funktion seiner Sinnesintegration zu betrachten. Das familiäre Umfeld, individuelle Erfahrungen und Erlebnisse des Kindes werden dann außer Acht gelassen.

Fraglich ist, ob dieser Ansatz überhaupt den psychomotorischen Verfahren zugerechnet werden kann, da er vom Ursprung eher der Ergotherapie zugehörig ist. Doch ist die Bedeutung der Wahrnehmung momentan in der Psychomotorik auch so in den Vordergrund gerückt, dass hier durchaus enge Verbindungslinien vorhanden sind. Auch sind häufig Kinder mit Wahrnehmungsstörungen in den Psychomotorik-Fördergruppen zu finden. An anderer Stelle (Kapitel 14, „Angrenzende Fördermaßnahmen“) wird deshalb noch ergänzend über das SIB-Verfahren geschrieben.

4.5 Kindzentrierter Ansatz

Nach diesem Ansatz (Volkamer/Zimmer, 1986 und R. Zimmer, 1999) liegt das Hauptproblem bei vielen Kindern in einem negativem Selbstkonzept, d. h. vor allem in dem mangelnden Zutrauen in die eigenen Fähigkeiten und den eigenen Wert. Da das Körperkonzept zentrales Merkmal des Selbstkonzepts ist, soll über geeignete Körper- und Bewegungserfahrungen versucht werden, das (negative) Selbstkonzept umzustrukturieren.

Dabei geht es hier weniger um eine Verbesserung motorischer Funktionen und nicht vorrangig um den Abbau von Bewegungsbeeinträchtigungen, sondern um eine Veränderung der Selbstwahrnehmung des betroffenen Kindes. Durch eine Stärkung des Selbstwertgefühls soll es in die Lage versetzt werden, selbst an der Bearbeitung seiner Schwächen mitzuarbeiten oder – da viele Beeinträchtigungen nicht völlig zu beheben sind – angemessener damit umzugehen. Der Erwachsene begleitet das Kind auf diesem Weg, zeigt ihm Wertschätzung und kommentiert seine Handlungen so, dass die Verstärkung nicht von Lob oder Bewertung, sondern von der Sache selbst ausgeht.

> „Körper- und Bewegungserfahrungen stellen aus dieser Richtung der Psychomotorik für das Kind nicht nur wesentliche Medien der Aneignung der Wirklichkeit dar, sie werden auch als Grundlage seiner Identitätsentwicklung angesehen. Eine wichtige Aufgabe psychomotorischer Förderung besteht dementsprechend darin, zum Aufbau eines positiven Selbstkonzepts beizutragen. Dabei wird insbesondere dem Interaktionsgeschehen zwischen dem Kind und dem Pädagogen Beachtung geschenkt.“
> *(R. Zimmer, 1999, 45)*

Für J. Seewald erscheint hier Bewegung lediglich als ein Medium, wenn auch ein gut geeignetes, um in einen Austausch mit dem Kind zu kommen und es sein Selbstkonzept verändern zu lassen. Prinzipiell sei dadurch Bewegung aber durch andere Medien ersetzbar. Auch Grenzen kindlicher Einsichtsfähigkeit und eingefahrene Verhaltensstörungen könnten den nicht-direktiven Ansatz vor Probleme stellen.

4.6 Verstehender Ansatz

Bewegung wird hier als Phänomen aufgefasst, in dem sich das Kind ausdrückt und mitteilt. Das Kind drückt sich über Bewegung und in Geschichten und Szenen aus, die etwas mit seiner eigenen Geschichte zu tun haben.
Vertreter des verstehenden Ansatzes gehen davon aus, dass Kinder in ihren Bewegungen, Körperhaltungen, Spielthemen und Geschichten uns etwas von sich zeigen.

Eine Haupttätigkeit des Kindes ist das Inszenieren. In dieser Ausdrucksmöglichkeit wird ein entscheidender Heilfaktor gesehen.

> „In den Geschichten, die Kinder in der Psychomotorik darstellen, verarbeiten sie Erlebnisse und holen sich etwas, was sie nicht oder nicht genug bekommen haben. Außerdem ist der symbolische Ausdruck in der Bewegung, im Malen, im Geschichten Erfinden und Spielen der Hauptweg, auf dem Kinder ihr Selbst entwickeln."
> *(J. Seewald, 1993, 192)*

Der Pädagoge, der Therapeut versucht, den Sinn des Spiels, der Bewegungshandlung zu verstehen, in dem Verstehen dieser symbolischen Ausdrucksmöglichkeiten liegen die Chancen zur Hilfe.
Erforderlich dazu ist sicherlich Wissen um symbolische Bedeutungen und den Appellcharakter von Medien, Materialien und Räumen. Gespräche zur Verarbeitung von Erlebnissen haben einen hohen Stellenwert.
Im Mittelpunkt der praktischen Ausbildung steht deshalb eine erweiterte Ausbildung der Praktiker im „Spüren", die mit viel Zeit und Selbsterfahrung zu tun hat. Reflexionsfragen zu eigenen Befindlichkeiten, zu Gefühlen und Empfindungen sollen helfen, das eigene „Spüren" zu klären. Durch diese Erfahrungen kann man eher auch mehr oder weniger verdeckte Gefühlskonstellationen verstehen.

Die Verbesserung der Motorik wird nicht direkt angestrebt, sie ereignet sich aber meistens trotzdem und sozusagen beiläufig, indem bei den Kindern eine größere Bewegungs- und Experimentalfreude ausgelöst wird.

> „Der Vorteil dieses Ansatzes liegt in der unmittelbaren Berücksichtigung der individuellen Bedeutung kindlicher Handlungen. Sie werden auf ihren Sinn hinterfragt, auch störendes Verhalten kann demnach durchaus seinen Sinn haben, und es wäre demnach auch falsch, Störungen so weit wie möglich durch methodische Tricks (alle Kinder müssen so weit wie möglich immer beschäftigt sein ...) aus einer Psychomotorikstunde herauszuholen. Das – scheinbar – störende Verhalten des Kindes wird als ein Weg gesehen, seinen Problemen Ausdruck zu verleihen, als eine Botschaft des Kindes an seine Umwelt.

Gelingt es dem Erwachsenen, diese Botschaft und damit auch das Kind in seinem Lebens- und Verhaltenszusammenhang zu verstehen, kann er Wege finden, die Schwierigkeiten gemeinsam mit ihm aufzuarbeiten."
(R. Zimmer, 1999, 47)

Als besondere Schwierigkeit dieses Vorgehens wird gesehen, wann die Bewegungs-, Spielthemen der Kinder unterstützt und wann erweiternde, abwandelnde, begrenzende oder auch entgegengesetzte Vorschläge gemacht werden müssen.

„So muss man sich z. B. fragen, ob die ‚machohaften' Spielthemen vieler Jungen als ‚Power-Ranger' etc. nicht auch Gegenvorschläge erfordern, in denen z. B. auch Hilflosigkeit und Hilfsbedürftigkeit erfahren werden kann."
(J. Seewald, 1997, 13)

Eine Schwäche dieses Ansatzes besteht in der Gefahr, dass man auch dort zu verstehen versucht, wo es in erster Linie nichts zu verstehen gibt (Gefahr der Überinterpretation). Es besteht die Gefahr, auch primär organisch bedingtes Verhalten als symbolischen Ausdruck zu betrachten.
So hat natürlich nicht jede aggressive Handlung ihren Ursprung in der frühen Kindheit und in der Beziehung zu Eltern oder Geschwistern. Sie kann auch ausgelöst werden durch ein aktuell in der Psychomotorikstunde erlebtes Ereignis (z. B. Provokation durch ein anderes Kind). Sie kann eventuell auch Ausdruck einer organisch oder sensorisch bedingten Störung sein, wenn das Kind z. B. die eigenen Bewegungen und Kraftimpulse nicht genügend kontrollieren kann, wenn es dadurch ständig bei anderen aneckt und diese es zurückweisen.

4.7   Zusammenfassende Bewertung

Die unterschiedlichen Positionen setzen verschiedene Akzente, haben je ihre Sichtweise der Entstehung und Bedeutung von Bewegungsstörungen. Sie bieten unterschiedliche Hilfen. Es kann aber nicht um ein Entweder-Oder gehen, sondern verschiedenartige Perspektiven können sich gut ergänzen.

„Der Praktiker wird sich zwar kaum an einer einzelnen Sichtweise allein orientieren, aber die Kenntnis der jeweiligen Ansätze macht vielleicht die eigene, wenn auch nur implizit vorhandene theoretische Grundlage deutlich. So sollte es auch möglich sein, seine eigene Praxis daraufhin zu überdenken, welchen Stellenwert hier Problemverhaltensweisen von Kindern haben, ob die Erzieherin, die Pädagogin, die Therapeutin mit ihnen umgehen kann, um sie als individuelle Äußerung des Kindes zu akzeptieren und mit ihm gemeinsam nach Lösungsmöglichkeiten zu suchen. Eine solche offene Haltung und Einstellung gegenüber den Handlungen und Äußerungen des Kindes ermöglicht einerseits das Aufbrechen eingefahrener Denkmuster und Beurteilungsschemata zum Zweck eines besseren Verständnisses des Kindes. Andererseits eröffnet sie die Chance einer Variation der eigenen Verhaltensweisen im Hinblick auf die spezifischen Erfordernisse des Kindes."
(R. Zimmer, 1999, 49/50)

Anregungen und Fragestellungen:

1. Wir versuchen, die Ansätze stichwortartig in einem Schema zusammenzufassen. Für diesen Überblick sollen folgende Merkmale berücksichtigt werden: Bedeutung der Bewegung/Bewertung der Störung/Hauptziel der Förderung/ Haupttätigkeit des Kindes/Aufgabe des Erziehers bzw. Therapeuten.

2. Wir gehen von verschiedenen (heil-)pädagogischen Einrichtungen für Kinder, Jugendliche, Erwachsene aus. Welche Ansätze sind jeweils dort besonders geeignet bzw. weniger sinnvoll?

Praxisbeispiele (4): Großgeräte

Mögliche Aufgabenstellungen

Gelegenheiten der praktischen Realisierung nach den verschiedenen Grundideen bieten sich vor allem beim Einsatz von Großgeräten. Ich kann mit Bänken etwa gezielte Gleichgewichtsstationen bauen und das Kind üben lassen. Ich kann aber auch vielfältig variieren, das Kind am Aufbau intensiv beteiligen oder das Kind auch selbstständig experimentieren, gestalten und inszenieren lassen.

Großgeräte gehören zur Normalausstattung jeder Turnhalle. Durch den Einsatz dieser Geräte lassen sich vor allem grobmotorische Bewegungserfahrungen ermöglichen, denn die Teilnehmer können klettern, balancieren, springen, rutschen, rollen, hangeln und schaukeln.

Oft werden die Geräte zu einer Gerätebahn kombiniert, so dass eine Balancieroder Kletterlandschaft entsteht. Dabei gibt es verschiedene Vorgehensweisen und Arten der Geräte-Zusammenstellung, wobei die Einflussmöglichkeiten der Teilnehmer unterschiedlich hoch sein können.

Wir können der Gruppe bieten:
◆ fertig aufgebaute Bewegungslandschaften,
◆ unfertige Bewegungslandschaften, die von den Teilnehmern vervollständigt werden sollen,
◆ einen eigenständigen Aufbau nach Bereitstellen von Aufbauskizzen,
◆ selbstständiges Entwickeln des Geräteparcours, wobei ein Bewegungs-, Bau- oder Spielthema vorgegeben wird,
◆ selbst bestimmte Auswahl an Geräten und deren Aufbau.
(vgl. J. Kretschmer, 1999)

Die Gerätelandschaft lässt sich in vielfältiger Weise gestalten und auch die Art der Aufgabenstellung kann immer wieder variiert werden:
◆ Geräte können in ihrer Höhe und Anordnung zueinander verändert werden, dabei sollen auch ungewöhnliche Kombinationen bedacht werden.
◆ Die Wahl der Fortbewegungsarten und Bewegungsformen können wir variieren, z. B. können wir uns vorwärts oder rückwärts auf der Bahn bewegen. Wir können alle in einer Richtung uns bewegen oder auch in verschiedenen Richtungen, d. h., wir müssen auch auf Gegenverkehr achten. Wir können paarweise mit Handfassung die Geräte bewältigen oder sogar als Gesamtgruppe mit Handfassung.
◆ Wir können weitere Materialien/Kleingeräte als Markierungen, als Hindernisse oder auch zum Tragen oder Balancieren hinzunehmen.
◆ Wir geben der Gruppe besondere Aufgabenstellungen, z. B. soll eine Gerätebahn gebaut werden, die es ermöglicht, durch die Halle zu kommen, ohne

den Boden zu berühren. Oder die Gerätebahn soll mit verbundenen Augen bewältigt werden: allein an einem Seil entlanggehen, mit oder ohne Handführung durch einen Partner, mit oder ohne verbale Informationen des begleitenden Partners. Eine zusätzliche Herausforderung ist es, wenn der „Blinde" die Gerätelandschaft vorher nicht sehen konnte.

◆ Eine zusätzliche Motivation, besonders bei Kindern ist das Einbeziehen der Aktivitäten in entsprechende Bewegungsgeschichten (Insel, Höhle, Dschungel, Expedition u. Ä.).

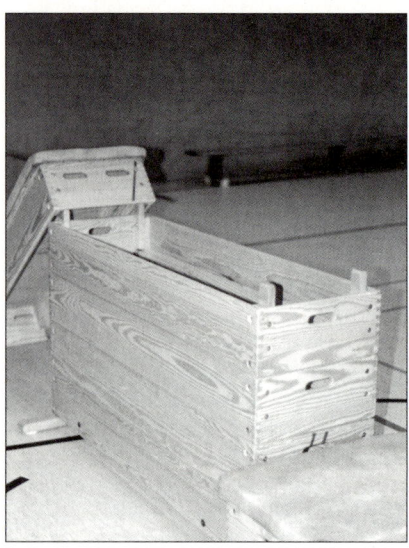
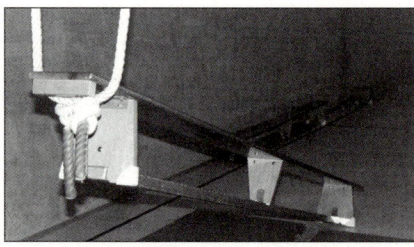
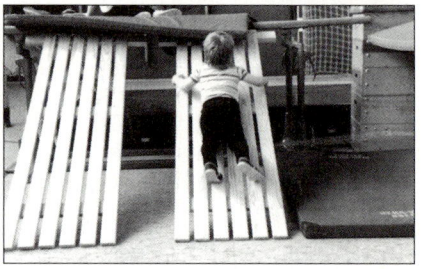

Bei der Betreuung von Gerätestationen kommen auf die Fachkraft wichtige Aufgaben zu. Zu nennen sind:

◆ Ich muss für genügendes Aufwärmen der Muskulatur sorgen.
◆ Ich muss die Geräte und den Schwierigkeitsgrad so wählen (lassen), dass das Prinzip der Entwicklungsgemäßheit und der Grundsatz vom Leichten zum Schweren beachtet werden können.
◆ Ich muss Sicherheitsaspekte berücksichtigen und genügend Matten einsetzen.
◆ Ich muss die notwendige Sicherheits-und Hilfestellung gewährleisten können.
◆ Ich muss genügend Platz zwischen den Geräten lassen.
◆ Ich muss berücksichtigen, was ich (allein) auf- und abbauen kann bzw. wer in welcher Weise mithelfen kann.

Anregungen und Fragestellungen:

1. Welche Vor- und Nachteile haben die verschiedenen Vorgehensweisen beim Aufbau einer Gerätebahn? Von welchen Faktoren ist meine Entscheidung abhängig?

2. Was sind jeweils besondere Aufgaben des Übungsleiters oder Begleiters bei der Organisation und Betreuung des Geräteparcours?

Mögliche Gerätestationen

Gletscherspalte: Zwei Weichbodenmatten werden so hochkant zwischen Wand und Sprossenleiter aufgestellt, dass sie mit ihren glatten Flächen aneinanderstehen bzw. ein „V" bilden. An der Sprossenleiter können die Teilnehmer hochklettern und dann rutscht man von oben in die „Gletscherspalte" hinein. Den Hallenboden mit Turnmatten absichern.

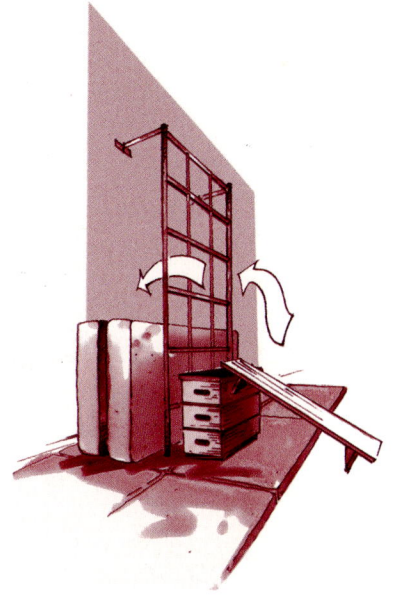

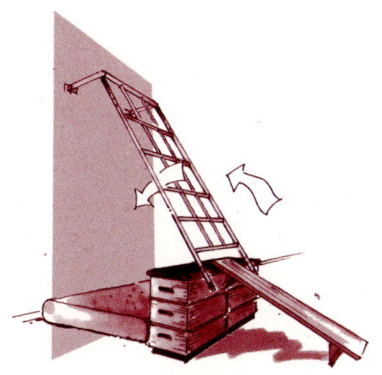

Bergsteigen: Die Sprossenleiter wird schräg gegen zwei großen Kästen gestellt, der Hallenboden zwischen Wand und Kästen wird mit einer Weichbodenmatte abgedeckt. An dieser schrägen Ebene kann man hochklettern, sich durch die Sprossenleiter hindurchwinden, an einer Sprosse hängen lassen und auf die Weichbodenmatte abspringen bzw. sich fallen lassen.

Schaukelbank: Das eine Ende einer Bank wird an den Turnringen oder an der Trapezstange aufgehängt, so dass eine Schräge entsteht, die hin- und hergeschaukelt werden kann. Das andere Ende der Bank befindet sich am Boden und wird stabilisiert (z. B. kann sich ein Teilnehmer dort hinsetzen) oder bewusst instabil gehalten (z. B. kann das Bankende auf ein Rollbrett gestellt werden).

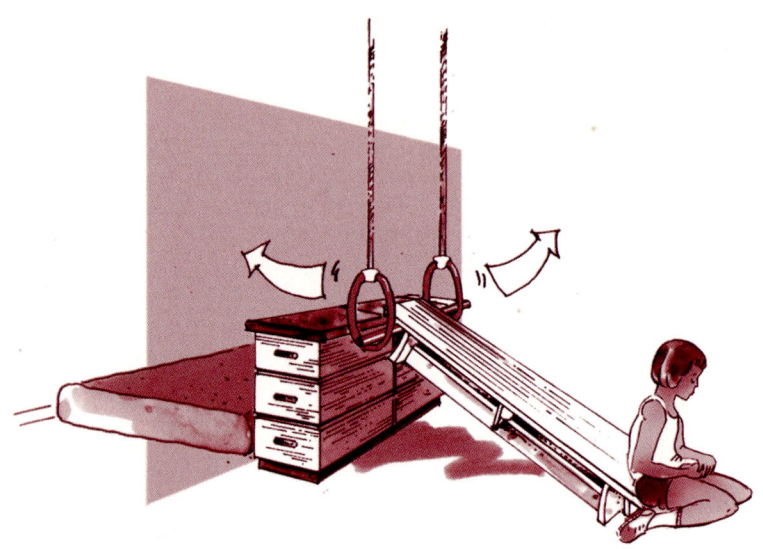

Brücken: Eine Bank wird zwischen zwei großen Kästen aufgelegt. Wir können auch zwei Bänke parallel dort anbringen und noch Matten darüber legen.
Rutschen: Bänke werden verschieden schräg, unterschiedlich hoch an Kästen, an den Barren oder an das Klettergerüst eingehängt.
Berge: Dazu können Matten über kleine Kästen oder auch über Reckstangen gelegt werden; eine Weichbodenmatte kann über einen großen Kasten gelegt werden.

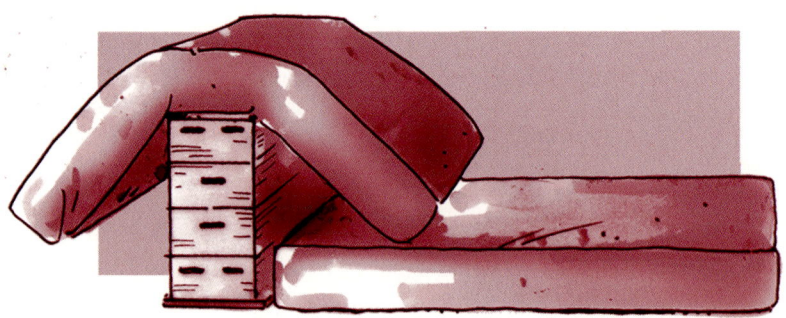

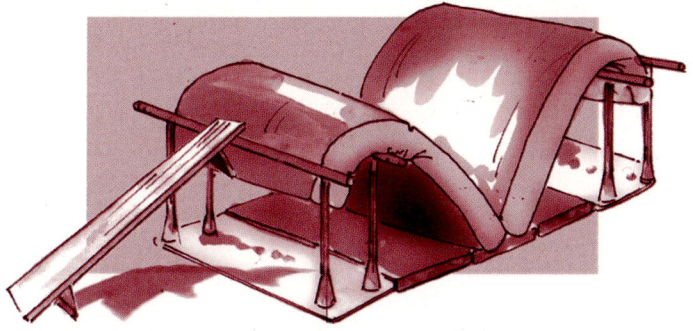

Wippe: Wir legen eine umgedrehte Bank quer über ein Kastenoberteil oder über eine andere Bank (Matte dazwischen legen).

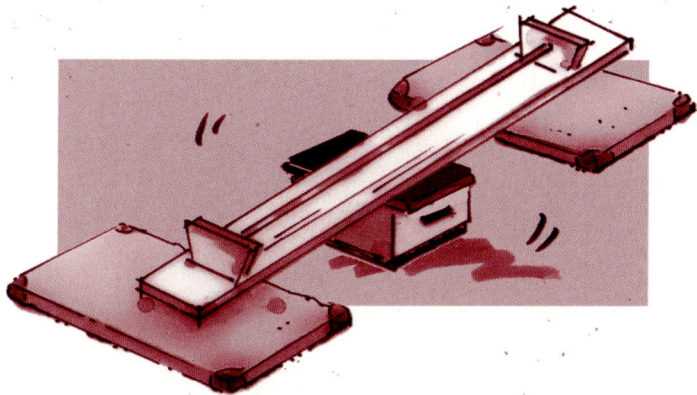

Hängebrücke: Mehrere Seilchen werden in unterschiedlicher Höhe in den Barren zwischen die Holme eingebunden, so dass wir über die Seilchen laufen können.

Treppen: Aus verschieden hohen Kästen werden Treppen gebaut. Diese können gleichzeitig als Aufstiegshilfen für andere Gerätestationen dienen.

Wackelmatte: Viele Bälle werden unter eine Matte oder viele Medizinbälle unter eine Weichbodenmatte gelegt. Verschiedene Geräte und Kleinmaterialien können unter einer langen Bodenturnmatte gelegt werden.

Anregungen und Fragestellungen

1. Wir greifen einige Geräteaufbauten heraus: Welche Grundbewegungsformen werden dort angesprochen? Gibt es besondere Gefahrenpunkte? Wo ist jeweils besondere Hilfe- oder Sicherheitsstellung erforderlich?

2. Welche Gerätestationen sind besonders für Kinder geeignet, welche beispielsweise eher für Erwachsene mit geistiger oder körperlicher Behinderung?

3. In Kleingruppen entwickeln wir einen Geräteparcours für eine bestimmte Übungsgruppe (Kinder, Jugendliche, Erwachsene) mit vorhandenen Geräten und Materialien. Wir probieren alle Ideen in der Praxis aus und werten die Vorschläge aus.

5 Ausgewählte methodisch-didaktische Überlegungen

◆ Was versteht man unter dem ganzheitlichen Ansatz der Psychomotorik?
◆ Welche Denkweisen und Grundeinstellungen bestimmen die Arbeit?
◆ Welche Arbeitsprinzipien werden in der praktischen Arbeit verfolgt?
◆ Was bedeuten die Grundhaltungen und Prinzipien am Beispiel des Ge-
   währenlassens von Risikosituationen?
◆ Welchen Einfluss hat die (verbale und non-verbale) Kommunikation?

Praxis
◆ *Wie lassen sich die Grundgedanken und Prinzipien der Psychomotorik mit*
   verschiedenen Materialien umsetzen, beispielsweise mit dem Schwung-
   tuch, mit Teppichfliesen, mit dem Gymnastikstab?

Einstieg

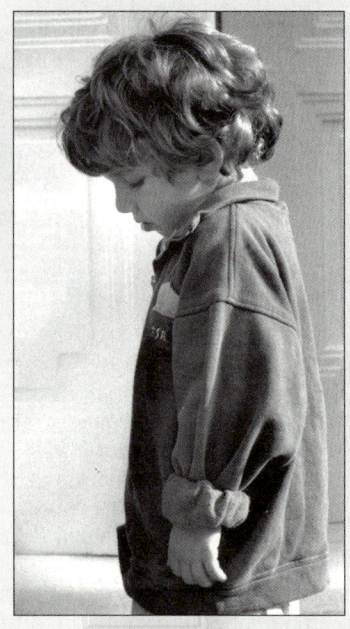

◆ Was denken Sie, wenn Sie das Bild betrachten?
◆ Welche Zusammenhänge zwischen Bewegungen und Emotionen, Einstellungen sind an dem Bild zu erkennen?

Die ersten spontanen Äußerungen, die man hört, wenn über Psychomotorik gesprochen wird, betreffen häufig die psychomotorischen Übungsgeräte. Viele pädagogisch Tätige denken zunächst an Rollbretter, Pedalos, Sandsäckchen oder an ein Schwungtuch. Die psychomotorischen Geräte sind zum Aushängeschild der Psychomotorik geworden. Sie werden mittlerweile auch in vielen Institutionen und Vereinsgruppen eingesetzt. Ob dort aber auch gleichzeitig psychomotorisch gearbeitet wird, wie dann schnell behauptet wird, muss häufig bezweifelt werden.

Um diesem Anspruch gerecht zu werden, sind verschiedene Einstellungen, Verhaltensweisen und Prinzipien zu berücksichtigen.

5.1   Ganzheitlicher Ansatz

Die Entwicklung des Kindes ist ein ganzheitlicher Prozess. Bewegung ist eine Äußerung des ganzen Menschen. Bewegung ist seine Sprache, sein Kommunikationsmittel. Über Bewegung drückt das Kind seine Stimmungen, Gefühle aus, über Bewegung nimmt es Kontakt auf. Über Bewegung nimmt es die Umwelt wahr, erkundet sie, passt sich ihr an oder verändert diese.

Das Wort „Bewegung" wird oft unvollständigerweise rein von der mechanischen Seite her betrachtet. Dabei fehlten jedoch wichtige Teile dessen, was Bewegung bedeutet. Auch wenn vom „Bewegungsapparat" gesprochen wird – ein Mensch bewegt sich nicht gefühllos wie eine Maschine oder ein Motor.

Wenn wir uns bewegen, wenn wir auf der Bank balancieren, vom Kasten springen, den Ball werfen, werden wir motorisch stark beansprucht. Wir vollziehen zahlreiche, verschiedene Bewegungen mit den Armen, mit den Beinen, mit dem ganzen Körper, die Kraft, Schnelligkeit und Geschicklichkeit erfordern. Wir müssen Gleichgewicht halten. Aber wir müssen auch Entfernungen abschätzen, Hindernisse, den Ball, andere Spielpartner richtig wahrnehmen. Wir müssen mit anderen Beziehungen aufnehmen, uns absprechen und uns auseinandersetzen. Wir fühlen, erleben Freude, ärgern uns, sind enttäuscht, müssen Mißerfolge ertragen. Wir entwickeln Sympathien, müssen Entscheidungen treffen, wir entwickeln Ideen. All diese Faktoren beeinflussen wiederum die Bewegung, wie gut sie gelingt, ob wir sie überhaupt ausführen wollen, wie bereitwillig wir mitmachen wollen oder können.

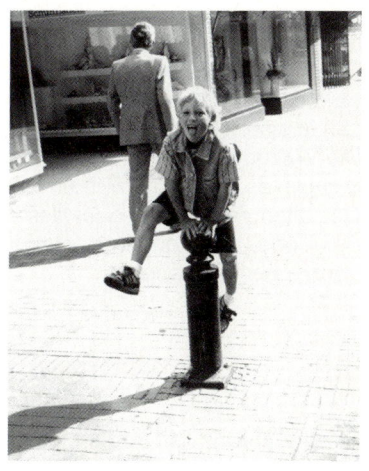

Als Fachkräfte für Bewegung versuchen wir, diese vielfältigen Aspekte zu berücksichtigen, um positive Auswirkungen in der Persönlichkeitsentwicklung zu erreichen. Dabei sprechen wir von der ganzheitlichen Arbeitsweise der Psychomotorik.

Sich bewegen bedeutet auch „bewegt sein". Ein Mensch kann innerlich und/oder äußerlich bewegt sein. Einerseits beeinflusst die „innere Bewegtheit", also das Empfinden eines Menschen, die äußerlich sichtbaren Bewegungen seines Körpers. So läuft jeder Mensch in fröhlicher Stimmung anders als jemand, der traurig ist.

Andererseits kann Erfolg oder Misserfolg einer Bewegung sich in der Psyche des Menschen niederschlagen. Wenn einer Person mehrmals hintereinander bei der gleichen Handlung ein Missgeschick passiert, ist sie beim nächsten Mal verunsichert und gehemmt, wird wütend auf sich selbst oder ihre Umgebung.

Es ist demnach entscheidend, zu welchem Zeitpunkt, wo, vor wem, aufgrund welcher Erfahrung und in welcher Stimmung ein Mensch sich bewegt. Somit wird deutlich, warum heute das Wort „Bewegung" oft mit dem Wort „Psychomotorik" umschrieben wird.

> „In der Psychomotorik wird das Kind als handelndes Subjekt verstanden, das Verantwortung übernehmen und auch für sich selbst entscheiden kann. Damit wird selbst bestimmtes und eigenverantwortliches Handeln nicht nur Ziel, das irgendwann am Ende einer erfolgreichen Förderung steht, sondern es wird gleichermaßen bereits Methode der Fördermaßnahme. Im Mittelpunkt steht die Frage, wie der Pädagoge dem Kind helfen kann, damit es sich seinen Möglichkeiten entsprechend mit vorhandenen Problemen besser zurechtfinden, seine Handlungskompetenz erweitern und sie richtig einsetzen kann. An die Stelle einer Behandlung tritt die Befähigung zum möglichst selbstständigen Handeln, und zwar sowohl auf motorischer wie auch auf sozial-emotionaler Ebene."
>
> *(R. Zimmer, 1999, 30)*

Gerade das Gefühlsmäßige einer Bewegung (emotionaler Aspekt) spielt eine nicht zu unterschätzende Rolle. Mit einer Bewegungshandlung sind oft starke Gefühlserlebnisse verbunden, die haften bleiben: Es hat Freude gemacht ... Klasse, ich bin über das Hindernis gekommen ... Toll, ich bin allein bis ganz oben geklettert ... Ich habe mir weh getan ... Ich habe Angst ... Die anderen lachen mich ja doch aus.
Es ist leicht vorstellbar, dass es viel von den entsprechenden Gefühlserlebnissen abhängt, ob das Kind sich mit bestimmten Dingen gern oder ungern beschäftigt. Positive Erfahrungen in einem Bereich wirken sich auf andere Bereiche aus. Aber auch negative!
Die Wirkung einer psychomotorischen Förderung ist somit vor allem gegeben durch ein komplexes Zusammenwirken von Bewegung, Wahrnehmung, Denken, Erleben, Fühlen und Gestalten des Kindes oder des behinderten Menschen. Diese Prozesse vollziehen sich im Spiel oder einer anderen Interaktionssituation mit anderen Gruppenmitgliedern und dem Pädagogen/Therapeuten.

5.2   Einstellung und Verhaltenserwartungen

Psychomotorik ist auch eine bestimmte Art, mit Menschen umzugehen und ist eine Lebenseinstellung. Psychomotorisch zu denken und zu handeln ist somit Ausdruck anthropologischer Grundpositionen zum Wesen des Menschen. Sie lassen sich unter einer humanistischen Sichtweise zusammenfassen. Humanistisch sein und denken ist eine Haltung, eine Art zu leben, in deren Mittelpunkt menschliche Werte stehen, eine geistige Grundhaltung, die Wert legt auf die Würde und auf den Wert des Menschen, auf Toleranz und auf seine Fähigkeit zur Selbstentwicklung.
Die zentralen Grundgedanken dieses Menschenbildes können folgendermaßen zusammengefasst werden: Streben nach Autonomie, Eingebundensein in eine soziale Gemeinschaft, Streben nach Selbstverwirklichung und nach einem sinnvollen und erfüllten Dasein,

an jeder Handlung ist immer der ganze Mensch beteiligt, der Mensch ist ein handelndes Subjekt, ein biologisches, psychisches und soziales Wesen (vgl. R. Zimmer, 1999, 26/27). Dieses Menschenbild bestimmt wesentlich die Begründung und Gestaltung der Praxis. Psychomotorik ist, so verstanden, nicht nur ein bestimmtes Förderkonzept, sondern vielmehr auch eine Denkweise und Grundeinstellung. Im Sinne psychomotorischer Erziehung zu arbeiten, heißt auch, sich mit der eigenen Sportbiografie zu befassen und sie gegebenenfalls zu überprüfen. Aufgrund des eigenen positiven Verhältnisses zu Sport und Bewegung ist es manchen häufig unvorstellbar, wie jemand Angst vor Bällen, Geräten, Sporträumen oder bestimmten Bewegungen haben kann.

Auch sind viele Methoden und Verhaltensweisen, die Sport- oder Gymnastikfachkräfte beispielsweise während der Ausbildung kennen gelernt haben, in der Psychomotorik fehl am Platz. Es geht weniger um Methoden des Vormachens, Korrigierens, Trainierens, die oft im Sportunterricht bevorzugt werden, nicht um den effektivsten Weg zu einer genau festgelegten Zielübung.

Es geht nicht um die uns so vertrauten Spiele, die für alle sichtbare Leistungsvergleiche beinhalten und oft ein Ausscheiden der weniger erfolgreichen Spieler zur Folge haben.

Es geht nicht um Übungsstunden, die nach schulorientierten Einteilungsgesichtspunkten exakt in einzelne Lerneinheiten zerlegt sind und in denen gleiche Anforderungen und Aufgaben für alle Teilnehmer gestellt werden, um sie vergleichen zu können.

In der (Bewegungs-)Erziehung geht es immer wieder auch darum, gegensätzliche, ja widersprüchliche Ansprüche und Erwartungen zu vereinbaren. Das Schwierige ist, dass jede Zielsetzung ihre Berechtigung hat. Wir stehen oft vor der Notwendigkeit, Widersprüchlichkeiten miteinander in Einklang zu bringen. Die Grundidee der Selbstständigkeitsentwicklung steht etwa dem Anspruch nach gezielter Förderung und Ausgleich der Schwächen gegenüber: Ich muss die Kinder spielen und gestalten lassen. Ich will Spiel- und Bewegungsfreude ermöglichen, die Interessenlage der Kinder berücksichtigen. Aber in der Übungsstunde soll ich auch gezielte Übungen anbieten, durch die Förderung sollen Entwicklungsfortschritte, Leistungsverbesserungen erkennbar werden.

Es ist normal, dass zwischen diesen Ansprüchen oft gedankliche oder sprachliche Auseinandersetzungen stattfinden, die auch häufig zu Selbstzweifel führen (können).

Faßt man für die Arbeit mit Kindern die Verhaltenserwartungen und Ansprüche an die Erzieher zusammen, „dann sollte sie
◆ auffordernd wirken, aber das Kind nicht drängen,
◆ anregen, aber nicht überreden,
◆ da sein, wenn Hilfe gebraucht wird, aber nicht überbehüten,
◆ innerlich bereit sein, aber äußerlich nicht steuern,
◆ gleichwertiger Spielpartner sein, aber das Kind selbst aktiv werden lassen,
◆ Freiheit gewähren und Grenzen setzen,
◆ Verantwortung übertragen und Überforderung vermeiden." (R. Zimmer, 1996, 40)

5.3 Sicherheit gegen Risiko

In Kapitel 5.2 ist davon gesprochen worden, dass es immer wieder gegensätzliche Ansprüche und Erwartungen in der praktischen Tätigkeit gibt, die miteinander in Verbindung gebracht werden müssen. Besonders relevant ist hierbei auch die Frage, inwieweit Risikosituationen bei Bewegungshandlungen zugelassen werden.

Diese Thematik soll hier deshalb aufgegriffen werden, weil auch die unterrichtliche Erfahrung gezeigt hat, dass erzieherische Fachkräfte häufiger eine übertriebene Ängstlichkeit zeigen. Ähnliches gilt oft für Eltern, die in Übungsstunden anwesend sind und bei aufgebauten Gerätelandschaften oder bei Fahrten mit dem Rollbrett „die Hände vor dem Kopf zusammenschlagen" – obwohl die Gefahrenpunkte durch Matten abgesichert sind.

Sich bewegen ist immer mit einem gewissen Risiko verbunden und mit diesem Risiko umzugehen, lernt man nur durch vielseitige Bewegungserfahrungen. Natürlich sollen Spiel- und Bewegungsgelegenheiten möglichst sicher und frei von Gefahren sein. Natürlich will niemand, dass sich Personen verletzten oder Kinder Schmerzen erleiden. Aber die Frage ist, tun wir des Guten nicht oft zu viel? Es ist ja gerade ein pädagogisches Ziel, dass Kinder lernen, ihre eigenen Fähigkeiten einzuschätzen, sich auf Gefahren einzustellen.

Selbst ein Unfallversicherungsverband hat in einer Untersuchung festgestellt, dass zu viel Sicherheit für Kinder negativ zu bewerten ist (vgl. T. Kunz, 1993)

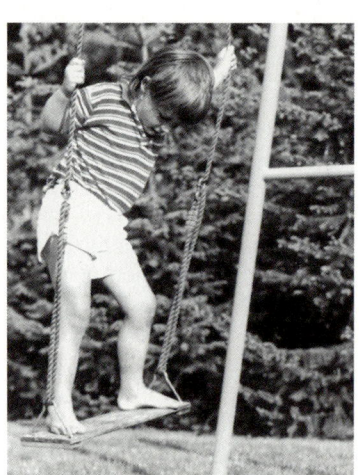

Bei Bewegungs-, Spiel- oder Alltagsgeräten sind nie alle Gefahrenquellen ganz auszuschalten. Der Reiz mancher Spiele liegt ja oft auch eben in dem Risiko, in der Ungewissheit, ob die Aufgabe bewältigt werden kann.

Kinder, die nicht gelernt haben, wie man fällt, verletzen sich dann oft schon beim Sturz aus geringer Höhe. Bewegungssicherheit kann eben nur durch Bewegung erreicht werden, Beweglichkeit nur durch Bewegung geübt werden. Die kleine Beule kann pädagogisch sinnvoll sein und oft eine große Beule verhindern.

5.4 Kommunikation

Erziehung ist immer bis zu einem bestimmten Maß an Sprache und Sprechen gebunden. Wir geben dadurch Informationen weiter, treffen Entscheidungen, formulieren Erwartungen und geben Rückmeldung, drücken unsere Gefühle aus und sagen, was wir von den Verhaltensweisen des anderen halten.

Wir können z. B. eine präzise Bewegungsanweisung formulieren und damit den genauen Bewegungsablauf vorgeben oder aber Bewegungsaufgaben stellen, die verschiedene Bewegungslösungen offen lassen.

Eine Aufgabenstellung kann bei Kindern z. T. ganz andere Reaktionen hervorrufen, als dies von dem Erzieher beabsichtigt ist.

Ein Beispiel: Häufig werden Bewegungsaufgaben mit der Frage *„Wer kann …?"* eingeleitet. Diese Aufforderung wird häufig als besonders kindgemäß bezeichnet und scheint auf den ersten Blick ein Höchstmaß an Motivation bei den Kindern zu erzeugen, ihre Aktivität anzuregen und die individuelle Anstrengung jedes einzelnen Kindes zu unterstützen. Tatsächlich bewirkt die Frage des Erziehers eine Teilung der Gruppe in diejenigen, die die Aufgabe lösen, beispielsweise den Ball fangen können, und diejenigen, die es (noch) nicht können. Die Frage *„Wer kann …?"* ruft also immer auch eine Antwort *„Ja, ich kann"*, oder *„Ich kann nicht"* hervor.

Es geht hier in erster Linie um das Ergebnis, das erreicht werden soll, ob also der Ball aufgefangen wird oder nicht. Kaum beachtet wird dagegen der Prozess, wie das Fangen zustande kommt.

> „Wird die Aufgabe dagegen folgendermaßen formuliert: ‚Probiert einmal aus, wie man einen Ball fangen (bzw. rollen, werfen, prellen usw.) kann', dann ergeben sich für jedes Kind individuell verschiedene Lösungsmöglichkeiten. Die Situation bleibt offen für viele Formen der Erprobung des Balles, für materiale Erfahrungen und sogar für Möglichkeiten des Zusammenspiels der Kinder. Gefragt ist nicht eine einzige, von der Erzieherin vorgegebene Bewegungsform mit dem Gerät, sondern es gibt viele verschiedenartige Möglichkeiten, es zu handhaben.
>
> Obwohl von der Erzieherin oft gar nicht bemerkt, kann die Art der Aufgabenstellung also darüber entscheiden, ob Kinder das Gefühl haben, den Anforderungen nicht gerecht zu werden (mit dem Ball nicht in der verlangten Weise umgehen zu können), oder eine Lösung selber gefunden und die Aufgabe selbstständig bewältigt zu haben."
> *(R. Zimmer, 1993, 160)*

Durch unser Sprechen vermitteln wir dem Kind auch nicht nur objektive Informationen, sondern prägen damit auch das Bild, das es von sich und seiner Welt entwickelt. Darin liegt die besondere pädagogische Bedeutung des Sprechens.

M. Volkamer (1991) hat dazu einige interessante Tendenzen beschrieben, die er selbst im sprachlichen Umgang mit Kindern praktiziert hat:

◆ Er versucht, optimistisch zu sprechen. Man kann z. B. sagen *„Du hast erst die Hälfte des Parcours geschafft"* oder aber *„Du hast schon die Hälfte des Parcours geschafft"*. Optimistisches Sprechen ist eher angemessen, weil dann zu weiteren Anforderungen angeregt wird.

◆ Er regt an, mit Lob zurückhaltend zu sein. Denn zu viel Lob kann das Kind abhängig machen vom Werturteil des Erwachsenen und verhindert eine positive Selbstwahrnehmung. Wenn das Lob eine bestimmte Grenze überschreitet, schlägt seine Bedeutung ins Gegenteil um. Man traut dem Kind eigentlich weniger zu; so wird ein negatives Selbstbild erzeugt oder verstärkt.

◆ Er versucht, weniger die persönliche Leistung als vielmehr die Schwierigkeit einer Aufgabe zu betonen. Er nimmt an, dass das Kind im inneren Dialog die entsprechende Selbstbewertung vornimmt. Um Kindern die Angst zu nehmen, neigen wir oft dazu, die Schwierigkeit einer Aufgabe eher herunterzuspielen als zu betonen. „Kurzfristig mag das auch richtig sein, langfristig erzielen wir aber einen negativen Effekt: Wenn eine Aufgabe leicht ist, braucht man auch nicht stolz darauf zu sein, wenn man sie geschafft hat – aber um so schlimmer, wenn man sie trotzdem nicht schafft" (M. Volkamer, 1991, 26).

◆ Er versucht, wenn es die Situation ermöglicht, Korrekturen sachlich-neutral zu formulieren: nicht, z. B. *„Fass den Reifen so an – anders ist es falsch"*, sondern *„Wenn man den Reifen so anfasst, dann rollt er weiter"*. Dem Kind bleibt die Entscheidung überlassen, ob es das Angebot annimmt oder auch nicht.

Es ist aber nicht nur wichtig, was wir den Kindern mitteilen, sondern auch die Art, wie wir es sagen und wie wir uns dabei verhalten. Diese nicht-verbalen Kommunikationsformen haben eine nicht zu unterschätzende Wirkung. Wir müssen uns bemühen, diese im Einklang mit unseren Empfindungen und dem Inhalt der Informationen zu halten. So können wir glaubhaft und echt wirken (Empathie).

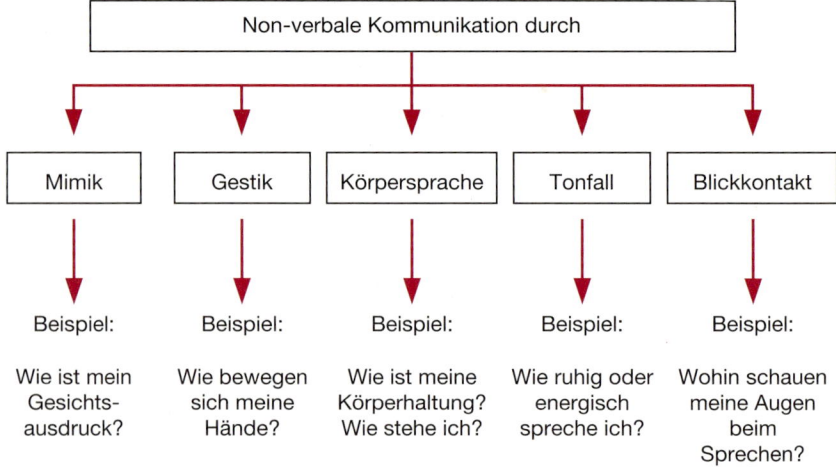

Non-verbale Kommunikation durch

Mimik	Gestik	Körpersprache	Tonfall	Blickkontakt
Beispiel:	Beispiel:	Beispiel:	Beispiel:	Beispiel:
Wie ist mein Gesichtsausdruck?	Wie bewegen sich meine Hände?	Wie ist meine Körperhaltung? Wie stehe ich?	Wie ruhig oder energisch spreche ich?	Wohin schauen meine Augen beim Sprechen?

Formen der nonverbalen Kommunikation

5.5 Mögliche Arbeitsprinzipien

Abschließend sind hier Arbeitsprinzipien zusammengefasst, die in der Fachliteratur als wichtige Grundsätze der psychomotorischen Arbeit genannt werden. Die Auswahl und Reihenfolge stellen keine Gewichtung dar. Individuelle Schwerpunktsetzungen müssen je nach Arbeitsfeld (Zielgruppe, Art der Einrichtung, Konzeption usw.) vorgenommen werden.

1. Ich greife die Spielvorstellungen der Teilnehmer auf, so biete ich weitgehende Offenheit der Lernsituation, dies heißt aber nicht Planlosigkeit, denn ich habe Vorstellungen darüber, was gelernt oder erfahren werden soll.
2. Eine bewusste Körper- und Verhaltenskontrolle wird angestrebt durch motorische Brems- und Steuerungsübungen, durch Behutsamkeitsübungen, durch Übungen zum kontrollierten Umgang mit dem eigenen Körper bzw. mit Materialien.
3. Durch meine sympathisierende Teilnahme an den Unternehmungen der Teilnehmer kann ich zusätzlich motivieren.
4. Ich gewähre Entscheidungsfreiheit bei der Übungswahl durch ein gestaffeltes Übungsangebot. Ich will die Möglichkeit eröffnen, dass sich jeder seinen Schwierigkeitsgrad und sein Risiko wählen kann.
5. Gefühle werden häufig durch Bewegung und Haltung ausgedrückt. Deshalb achte ich darauf, wie die Gruppenmitglieder sich verhalten (Körpersprache, Gestik, Mimik) und was sie mir oder anderen Gruppenmitgliedern sagen.

6. Handlungsimpulse der Teilnehmer versuche ich aufzugreifen und im Rahmen der Möglichkeiten umzusetzen.
7. Es ist wichtig, immer wieder Verständnis und Ermutigung auszustrahlen, an die positive Entwicklung zu glauben.
8. Jüngere Kinder sind besonders gut zu motivieren, wenn ich Bewegungen in bildhafte Sprache (Tiere, Urwald, Höhle, Fantasiefiguren) kleiden kann und Bewegungsgeschichten entwickeln (lassen) kann.
9. Ich kombiniere die Groß- und Kleingeräte in variationsreicher Art zur Schaffung neuer Übungssituationen und zur Veränderung der Bewegungsformen. So ermögliche ich vielfältiges Anwenden in unterschiedlichen Situationen, um einseitiges Lernen und Üben zu vermeiden.
10. Leistungsbewertungen versuche ich zu vermeiden; auf direkte Leistungsvergleiche zwischen Kindern verzichte ich.
11. Ich biete Gelegenheiten zum Mobilisieren spontaner Bewegungsfreude; die Teilnehmer sollen sich auch austoben können; so kann ein Nachholbedarf an einfachen Bewegungsformen gedeckt werden (wälzen, rollen, krabbeln, rutschen, fahren).
12. Ich zeige nicht gleich, wie man es besser und schneller machen kann; häufig ist es besser, abwarten zu können und sich von dem leiten zu lassen, was das Kind zeigt und nicht umgekehrt dem Kind zu zeigen, was es alles beherrschen sollte.
13. Orientierung im Stundenablauf bieten durch wiederkehrende Rituale (Sitzkreis am Anfang und am Ende, feste Ruhe- und Rückzugsgelegenheiten).
14. Sinnesübungen sind wichtiger Bestandteil von Übungsstunden (gezieltes Hören, Sehen, Fühlen usw).
15. Treten Störungen auf, sich nicht persönlich angegriffen fühlen.
16. Gemeinsam mit den Gruppenmitgliedern versuche ich, Rahmenbedingungen und Regeln zu vereinbaren.
17. Verbales Begleiten und Reflektieren von Handlungen und Gefühlen – die Teilnehmer vollziehen ihre Bewegungen bewusster, auswertende Gespräche dienen dem Erfahrungsaustausch.
18. Wechsel von Spannung und Entspannung ist wesentliches Arbeitsprinzip.
19. Zunächst auf den individuellen Stärken aufbauen, um Erfolgserlebnisse zu ermöglichen.

Anregungen und Fragestellungen

1. Wir versuchen, eine Bewertung der aufgelisteten Arbeitsprinzipien vorzunehmen: Welche sind unverzichtbar, wichtig, nicht so wichtig, eigentlich überflüssig, schwierig umzusetzen? Wovon ist unsere Entscheidung abhängig?

2. Welche Arbeitsprinzipien haben Ihrer Auffassung nach besondere Relevanz für die Arbeit mit geistig behinderten Menschen? Welche Arbeitsprinzipien haben Ihrer Auffassung nach besondere Relevanz für die Arbeit mit älteren Menschen?

3. Schreiben Sie fünf Eigenschaften auf, die ein guter Erzieher für den Bewegungsunterricht besitzen sollte. Wir werten die Nennungen aus: Wo gibt es Häufungen? Wie kann die Auswahl begründet werden? Welche Eigenschaften sollte er auf keinen Fall besitzen?

4. Versuchen Sie, die Ganzheitlichkeit der Psychomotorik in einem Schaubild darzustellen! Versuchen Sie dabei folgende Kriterien zu beachten: Übersichtlichkeit und Lesbarkeit, möglichst farbige Darstellung, Gebrauch von Symbolen, Pfeilen, Berücksichtigung der wichtigsten Aspekte.

5. Betrachten wir jeweils die eine und andere Seite der Verhaltenserwartungen in der Arbeit mit Kindern und diskutieren, wie diese in der Praxis konkret umgesetzt werden können. Wir formulieren ähnliche Ansprüche für die Arbeit mit anderen Altersgruppen.

6. Einzelne Schüler hospitieren in einer psychomotorischen Übungsstunde eines Vereins oder in einer Einrichtung. Beschreiben Sie eine solche Übungseinheit (Teilnehmer, Inhalte, methodisches Vorgehen, Reflexion).

7. Wir können emotionale Empfindungen im Unterricht durch Schüler demonstrieren, beschreiben oder auch erraten lassen. Wie zeigen sich in Bewegungshandlungen (z. B. im Laufen) Enttäuschungen, Wut, Ärger oder Freude und Zufriedenheit? Wie sind emotionale Empfindungen durch Mimik, Gestik oder Körpersprache zu verdeutlichen? Wie zeigt sich etwa ängstliches Verhalten?

Charly Braun und seine Freunde

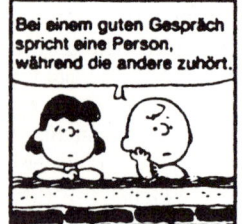 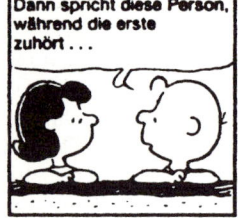 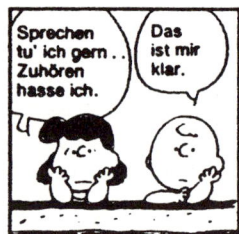 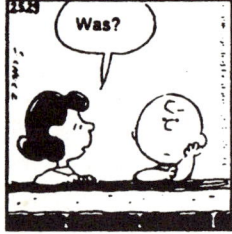

 Praxisbeispiele (5)

Zur Verwirklichung psychomotorischer Ideen und Prinzipien können in der Praxis vielfältige Materialien eingesetzt werden: so genannte psychomotorische Geräte, Alltagsmaterialien und „normale" Sportartikel. Aus jeder Kategorie soll hier ein Gerät vorgestellt werden: das Schwungtuch, die Teppichfliesen, der Gymnastikstab.

Das Schwungtuch

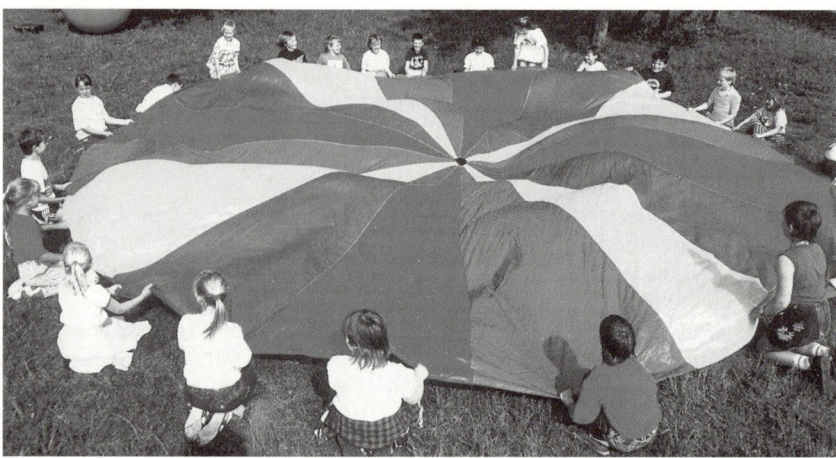

1. **„Wellen":** Alle schwingen das Tuch hoch, tief, langsam, schnell, wir drehen uns dabei im Kreis.

2. **Platzwechsel:** Die Teilnehmer wechseln ihre Plätze unter dem schwingenden Tuch: jeweils die gegenüberliegenden Seiten, nur einzelne Teilnehmer, Spieler mit vom Spielleiter ausgerufenen Merkmalen, z. B. Schüler mit blauen Hosen.

3. **Ball rollen lassen:** Ein Schaumstoffball wird auf das Tuch geworfen; den Ball hochschleudern; den Ball herumrollen lassen. Variationen: Wir nehmen mehrere Bälle; ein Ball soll in einen Karton gerollt werden.

4. **„Vorsicht Schlangen":** Einige Seilchen werden auf das Tuch gelegt und damit hoch geworfen. Wir müssen aufpassen, dass wir von den „Schlangen" nicht gebissen werden. Variation: Wir werfen Bierdeckel auf das Schwungtuch.

5. **Reaktion gefordert:** Wir halten gemeinsam das Tuch straff, lassen es auf Kommando los, klatschen drei Mal in die Hände und fangen das fallende Tuch wieder auf. Variation: Wir drehen uns ein Mal um uns selbst und greifen dann das Tuch wieder.

6. **„Wellenlaufen":** Einige sitzen am Boden und schwingen das Tuch, andere laufen vorsichtig über das Tuch. Variation: Einige schwingen das Tuch in verschiedenen Höhen und die anderen laufen oder krabbeln unter dem Tuch.

7. **„Katz und Maus":** Fangspiel – die Katze bewegt sich auf dem Tuch, die Maus befindet sich unter dem Tuch. Die Katze versucht, die Maus zu fangen, alle anderen Mitspieler schwingen das Tuch und helfen so der Maus, nicht entdeckt zu werden.

8. **„Krokodil im Sumpf":** Alle setzen sich um das Tuch und strecken ihre Beine unter das Tuch. Ein Spieler beginnt als „Krokodil" und krabbelt unter dem Tuch umher und zieht andere Mitspieler an den Füßen in den „Sumpf" hinein. Diese können dann ebenfalls weitere hineinziehen.

9. **„Gespenst":** Alle stehen, knien unter dem Tuch und bewegen sich als Gespenst oder auch z. B. Raupe durch die Halle.

10. **Körperpositionen ertasten:** Ein Mitspieler setzt sich in einer bestimmten Position unter das Tuch. Ein „Bildhauer" ertastet diese Position und setzt einen weiteren Mitspieler in derselben Stellung neben das Tuch; danach werden die Körperstellungen verglichen. Bei einer großen Gruppe können sich die Mitspieler in Kleingruppen am Rand des Tuches verteilen. Variation: Zwei nehmen unter dem Tuch eine gemeinsame Position ein, die nachgestellt werden soll.

11. **Entspannung:** Ein Teil der Gruppenmitglieder liegt entspannt unter dem Tuch, die anderen schwingen langsam und behutsam das Tuch, es wird dabei nicht aktiv heruntergezogen, sondern wird langsam von oben fallen gelassen.

12. **„Wer ist weg?":** Ein Spieler geht aus dem Raum und muss nachher erraten, wer sich aus der Gruppe unter dem Tuch versteckt hat.

13. **Fallen lassen:** Die Mitspieler bilden einen engen Kreis mit dem Tuch (den Rand des Tuches in die Hände einrollen); ein Teilnehmer stellt sich in die Mitte des Tuches und kann sich in das straff gehaltene Tuch fallen lassen – er wird weich aufgefangen. Variation: Unter dem Tuch befindet sich ein Rollbrett, auf dem der Teilnehmer steht, er wird darauf gedreht oder hin- und hergefahren und muss versuchen, möglichst lange das Gleichgewicht zu halten. Wenn er fällt, muss er durch das straff gehaltene Tuch aufgefangen werden.

14. **Benutzung innerhalb eines Geräteparcours:** Das Tuch wird in den Aufbau einer Gerätebahn einbezogen, z. B. als Zelt, Dach oder als Höhle.

Die Teppichfliesen

1. „Tintenfisch-Fangen": Jeder läuft mit einer Fliese in der Hand durch die Halle; wer von dem Fänger abgetroffen wird, stellt sich auf seine Fliese und darf mit den Armen mitfangen.

2. „Fliesenlauf": Wir verteilen alle Fliesen im Raum und bewegen uns nur auf den Teppichfliesen; in verschiedenen Fortbewegungsformen. Variation: Wir spielen Fangen und alle dürfen nur auf den Fliesen laufen.

3. „Atomspiel": Wir laufen frei in der Halle umher und dürfen die Fliesen nicht berühren, auf ein entsprechendes Kommando des Übungsleiters versuchen wir, zu zweit, dritt, viert auf einer Fliese Platz zu nehmen. Variation: Nur eine bestimmte Anzahl von Händen und Füßen darf die Fliese berühren.

4. Zielwerfen auf Fliesen: Wir versuchen, mit verschiedenen Materialien die Teppichfliesen zu treffen, z. B. mit dem Kooshball (Gummifädenball), mit Sandsäckchen oder jeder hat z. B. zehn Bierdeckel.

5. Wegdrücken: Wir stehen uns zu zweit auf einer Fliese gegenüber und versuchen, uns gegenseitig von der Fliese zu drücken. Variation: Verschiedene Körperpositionen, Hände oder Füße können wir gegeneinander drücken.

6. Ziehkampf: Um eine oder auch mehrere Fliesen bilden wir einen Kreis mit Handfassung. Jeder versucht, die anderen Mitspieler so zu ziehen, dass einer von ihnen auf die Fliese tritt.

7. Rutschen: Wir drehen die Fliesen um (mit der glatten Seite auf den Hallenboden) und können mit einer oder zwei Fliesen über den Boden rutschen, z. B. „Schlittschuhschritt", mit jedem Fuß auf je einer Teppichfliese. Variation: Ein Spieler sitzt auf einer Fliese und wird von zwei Partnern gezogen.

8. Gruppenhüpfen: Wir stellen uns als Gruppe hintereinander, jeder auf einer Fliese, eine Fliese vor der Gruppe ist frei. Alle hüpfen nacheinander auf die jeweils freie Fliese, der Letzte gibt seine freie Fliese nach vorn usw.

9. „Flussüberquerung": Wir bilden mehrere Kleingruppen. Mit Hilfe von zwei oder drei Fliesen muss jeder Spieler einer Gruppe eine bestimmte Strecke (Fluss) überqueren, ohne den Boden zu berühren.

10. Tastweg: Einen Weg aus Teppichfliesen vorlegen und mit Händen oder Füßen mit geschlossenen Augen nachtasten lassen.

11. Form nachlaufen: Mit etwas Abstand werden ca. neun bis zwölf Teppichfliesen auf den Boden gelegt. Ein Spieler läuft in vier bis fünf Schritten einzelne Fliesen ab; sein Mitspieler versucht, genau diesen Weg nachzulaufen.

12. Teppichfliesen-Handball: Zwei Mannschaften haben die Aufgabe, sich einen Ball zuzuspielen, um ihn auf eine Teppichfliese, von denen im Raum mehrere verteilt auf den Boden liegen, abzulegen. Dies geht aber nicht, wenn ein Fuß eines gegnerischen Spielers auf dieser Teppichfliese steht.

Der Gymnastikstab

Einzeln
- laufen und balancieren,
- durch den mit beiden Händen gehaltenen Stab durchsteigen,
- Stab auf den Boden stellen, sich schnell drehen und den Stab auffangen.

Partnerweise
- den Stab auf den Boden stellen, auf Kommando loslassen, zum Partner rennen und den Stab erreichen, bevor er den Boden berührt,
- einen Luftballon oder einen Ball mit Hilfe von zwei gehaltenen Stäben transportieren,
- zwischen den Handflächen einen Stab halten, ohne ihn zu umfassen und sich dabei fortbewegen; dabei auch über andere „Stege" steigen oder unter anderen „Brücken" hindurchgehen. Ein Mitspieler kann dabei auch die Augen schließen und wird vom Partner geführt.

Gruppenspiele
- Wir stehen im Kreis, jeder hat einen Stab in seiner Hand; auf Kommando wird der Stab in eine Richtung weitergegeben.
- Wir stehen im Kreis, jeder hat einen Stab vor sich auf dem Boden stehen, auf Kommando gehen wir jeweils in einer Richtung einen Platz weiter und greifen den entsprechenden Stab, bevor er auf den Boden fällt.
- Ein Stab liegt in der Mitte des Kreises, mit den Stab wird pantomimisch ein Gegenstand gezeigt, den alle anderen erraten sollen (Musikinstrument, Garten- oder Haushaltsgerät u. Ä.).
- „Wackelleiter": Die Gruppe stellt sich in zwei Reihen gegenüber auf, jeder hält in jeder Hand zwei Stäbe mit gestreckten Armen, so dass eine Art Leiter entsteht; die Stäbe möglichst nah zusammenhalten. Jeweils ein Teilnehmer kann vorsichtig über diese Leiter gehen und sich dabei an den Köpfen festhalten. Am Ende der Leiter mit Hilfe absteigen. (Auf Gewicht der Teilnehmer achten, damit nicht die Gefahr besteht, dass Stäbe zerbrechen.)

Anregungen und Fragestellungen

1. Wir bemalen Dias z. B. mit wasserlöslichen Folienstiften und „werfen" diese Dias anschließend mit dem Projektor unter das schwingende Tuch. Einige Teilnehmer legen sich abwechselnd unter dieses Tuch und können die Dias bewundern.

2. Zu einer ausgewählten Musik entwickeln wir in Kleingruppen einen Schwungtuch-Tanz und stellen ihn nachher der Gesamtgruppe vor.

3. Wählen Sie Übungsbeispiele mit dem Schwungtuch aus, die für einen beruhigenden, entspannenden Abschluss einer Übungsstunde geeignet sind.

4. Der Gymnastikstab kann mit den Teppichfliesen kombiniert werden. Die umgedrehten Teppichfliesen können mit dem Stab durch die Halle geschoben werden. Wir probieren verschiedene Fortbewegungsarten aus. Wir entwickeln in Kleingruppen weitere Übungs- und Spielmöglichkeiten und stellen diese der Gesamtgruppe vor.

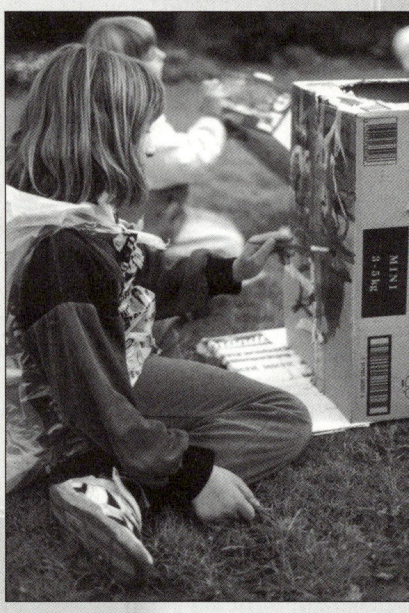 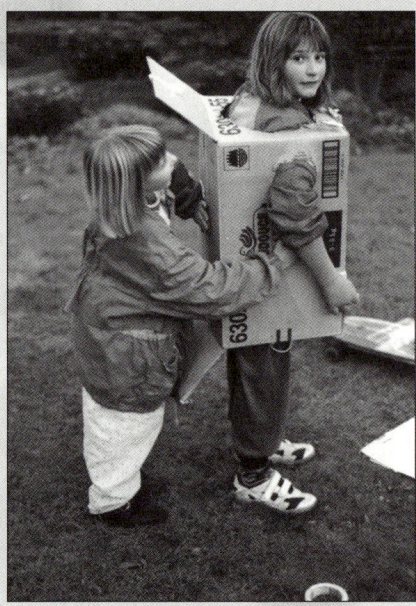

◆ Was bedeuten die Körper-, Material- und Sozialkompetenz in der Bewegungspraxis?

◆ Welche Aspekte sind bei der Realisierung der entsprechenden Erfahrungen zu berücksichtigen?

◆ Welche Verhaltensweisen des Gruppen- oder Übungsleiters können förderlich, welche eher hinderlich wirken?

Praxis.

◆ *Wie können wir die Körperwahrnehmung ohne Einsatz von Materialien anregen und fördern?*

◆ *Welche vielfältigen Materialerfahrungen sind etwa mit dem „Schleuderrohr" möglich?*

◆ *Durch welche Übungen und Spiele können wir kooperatives Verhalten und Vertrauen fördern, die Erlebnisfähigkeit ansprechen?*

Die Kompetenzbereiche (Körper-, Material- und Sozialkompetenz) sind bereits unter der Begriffsbestimmung der Psychomotorik angegeben worden. Hier sollen diese Kompetenzen genauer erörtert werden.

In der theoretischen Betrachtungsweise können die Kompetenzen hier isoliert aufgeführt werden. In der Erziehungs- oder Betreuungsarbeit lassen sich zwar Schwerpunktsetzungen vornehmen, zu berücksichtigen ist aber, dass alle Kompetenzbereiche in einer Wechselwirkung zueinander stehen und sich gegenseitig beeinflussen. Immer wenn ich eine Bewegungshandlung im Spiel ausführe, sind Fähigkeiten und Fertigkeiten meines Körpers gefordert, ich stehe in Kooperation und Kommunikation mit anderen und muss mich mit bestimmten räumlichen Bedingungen und/oder Materialien auseinandersetzen.

> „Mit zunehmendem Alter lernt das Kind, seinen Körper zu beherrschen und sich den Gegebenheiten der Umwelt anzupassen bzw. sich diese zunutze zu machen. Dem jungen Menschen macht es Freude, seinen Körper in seine Gewalt zu bekommen. Er dreht, wälzt und rollt sich auf dem Untergrund, er möchte auf verschiedenen Ebenen kriechen: über den Teppich, die Matratze, den Rasen, die Treppe hinauf. Er versucht es schnell, verharrt plötzlich, dreht sich. Das Kleinkind möchte, sobald es aufrecht stehen kann, immerzu laufen. Es verfeinert diese Bewegungsfertigkeit und wippt in den Knien auf und ab, hüpft mit den Beinen, balanciert und springt.
>
> Das Kind gewinnt durch das Bewusstsein, seinen Körper zu kennen, ihn zu verstehen und zu beherrschen, an Selbstbewusstsein. Es kann ihn lenken und hat ihn im ‚Griff'. Dadurch gewinnt es auch an Raum und Zeit, um sich ungehindert der Außenwelt zuzuwenden. Vor allen Dingen kann es sich jetzt auf andere Personen einstellen, auf sie zugehen, sich ihnen zuwenden und sie besser verstehen. Das bewusste Zugehen und Eingehen auf Mitmenschen hat jedoch die Kenntnis von und Beherrschung des eigenen Körpers als Voraussetzung.".
>
> *(K. Mertens, 1986, 8 f.)*

6.1   Körpererfahrung

Unter Körpererfahrung verstehen wir die Gesamtheit aller im Verlauf der Entwicklung erworbenen Erfahrungen mit dem eigenen Körper. Diese können sowohl kognitiv wie affektiv, bewusst oder unbewusst sein.

In der psychomotorischen Förderung kommt dem eigenen Körper mit seinen Erfahrungs- und Wirkungsmöglichkeiten eine große Bedeutung zu. Vielfältige Körpererfahrungen zu ermöglichen ist ein zentraler Bestandteil psychomotorischer Praxis.

Zur Körpererfahrung fallen uns vielfältige Begriffe ein, die damit in Verbindung gebracht werden können:

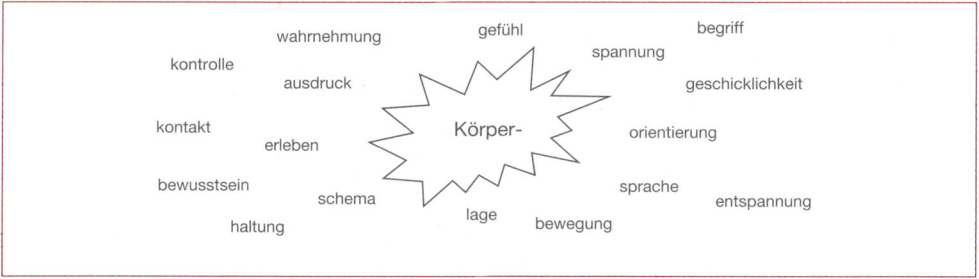

Vielfalt der Begriffe zur Körpererfahrung

Körpererfahrung als Lernbereich der Motopädagogik heißt einerseits eine Zunahme, Verbesserung oder Stabilisierung der körperlichen Handlungsfähigkeit.

> „Andererseits erachten wir aber auch Empathie, Sensibilität und Wahrnehmungsfähigkeit gegenüber dem eigenen Körper, die Öffnung gegenüber der eigenen Person und dem eigenen Leben als wichtige Ziele des Lernfeldes Körpererfahrung".
> *(V. Grunwald, St. Kuntz, 1989, 4)*

Drei Aspekte der Körpererfahrung können unterschieden werden, sie sollen hier genauer betrachtet werden (vgl. V. Grunwald, St. Kuntz, 1989):

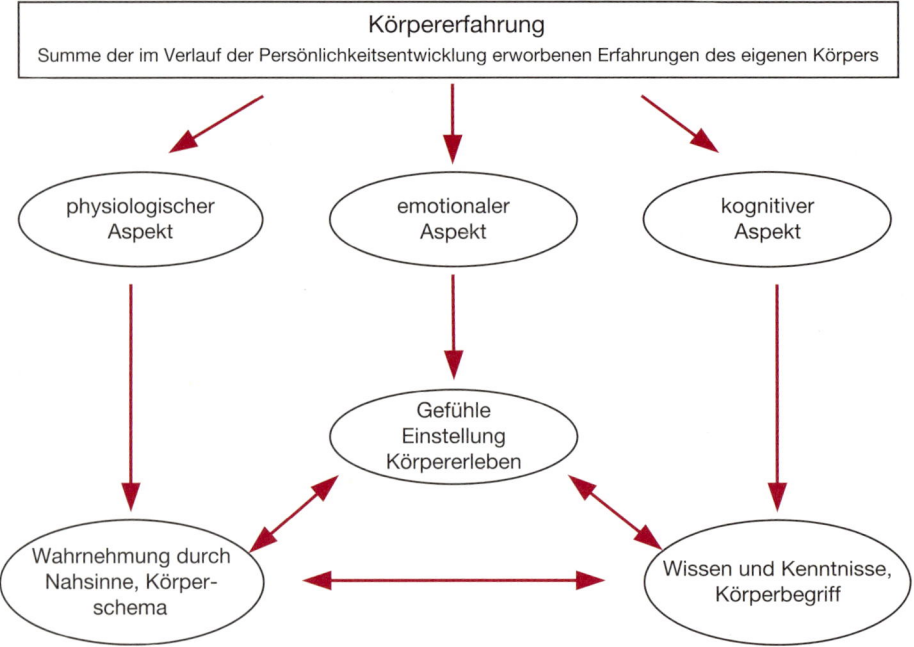

Aspekte der Körpererfahrung

Der physiologische Aspekt der Körpererfahrung betrifft die Wahrnehmung vom eigenen Körper (Körperschema). Dadurch bildet sich eine Art „Landkarte oder Plan" vom eigenen Körper im Gehirn. Diese „Pläne" beinhalten Informationen über die einzelnen Körperregionen sowie über die funktionale Zusammengehörigkeit einzelner Körperabschnitte. Dieses Körperschema ist auch ein Vergleichsmaßstab für alle Körperpositionen und -bewegungen, auf den wir für unsere sportlichen und alltäglichen Handlungen angewiesen sind (z.B. Balancieren über eine Bank oder Überqueren einer Straße, Werfen eines Balles oder Trinken aus einer Tasse, Rennen um Hindernisse oder Sitzen auf einem Stuhl). Damit sind eine Orientierung am Körper und Orientierung im Raum möglich.

Die Entwicklung und Funktion des Körperschemas ist abhängig von der optimalen Aufnahme, Weiterleitung und Verarbeitung der drei Körpernahsinne: vestibuläre Sinnesreize (Veränderung der Körperlage, Gleichgewichtsregulation), kinästhetische Sinnesreize (Ver-

änderungen der Muskulatur, Muskelspannung, Gelenkstellung, Eigenwahrnehmung, Bewegungssinn) und taktile Sinnesreize (Fühlen, Hautwahrnehmung).
Kinder freuen sich beispielsweise, herumzutoben oder auf dem Rücken der Eltern zu reiten und zu schaukeln.

> „Diese Aktivitäten geben ihnen eine Menge sinnlicher Information über ihren Körper und die Schwerkrafteinwirkungen auf die Gleichgewichtssinnesorgane im Innenohr. Bei diesem Herumtoben fühlt das Kind den Einfluss der Schwerkraft, es fühlt die verschiedenen Teile des Körpers sich bewegen und wie sie untereinander zusammenwirken, es fühlt auch die Grenzen dessen, was sie nicht tun können. Es fühlt, was ihm gut tut, was verletzt und was unbequem wirkt.
> Alle diese sinnlichen Wahrnehmungen formen ein inneres Vorstellungsbild des Körpers innerhalb des Gehirns. Wir bezeichnen dies als ‚Körperschema'. Um dieses Körperschema zu verstehen, kann es hilfreich sein, an einen Weltatlas zu denken, der Karten von jedem Teil der Welt aufweist. Wenn sich das Kind bewegt und Erfahrungen über die Konsequenzen dieser Bewegung sammelt, misst es seinen Körper aus."
> *(J. Ayres, 1984, 31 f.)*

Störungen des Körperschemas können zu Störungen der Orientierungsfähigkeit und Störungen der Entwicklung von Bewegungs- und Handlungsabläufen führen, z. B. fehlende oder ungenügende Stützreaktionen, Haltungsschwächen durch herabgesetzten Muskeltonus, Probleme beim An- und Ausziehen oder z. B. beim Balancieren. Diese Störungen sind besonders deutlich beobachtbar, wenn die optische Kontrolle entfällt, oder bei Bewegungen auf ungewohntem Untergrund, in ungewohnten Bewegungszusammenhängen oder Situationen.
Wichtig zur Förderung des Körperschemas sind Übungen aus dem körpernahen Sinnes- und Bewegungsbereich: Förderung der vestibulären, kinästetischen und taktilen Wahrnehmung (vgl. Praxisteil).

Der kognitive Aspekt der Körpererfahrung beinhaltet die sprachlich-begriffliche Erfassung des Körpers, von Körperteilen (Körperbegriff und Körperkenntnis).
Bei Drei-, Vierjährigen etwa ist noch kein bewusstes Bild vom eigenen Körper vorhanden, das zeigt sich z. B. beim Malen von Kopffüßlern. Zeigen von großen Körperteilen nach Aufforderung gelingt allerdings auch jetzt schon. Mit Beginn des Schulalters ist eine Zuordnung verschiedener Körperteile an richtiger Stelle und in entsprechender Anordnung möglich.
Mögliche Erscheinungsformen eines gestörten Körperbegriffs sind: Körperteile können nicht benannt werden, richtige Körperteile können nach Aufforderung nicht richtig bewegt werden, die Räumlichkeit des eigenen Körpers kann nicht richtig abgeschätzt werden.
Zur Förderung sind wichtig die sprachliche Nennung, Erklärung von Körperteilen z. B. beim Ertasten, Spüren, Fühlen oder das verbale Begleiten von Bewegungen.

Durch den emotionalen Aspekt der Körpererfahrung wird der gefühlsmäßige Bereich der Körperwahrnehmung hervorgehoben (Körpergefühl, Körpererleben, Körperbewusstsein).
Wir beobachten einerseits die Begleitung der Bewegung durch Gefühle des Wohlbehagens oder des Unwohlseins durch Gestik, Mimik, Körpersprache. Andererseits zeigen sich die Auswirkungen unserer Gefühlswelt, unserer Stimmungen auf das Bewegungsverhalten, auf Körperhaltung, Muskeltonus und Hautfunktionen.

Bereits in der frühkindlichen Entwicklungsphase werden elementare Körpererfahrungen mit intensiven emotionalen Empfindungen beim Stillen, Waschen, Tragen und Spielen gesamelt. Diese positiven Erfahrungen beim spielerischen Umgang mit dem eigenen Körper sind die Grundlage für ein positives Selbstkonzept und ein gesundes Selbstvertrauen.

In der Förderpraxis ist die Berücksichtigung der Gefühle von besonderer Bedeutung: Gefühle bestimmen das Handeln oft mehr als der Verstand. Positive Gefühle wie Freude, Erfolgserlebnisse helfen, ein eher positives Selbstwertgefühl zu vermitteln und fördern die Motivation; häufig negative Gefühle wie Furcht, Angst können zu einem eher negativen Selbstbild führen und zu Motivationsverlust.

Bei geistig behinderten Menschen muss der Umgang mit dem eigenen Körper häufig immer wieder in vielfach variierten Situationen (neu) erfahren und erlernt werden; das methodische Vorgehen (Lerntempo, Motivation, Differenzierung) muss diese besonderen Lernvoraussetzungen berücksichtigen.

In der Arbeit mit schwerbehinderten Menschen liegt der Schwerpunkt im grundlegenden (basalen) Bereich der Körpererfahrung (vgl. Kapitel 14.2, „Basale Stimulation").

Anregungen und Fragestellungen

1. Können Sie Situationen aus Ihrer Kindheit oder Jugendzeit schildern, in denen Sie die emotionale Seite der Körpererfahrung besonders deutlich gespürt haben?

2. Die Wahrnehmung unseres Körpers, unsere Körpererfahrungen werden auch beeinflusst durch Regeln, Verhaltensweisen unserer Kultur und verschiedener gesellschaftliche Gruppen. Diskutieren Sie solche Zusammenhänge.

3. Erörtern Sie in diesem Zusammmenhang folgende Aussage: Das verstärkte Interesse an Körpererfahrung steht im Zusammenhang mit einer erlebnisärmer werdenden anonymen Gesellschaft und dient somit auch der Suche nach einer eigenen Identität.

4. Kennen Sie Situationen aus Ihrer Berufspraxis, in denen die Körpererfahrung eine wichtige Rolle gespielt hat? Wie haben Sie sich in der Situation verhalten? Wie haben die zu Betreuenden reagiert?

Praxisbeispiele (6): Wir nehmen unseren Körper wahr (ohne Materialeinsatz)

1. „Roboter": Die Mitspieler laufen kreuz und quer durch den Raum und versetzen demjenigen, der entgegenkommt, einen leichten Klaps auf die Schulter. Der Berührte muss eine Vierteldrehung in Richtung der berührten Schulterseite machen; Variation: Die „Roboter" reagieren seitenverkehrt.

2. „Maschine abstellen": Ein Spieler stellt einen defekten Computer oder eine defekte Maschine dar, indem er eine immer wiederkehrende einfache Bewegung auf der Stelle oder in der Fortbewegung macht. Sein Mitspieler versucht, diese „Maschine" auszustellen. Dazu versucht er, durch Körperberührungen den „Ein/Aus-Knopf" zu finden, den sich der Partner an einer Körperstelle ausgedacht hat.

3. „Gordischer Knoten": Eine Gruppe von Mitspielern stellt sich eng beieinander und alle strecken die Arme in die Höhe; jeder greift zwei Hände anderer Mitspieler; diesen „Knoten" versuchen alle gemeinsam zu entknoten, ohne dass man die Hände loslässt.

Variation: Einer wird zum „Knotenlöser" bestimmt, nach dessen Anweisungen sich die Gruppe bewegt. Ausgangsstellung ist ein Kreis und der Knoten wird, ohne dass der „Knotenlöser" dies sieht, durch mehrmaliges Drüberhersteigen, Drunterherkriechen, Drehen gebildet. (Um die Berührungsintensität der Handfassung zu verringern, können auch Tücher oder Heulrohre gehalten werden).

4. „Wie viele Hände?": Ein Teilnehmer liegt oder sitzt auf dem Boden; mehrere andere Mitspieler legen eine verschiedene Anzahl Hände auf den Körper ab; die Anzahl der Hände soll genannt werden.

Variationen: Zuerst mit geöffneten, dann mit geschlossenen Augen; Hände können nacheinander oder gleichzeitig aufgelegt werden; nicht nur die Anzahl, sondern die Körperstellen, auf denen die Hände liegen, sollen benannt werden; wir können die Intensität des Druckes verändern; die Hände können auf dem Körper liegen bleiben oder nach Berührung sofort weggenommen werden; die Hände können unterschiedlich eng oder weit auseinander aufgelegt werden; wir können die Berührung auch nur mit dem Finger ausführen.

5. Handdruck weitergeben: Wir stehen in Handfassung im Kreis, haben die Augen geschlossen. Ein Mitspieler gibt in eine Richtung einen Handdruck zu seinem Nachbarn, den dieser ebenso weitergibt, bis er wieder an die Ausgangsposition angelangt. Variation: Handdruck in beiden Richtungen weitergeben.

6. „Lotsenspiele": Ein Mitspieler führt seinen Partner, der die Augen geschlossen hat, durch den Raum; Variationsmöglichkeiten:

- Kontakt der beiden Mitspieler über Schulterfassung; die Handflächen oder nur die Fingerspitzen werden aneinander gelegt;
- die Partner haben ein Tuch oder einen Stab in der Hand; ein Holzstäbchen wird von beiden Mitspielern zwischen den Zeigefingern gehalten, ohne es zu umfassen;
- der „Blinde" läuft frei im Raum umher, der Sehende berührt nur bei notwendigem oder gewünschtem Richtungswechsel die rechte oder linke Schulter;
- der Sehende führt den „Blinden" nacheinander zu fünf verschiedenen Stellen im Raum (Geheimnisse), die er dann nachher mit geöffneten Augen finden soll;
- die Führenden können ihre jeweiligen Partner austauschen, indem sie die geführte Hand an die Hand eines anderen Führenden weitergeben;
- der „Blinde" versucht, den Raumweg in Gedanken zu verfolgen; nach einer bestimmten Zeit soll er angeben, wo er sich zu diesem Zeitpunkt befindet.

7. Körperbewegungen nachstellen: Ein Mitspieler liegt auf dem Boden, sein Partner bewegt langsam den Arm oder das Bein einer Körperhälfte; der Spieler am Boden bewegt in derselben Art das entsprechende Körperteil der anderen Körperhälfte, Variationen: die Bewegungen werden nacheinander oder gleichzeitig, mit geöffneten oder geschlossenen Augen ausgeführt.

8. „Spiegelbild": Wir stellen uns zu zweit gegenüber. Ein Mitspieler macht einen bestimmten Bewegungsablauf vor, z. B. Fensterputzen, morgens waschen. Der andere Mitspieler versucht, die Bewegung möglichst exakt nachzumachen.

9. „Marionette": Wir bilden Paare. Ein Partner legt sich auf den Boden und stellt sich vor, eine Marionette zu sein. Der andere Mitspieler versucht, die „Puppe" in Bewegung zu bringen, indem er nacheinander an einem gedachten Faden zieht und so das entsprechende Körperteil zur Bewegung veranlasst.

10. „Schaufensterpuppen": In Partnerarbeit wird jeweils ein Spieler als „Schaufensterpuppe" in eine bestimmte Körperstellung gebracht, die er eine Zeit lang aufrecht erhalten soll. Sie kann auch mit verschiedenen Materialien geschmückt werden. Danach findet eine gemeinsame Besichtigung der „Schaufenster" statt. Dabei können die „Puppen" verändert werden, indem eine bestimmte Körperstelle berührt wird und die „Puppe" diesen Körperteil in eine andere Position bringt. Danach wechseln wir die Rollen.

11. „Wippender Klumpen": Wir stellen uns in freier Aufstellung möglichst nah gemeinsam auf, bilden eine Art „Klumpen". Der Spielleiter, später auch der einzelne Teilnehmer, beginnt eine Bewegung auf der Stelle, z. B. wippen in den Knien, drehen. Diese Bewegung, die auch mit einem Geräusch verbunden werden kann, machen alle mit.

12. „Bildhauer": Ein „blinder" Bildhauer versucht, aus einem formbaren Material (Mitspieler) ein Denkmal zu erstellen; vorher ertastet er dazu eine „Statue" (weiterer Mitspieler) ab, die er nachbilden soll. Anschließend werden die Rollen gewechselt. Auf behutsames Berühren hinweisen; gleichgeschlechtliche Gruppen bilden.

13. „Fische durchs Netz": Einige Mitspieler bilden ein „Netz" (Spieler stehen mit etwas Abstand gegrätscht in einer Reihe), andere Mitspieler versuchen, durch dieses Netz zu schleichen; wer berührt wird, ist gefangen.

14. „Wie viele gehen durch?": Mehrere Spieler liegen in Bauchlage mit geschlossenen Augen auf dem Boden und bilden mehrere Gassen; die anderen Mitspieler versuchen, durch diese Gassen zu schleichen. Die am Boden liegenden Spieler versuchen zu spüren, wie viele Mitspieler durch die Gassen gegangen sind.

15. „Liegende Hindernisse": Ein Teil (die Hälfte) der Gruppe legt sich auf den Boden (Bauch- oder Rückenlage). Die anderen Gruppenmitglieder laufen um diese „Hindernisse" herum: langsam beginnend und schneller werdend, schleichend oder laut stampfend; sie springen an verschiedenen Stellen über die Körper der Liegenden. Die Liegenden können auch die Augen schließen.

16. „Schleichende Indianer": Die Gruppe wird geteilt in „Indianer" und „Büffel". Die „Büffel" verteilen sich im Raum, setzen sich auf den Boden und schließen die Augen. Die „Indianer" schleichen einige Zeit im Raum umher und einigen sich dann (lautlos) auf einige „Büffel", die sie umzingeln; sie bleiben dann stehen. Derjenige „Büffel", der sich umzingelt fühlt, hebt die Hand. Die „Büffel" können dann zur Kontrolle die Augen öffnen. Rollenwechsel.

17. Partnermassage: Ein Partner liegt entspannt auf dem Rücken, der andere massiert sanft mit seinen Händen. Als Hilfe, sich besser darauf einlassen zu können, und zur Motivationssteigerung können kleine Geschichten dazu erzählt werden, wie z. B.

- „Wettermassage": Dabei dienen Elemente des Wetters als Anregungen; leichter Regen – leichtes Klopfen; starker Regen – stärkeres Klopfen; Donner-Klopfungen; Sonne-Streichungen u. Ä.,
- „Pizzabacken": Teig kneten, ausrollen, mit verschiedenen Zutaten belegen;
- „Besuch im Zoo": Wir erleben, wie der Löwe schleicht, das Känguru hüpft, der Elefant stampft, die Schlange sich schlängelt, die Ente watschelt, der Vogel pickt, der Bär tanzt usw.;
- „Im Garten": Wir lockern die Erde, ziehen Unkraut heraus, säen, gießen, drücken die Erde fest, es regnet und die Sonne scheint.

Anregungen und Fragestellungen

1. Wir werten ausgewählte Übungen aus und tauschen Gedanken und Empfindungen aus: Wie haben Sie die Nähe, den teilweise engen Körperkontakt empfunden? Wie haben Sie den Hautkontakt, das Berührt-Werden empfunden?

2. In welchen Gruppen sind die Übungen sinnvoll und möglich, in welchen Gruppen eher nicht angebracht?

3. Welche Aspekte der Körpererfahrung stehen bei den angegebenen Übungen jeweils im Vordergrund?

6.2 Materiale Erfahrung

Materialerfahrungen sind die Erfahrungen über die räumlich-dingliche Umwelt und die Eigenschaften, Beschaffenheit und Gesetzmäßigkeiten von Spielobjekten und Bewegungsgegenständen (vgl. Aktionskreis Psychomotorik, 1986, 5).

Materiale Erfahrung ist vor allem auf die Erkenntnis der materialen und funktionalen Bedingungen der Bewegungshandlung gerichtet; sie führt zur Konstruktion
◆ elementarer Gegenstandsbegriffe, z. B. Ball, Treppe,
◆ von Raumbegriffen, z. B. hoch, tief, eng,
◆ von Kausalitätsbegriffen, z. B. umrollen, schaukeln,
◆ von Zeitbegriffen, z. B. schnell, langsam.

> „Im Umgang mit Spielgegenständen, Geräten und in Bewegungssituationen gewinnt das Kind Erkenntnisse, die für das Verstehen von Umweltbedingungen von grundlegender Bedeutung sind.
> Begriffe wie ‚Schwung, Gleichgewicht, Schwerkraft und Reibung' sind z. B. unmittelbar an die Handlung gebunden und können von Kindern nur über grundlegende Bewegungstätigkeiten beim Schaukeln, Rutschen, Balancieren, Rollen, Klettern etc. erworben und verstanden werden. Über die Variation der Handlungsbedingungen (z. B. Laufen auf unterschiedlichem Untergrund – Wiese, Aschenbahn, Turnhallenboden, Waldwege – oder beim Balancieren unterschiedlicher Gegenstände auf verschiedenen Körperteilen) erleben sie unmittelbar Ursache und Wirkungen und lernen, Zusammenhänge zu erkennen."
> (R. Zimmer, H. Cicurs 1995, 92)

Durch Bewegungserfahrungen lernt das Kind, mit den Gegebenheiten und Objekten seiner Umwelt umzugehen, ihre Unterschiedlichkeit zu entdecken; erst Veränderung der Bedingungen führt zum Erkennen verschiedener materieller Ursachen (z. B. Prellen eines Gymnastikballes und eines Medizinballes).
Bei materialer Erfahrung ergeben sich sensorisch und kognitiv wichtige Erkenntnisse. Alle Sinne (z. B. Sehen, Hören, Tasten, Geruch) wirken zusammen, um Erfahrungen zu vermitteln und um Erkennen und die Erweiterung der Handlungskompetenz zu ermöglichen.
Die Bedeutung dieser handlungsgebundenen materialen Erfahrung liegt vor allem darin, dass sie die Grundlage der kognitiven Entwicklung des Kindes darstellen. Jede Erkenntnisgewinnung baut sich aus den einfachsten Handlungen des Kindes auf (vgl. auch die Theorie der

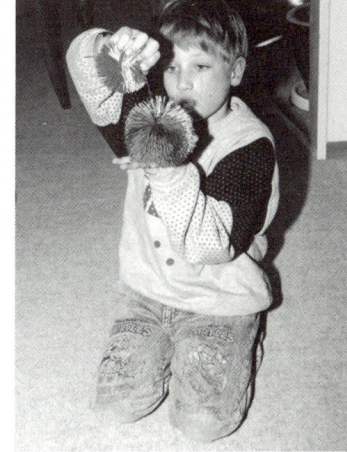

Entwicklung des Denkens von Jean Piaget, geeignete Zusammenfassungen in Rolf Oerter, 1972, 440 ff. oder in R. Zimmer, 1993, 38–50.) Die Entwicklung der senso-motorischen Intelligenz basiert auf Handlungen und Wahrnehmungen der Dinge im Umgang mit ihnen, später erst auf Vorstellung und Denken.
Über die praktische Bewältigung von Situationen gelangt das Kind zu deren theoretischer Beherrschung:
Handlungen werden so verinnerlicht, dass
◆ der Effekt von Handlungen vorweggenommen werden kann und
◆ zielgerichtetes, geplantes Verhalten möglich ist.

Als äußere Bedingungen für den Erwerb materialer Erfahrungen lässt sich aus den bisherigen Darlegungen festhalten: Wir bemühen uns um eine stimulierende und anregende Umgebung, die zur Entdeckung, zum Experimentieren mit Bewegungseinfällen und Erproben verschiedener Wege und zur aktiven Auseinandersetzung herausfordert.

Gegenstände und Spielobjekte müssen interessant sein, zur Aktivität provozieren, aber nicht überfordern; andererseits sollte ein gewisses Maß an Überraschung und Ungewissheit über den Erfolg der Handlung die Spannung erhalten.

Vorschnelle Belehrungen, Demonstrationen oder Hilfen über einen zweckmäßigen Umgang oder bei einem Bewegungsproblem schränken die genannten Lernprozesse ein oder unterbinden diese.

Anregungen und Fragestellungen

1. Wir nehmen verschiedenartige Bälle zur Hand: Gymnastikball, Medizinball, Igelball, Wasserball, Holzkugel, Luftballon usw. Wir probieren Übungsmöglichkeiten aus. Einstiegsfragen: Welche Eigenschaften haben diese Bälle? Welche Bewegungs- und Spielmöglichkeiten ergeben sich dadurch? Woher wissen wir das, auch ohne es direkt ausprobieren zu müssen?

2. Verdeutlichen Sie Materialerfahrung am Beispiel des Rollbrettfahrens oder anderer Geräte, die Sie im Unterricht kennen gelernt haben.

3. Wir betrachten den Zusammenhang von Körper- und Materialerfahrung. Überlegen Sie Beispiele, an denen die Wechselwirkungen deutlich werden.

Praxisbeispiele (7): Übungen mit dem Schleuderrohr

Wir wählen ein Übungsgerät, das von seinen Verwendungsmöglichkeiten und Eigenschaften vermutlich nicht so bekannt ist. Der Umgang mit dem Schleuderrohr/Heulrohr führt somit zu verschiedenen Erkenntnissen über dieses Gerät. Wir erfahren, dass es sich um ein ca. ein Meter langes Plastikrohr mit einem Durchmesser von ca. 3 cm handelt. Beide Enden sind offen. Wenn wir es schwingen, wird ein Ton erzeugt. Die Geschwindigkeit des Schwingens verändert den Ton. Wir können Gegenstände in das Rohr stecken. Wir können das Rohr verknoten oder mehrere miteinander verbinden. So werden vielfältige Erfahrungen möglich.

1. Schwingen: Wir schwingen das Heulrohr auf unterschiedliche Art: langsam, schnell, aus dem Handgelenk drehen, aus der Schulter, über den Kopf, abwechselnd mit der rechten und linken Hand.

2. Durchsteigen: Wir halten das Heulrohr wie einen Gymnastikstab und steigen hindurch, ohne die Hände loszulassen. Dabei bewegen wir uns durch den Raum.

3. „Telefonieren": Wir halten das eine Ende des Rohres an unser Ohr, das andere Ende an das Ohr unseres Mitspielers und erzählen etwas – leise reden, denn das Rohr hat Verstärkereffekt. Variation: Als „Stille Post" in der Kleingruppe im Sitzkreis.

4. Zunehmendes/abnehmendes Geräusch: Wir stellen uns im Kreis auf, ein Teilnehmer fängt mit dem Schwingen des Rohres an, der nächste setzt nach kurzer Zeit ein usw. Wenn alle schwingen, geht es in umgekehrter Reihenfolge zurück. Gelingt diese Übung auch mit geschlossenen Augen?

5. Hindernislauf: Wir halten zu zweit einen Plastikschlauch in Kniehöhe und gehen durch die Halle – wir springen jeweils über diese „Hindernisse".

6. „Blindenführung": Ein Spieler mit geschlossenen Augen wird von seinem Partner mit Hilfe des Schleuderrohres durch den Raum geführt.

7. Körpermassage: Mit Hilfe des Rohres können wir zu zweit (jeder hält ein Ende) den Rücken des Partners massieren, indem wir es hin- und herbewegen.

8. Ring: Den Schlauch mit Hilfe eines Verbindungsstückes zu einem Ring schließen (Verbindungsstücke: dazu ca. 15 cm lange Stücke von dem Rohr abschneiden und längs einschneiden). Mit dem „Ring" werfen und fangen. Variationen: einzeln, zu zweit oder in der Gruppe; zielwerfen auf den gestreckten Arm des Partners; der Ring kann mit Murmeln gefüllt werden.

9. Reaktionstest: Ein Spieler lässt durch den senkrecht gehaltenen Schlauch eine Kugel auf den Boden rollen. Sein Mitspieler, der seitlich daneben auf dem Boden sitzt, versucht, die Kugel, sobald sie das Rohr auf dem Boden verlässt, mit der flachen Hand abzuschlagen.

10. Kugel verfolgen: Wir verknoten das Rohr und versuchen, eine Kugel mit den Augen zu verfolgen, die den Knoten durchlaufen soll.

11. „Gordischer Knoten": Wir stellen uns im Kreis auf und halten jeweils ein Heulrohr mit dem rechten und linken Nachbarn. Wir „verknoten" uns, indem wir über Heulrohre drübersteigen, darunter kriechen oder uns drehen. Ein Gruppenmitglied, das diese Bewegungsabläufe nicht gesehen hat, versucht, die Gruppe wieder zu „entknoten". Bei großen Gruppen Teilgruppen bilden.

12. „Murmelbahn": Wir bilden aus allen Rohren mit den Verbindungsstücken eine lange Bahn. Im Kreis halten wir gemeinsam diese Bahn und lassen eine oder mehrere Kugeln durch diese Bahn rollen. Dasselbe probieren wir mit geschlossenen Augen. Variation: Wir legen eine solche Kugelbahn über den Körper eines Mitspielers und lassen Kugeln herabrollen.

13. Kooperationsaufgabe: Die Gesamtgruppe erhält die Aufgabe, eine Kugelbahn so zu bauen, dass die Kugel ohne Unterbrechung die Bahn herunterrollt.

6.3   Sozialerfahrung

> „Gerade Lauf- und Fangspiele bringen häufig nicht nur eine Zurschaustellung mangelnder Ausdauerleistung mit sich, darüber hinaus geraten leistungsschwache Kinder hier häufig in soziale Außenseiterpositionen. Von den stärkeren Mitspielern werden sie in einem Fangspiel gar nicht beachtet, weil es nicht als besondere Leistung gilt, einen von ihnen einzuholen, oder aber sie werden sofort abgeschlagen und infolge des häufigen Übernehmens der Fängerrolle stellt sich eine Überbelastung dar.
> Der ungeschickte, ängstliche Spieler im Völkerball weiß schon zu Spielbeginn, dass er wieder eines der ersten Opfer sein wird."
> *(R. Zimmer/H. Circurs, 1995, 112)*

Soziale Lernprozesse zählen zu den wesentlichen Erfahrungsbereichen der Erziehung, Betreuung und Begleitung von Menschen. Auch für die Bewegungserziehung werden solche Zielsetzungen immer formuliert. Aber sie gehören auch zu den am wenigsten planbaren und steuerbaren Aufgaben. Erziehungsziele wie Hilfsbereitschaft, Kooperation, Toleranz und Einfühlungsvermögen sind schlecht zu messen und deren Überprüfbarkeit gestaltet sich daher als recht schwierig.

Es gibt aber in der pädagogischen Arbeit viele Anlässe und Situationen, die gerade diese Fähigkeiten fördern (können). Soziales Lernen kann dabei durch Imitation und Beobachtung, Erfahrung und Einsicht, Reflexionen und Erklärungen geschehen.

Positive und negative Auswirkungen

Folgende Grundqualifikationen können durch Bewegung und Spiel erworben werden:

◆ soziale Sensibilität/Einfühlungsvermögen,
◆ Regelverständnis,
◆ Kontakt- und Kooperationsfähigkeit,
◆ Frustationstoleranz,
◆ Toleranz und Rücksichtnahme

(vgl. R. Zimmer, 1993, 33).

Damit sind die positiven Auswirkungen herausgestellt, die durch Bewegung und Spiel erreicht werden können. Ob dies aber immer der Fall ist und die gewünschten Ziele erreicht werden, muss allerdings auch problematisiert werden. Durch Bewegungsspiele werden zwar immer soziale Lernprozesse in Gang gesetzt, diese müssen jedoch nicht immer auch zu Rücksichtnahme und Toleranz und damit zu einer Verbesserung der sozialen Kompetenzen führen. Manche Bewegungsspiele provozieren geradezu das Entstehen von Konkurrenzverhalten und Rivalität und sie verhindern die Integration Schwächerer.

Wettkampf und Leistungsvergleich untereinander können häufig bei Bewegungsspielen auftreten. Viele Spiele enthalten Konkurrenzsituationen (Wettläufe, Spiele mit Ausscheiden, Reaktionsspiele). Hier können die Mitspieler eindeutig erkennen, wer der Schnellste oder Geschickteste ist, wer bei einem Wettlauf als Erster ankommt oder bei einem Spiel mit Ausscheiden als Letzter und damit als Sieger übrig bleibt.
Zwar ist es nicht möglich und auch nicht erforderlich, auf alle Spiele, bei denen Sieger oder Verlierer ermittelt werden, zu verzichten. Der Erzieher/Gruppenleiter muss jedoch beachten, dass häufiges Verlieren das Selbstwertgefühl erheblich schwächen und Leistungszuversicht mindern kann. Oft reagieren besonders Kinder bei Misserfolg mit Rückzug oder kompensieren Leistungsschwächen mit Störverhalten.
Soziale Lernprozesse laufen zwar oft unbewusst und versteckt ab. Der Umgang der Kinder untereinander, ihr Verständnis füreinander und die gegenseitige Toleranz und Hilfeleistung können jedoch gefördert werden. Wichtig sind eine entsprechende Auswahl der Spielinhalte, die Absprache und Gestaltung von Regeln und ein reflektiertes Erzieherverhalten.

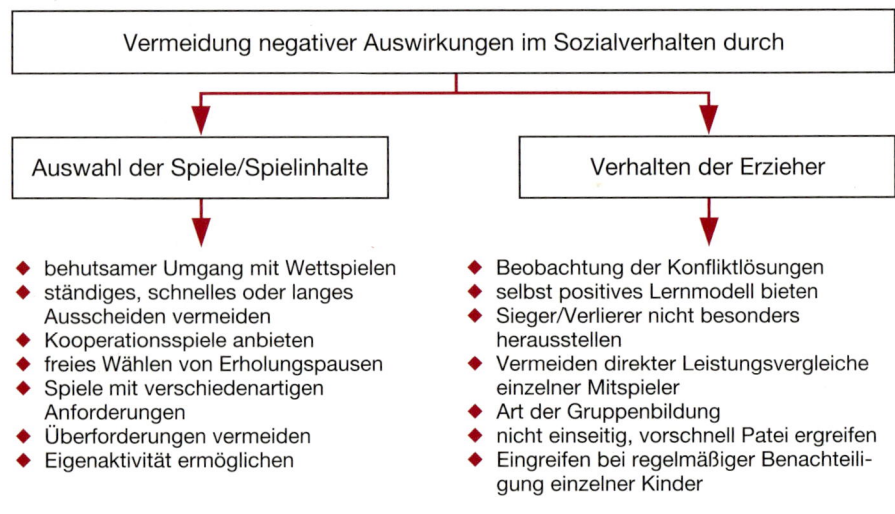

Soziales Lernen durch Bewegung und Spiel

Besonders auf eigene Umgangsformen, auf die selbst praktizierten Formen der Konfliktlösung und auf eigene Einstellungen sei hier besonders hingewiesen:
Ansprüche an Kinder sind daher immer zunächst Ansprüche an die eigene Person.

◆ Wer beispielsweise Kindern helfen möchte, mit Wut, Traurigkeit, Ärger oder Angst umzugehen, wird dies am ehesten können, wenn er selbst sich den eigenen Gefühlen stellt, sich mit ihnen intensiv auseinandersetzt.

◆ Wer den Kindern helfen möchte, ihr Selbstwertgefühl aufzubauen, wird es am besten schaffen, wenn er selbst ohne Angst auf schwierige Situationen zugeht, seine Anstrengungen im Hinblick auf seine Zielerreichungen nicht nachlassen.

◆ Wer die Kritikfähigkeit der Kinder unterstützen möchte, wird dies sicherlich am besten erreichen, indem er selbst Kritik sucht, sich selbstkritisch betrachtet und Fremdkritik akzeptiert.

◆ Wer den sozialen Umgang der Kinder untereinander stärken möchte, wird dies am besten erreichen, wenn er seine eigenen sozialen Fähigkeiten einer kritischen Betrachtung unterzieht und seine eigene Sozialkompetenz Stück für Stück ausbaut.

> „Zusammengefasst und auf den Punkt gebracht heißt dies: Für Kinder formulierte Ziele und Ansprüche sind zunächst immer für sich selbst formulierte Ziele und Ansprüche. Erreichte Ziele für sich selbst sind die Grundlage für die Ziele bei und mit Kindern und anderen Menschen.
> Solange Ziele und Ansprüche, die für andere formuliert sind, nicht eine besondere Bedeutung für die eigene Person bekommen, solange bleiben sie häufig nur theoriebesetzte Absichtserklärungen, die sich zwar gut anhören oder beachtenswert in Konzeptionen lesen lassen, aber dennoch ohne Wirkung bleiben."
> *(A. Krenz, 1999, 18)*

Gruppenbildung

Zur Sozialerfahrung gehört auch die Mannschaftsbildung und Gruppeneinteilung: Denn soziales Lernen findet auch bereits vor dem eigentlichen Spiel statt. Es müssen Spielgruppen eingeteilt, Mannschaften gebildet, Partner gesucht werden. Dabei werden häufig noch Methoden angewendet, die Schwächere in ihrem Selbstwertgefühl sehr verunsichern. Dies geschieht aus organisatorischen Gründen, aus Tradition oder aus fehlendem Einfühlungsvermögen.

> „Die schlechteste, unsozialste und unpädagogischste Methode ist das ‚Wählen'.
> Bei keiner anderen Art der Gruppeneinteilung werden leistungsschwache Kinder so bloßgestellt, ihr geringer Wert so deutlich und bei jeder Wahl aufs Neue bescheinigt. Diese Form sollte nicht nur für den Sportförderunterricht, sondern für jede Form von Schul- und Vereinssport verboten werden. Sie scheint jedoch immer noch verbreitet zu sein, denn auch heute berichten Schulabgänger von ihren negativen Erfahrungen beim Wählen bzw. Nichtgewähltwerden."
> *(R. Zimmer/H. Cicurs, 1995, 113).*

Andere Verfahren und Wege sind da sicherlich geeigneter, etwa Fang- oder Bewegungsspiele, in denen sich Partner oder Gruppen eher zufällig finden müssen; oder einfaches Abzählen; oder die zufällige Zuordnung der Mitspieler zu verschieden farbigen Luftballons oder Teppichfliesen; oder die Teilnehmer stellen sich selbst in Gruppen zusammen.

Bedeutung des Selbstkonzepts

> „Schaffe ich den Sprung über den Graben – oder schaffe ich ihn nicht? Traue ich mich, die Rutsche hochzuklettern – oder bleibe ich lieber unten?
> Ob sich ein Kind für stark oder für schwach hält, ob es Vertrauen in seine Fähigkeiten hat, bei Schwierigkeiten schnell aufgibt oder sich durch sie geradezu herausgefordert fühlt – all das ist abhängig von dem Bild, das das Kind von sich selbst hat. In diesem Selbstbild spiegeln sich die Erfahrungen wider, die es in der Auseinandersetzung mit seiner sozialen und materialen Umwelt gewonnen hat, ebenso aber auch die Erwartungen, die von der Umwelt an das Kind herangetragen worden sind."
> *(R. Zimmer, 1997, 7)*

In ihrem „Handbuch der Psychomotorik" (1999) bezeichnet R. Zimmer „Selbstkonzept und Identität" als Schlüsselbegriffe psychomotorischer Förderung.

Als Selbstkonzept wird die Gesamtheit der Annahmen bezeichnet, die ein Mensch von seiner Person hat, also wie eine Person sich selbst wahrnimmt, einschätzt und bewertet. Man kann unterscheiden zwischen einer kognitiven und einer bewertenden, affektiven Komponente des Selbstkonzeptes:
Das Selbstbild beinhaltet das Wissen über sich selbst, z. B. das eigene Aussehen, die Fähigkeiten, die Stärken etc. Demgegenüber umfasst das Selbstwertgefühl bzw. die Selbstwertschätzung die Bewertung der eigenen Person (die Zufriedenheit mit dem eigenen Aussehen, den eigenen Fähigkeiten etc.). Das Selbstbild bezieht sich also eher auf die neutral beschreibbaren Merkmale der eigenen Persönlichkeit (wie groß, wie schwer bin ich, wie schnell kann ich laufen), während das Selbstwertgefühl die Zufriedenheit mit den wahrgenommenen Merkmalen angibt.

Körper- und Bewegungserfahrungen haben in diesem Zusammenhang eine wesentliche Bedeutung. Um ein Bild von sich zu erhalten, greift das Kind dabei auf unterschiedliche Informationsquellen zurück (vgl. R. Zimmer, 1997, 6–15, und R. Zimmer, 1999, 61–74):
◆ Informationen über die Sinnessysteme
   Das Kind lernt seinen Körper, seine Stimme, seine Körpergrenzen und seine Lage/Lageveränderungen im Raum kennen. Das Kind erfährt, erlebt, empfindet, es nimmt seinen Körper über die Sinne wahr, es sieht, hört, spürt, bewegt sich und wird bewegt, wird passiv berührt oder ertastet aktiv im Spiel.
◆ Erfahrungen der Wirksamkeit der eigenen Handlungen
   Es entwickelt sich die subjektive Überzeugung, selbst etwas bewirken und verändern zu können (Selbstwirksamkeit), z. B. Gegenstände fallen lassen, rollen lassen, etwas ausschneiden und aufkleben, hochklettern, balancieren, Ball werfen und fangen.
   Das Ergebnis wird mit der eigenen Anstrengung verbunden, die Erfahrungen geben Rückmeldung über die eigenen Fähigkeiten und das eigene Können. „Ich habe etwas geschafft, ich kann es" dieses Gefühl stellt die Basis für das Selbstvertrauen bei Leistungsanforderungen dar. Die Selbstwirksamkeit ist daher ein wesentlicher Bestandteil des Selbstkonzepts. Wenn aber eine Person immer wieder die Erfahrung macht, dass sie keine Veränderungen bewirken kann, dass die Handlungen nicht die gewünschten Effekte erzielen, dass sie Situationen und Ereignisse nicht kontrollieren kann, entsteht ein Gefühl der Hilflosigkeit.

◆ Sich Vergleichen und Sich-Messen mit anderen
Das Kind sieht, ob es schneller oder langsamer ist, ob es in seiner Geschicklichkeit mit anderen mithalten kann. Die Bewertung der eigenen Handlungen und Leistungen wird also im Vergleich zu anderen vorgenommen.

◆ Zuordnung von Eigenschaften durch andere
Das Kind sieht sich in der Bewertung und Einschätzung durch Spielkameraden, Eltern oder Erzieher. Das Kind übernimmt fremde Wertmaßstäbe und richtet die eigene Bewertung danach aus („sich selbst erfüllende Prophezeiung"). Diese fremde Bewertungen (durch entsprechende Verhaltensweisen oder Sprache) haben damit deutliche Auswirkungen auf den sozialen Status und die Position in der Gruppe.

Die Auswirkungen des Selbstkonzepts können unterschiedlicher Ausprägung sein, Konsequenzen ergeben sich für die

◆ Zufriedenheit,
◆ Anstrengungsbereitschaft,
◆ Umgangsweise mit Problemen,
◆ Auseinandersetzung mit neuen Situationen und Herausforderungen,
◆ Erklärung für Erfolg oder Misserfolg.

So sind bei einem eher positives Selbstkonzept folgende Einstellungen und Verhaltensweisen zu beobachten: Die Erfolgserwartung ist eher hoch, bei Misserfolgen ist das Kind nicht so schnell zu entmutigen, es zeigt geringere Ängstlichkeit und größere Energie bei neuen Aufgaben, Erfolge werden als Resultat der eigenen Anstrengung und als Bestätigung der eigenen Leistungsfähigkeit bewertet, Misserfolge werden eher dem „Zufall" zugerechnet oder als „Pech" bezeichnet.

Bei einem eher negatives Selbstkonzept können wir beobachten : Die Erfolgserwartung ist eher geringer, auf Kritik und Misserfolg reagieren diese Personen unangemessen empfindlich, sie erleben neue Herausforderungen eher als bedrohlich, fühlen sich ihnen nicht gewachsen, geben leichter auf.

> „Gelernte Hilflosigkeit entsteht dann, wenn Personen auf nichtkontrollierbare Situationen oder Ereignisse treffen, wenn sie keine Möglichkeit haben, das Ereignis oder die Situation zu beeinflussen. Wiederholen sich diese Erfahrungen, dann besteht die Gefahr der Generalisierung, d. h., die Person wird auch tatsächlich kontrollierbare Ereignisse als gleichermaßen unkontrollierbar wahrnehmen. Sie baut eine generalisierte Erwartung der Nicht-Kontrollierbarkeit von Ereignissen durch eigenes Verhalten auf, sie lernt Hilflosigkeit."
> *(R. Zimmer, 1999, 68).*

Erfolge schreiben sie sich nicht selbst zu, sondern eher dem Glück oder Zufall – Misserfolge werden als Beweis für das eigene Unvermögen bewertet; diese Einstellungen führen oft auch zu unangemessenen Verallgemeinerungen, die Personen ziehen sich auch bei anderen Aktivitäten zurück.

„Wichtig für den Abbau gelernter Hilflosigkeit ist, dass das Kind verschiedene Möglichkeiten der Situationsbewältigung hat und dass es zwischen verschiedenen konkreten Handlungsalternativen abwägen kann.

So können vorschnelle Hilfeleistungen durch den Erwachsenen dem Kind den Eindruck vermitteln, als traue er ihm nichts zu. Ein Kind, das man an die Hand nimmt und über den Balancierbalken führt, hat keine Chance, die Erfahrung von selbstständiger Bewältigung der Situation zu machen. Es lernt nicht, sich selbst zu helfen, sondern wird in seiner Einstellung ('Ich schaffe es nicht') bestärkt. Hilfreicher wäre, mit dem Kind Balanciergelegenheiten aufzusuchen, die es allein bewältigen kann (Verringerung der Höhe – z. B. Bretter, die auf dem Boden liegen – oder breitere Balancierflächen), dabei allenfalls neben dem Kind herzugehen ('Ein Geländer, nach dem du greifen kannst, wenn du es brauchst!'). Eine solche Aufgabe selbst gelöst zu haben wirkt sich auch für die Einschätzung der eigenen Leistungsfähigkeit positiver aus."

(R. Zimmer, 1999, 70)

Anregungen und Fragestellungen

1. Welche Wirkungen im Sozialverhalten durch Bewegung und Spiel haben Sie selbst kennen gelernt? Wovon waren die entsprechenden Wirkungen abhängig?
2. Wie bewerten Sie die Aussagen zur Mannschaftsbildung? Welche andere Möglichkeiten der Gruppeneinteilung kennen Sie? Wie bewerten Sie diese?
3. Wir beschäftigen uns intensiver mit den Ergebnissen der Selbstkonzeptforschung und versuchen, die Ergebnisse auf Erwachsene, ältere Personen und Menschen mit Behinderungen zu übertragen.

Praxisbeispiele (8): Kooperationsspiele, Erlebnis- und Vertrauensspiele

Besondere Bedeutung für soziale Lernprozesse haben die so genannten „New Games", Kooperationsspiele und Vertrauensübungen.
Einige Beispiele dazu:
1. „Fliegender Fisch": Ein Teilnehmer wird durch eine Gasse auf den Armen liegend weitergereicht und dabei etwas hochgeworfen.
2. „Blinder Spurt": Die Gruppe bildet einen Halbkreis. In diesen Halbkreis läuft ein Teilnehmer aus etlicher Entfernung mit geschlossenen Augen hinein; die Gruppenmitglieder klatschen zur Orientierung.
3. „Vertrauensfall": Die Zielübung ist, dass sich jemand von einem Kasten, von der Fensterbank oder auch draußen von einer Mauer in eine Gasse auf die Arme der Mitspieler fallen lässt. Die Mitspieler sollen sich nicht an den Händen festhalten, sondern im „Reißverschlussverfahren" die Arme halten (Hände zeigen nach oben, etwa rechter Winkel zwischen Ober- und Unterarm). Der Fallende versichert sich vorher, dass die Gruppe bereit ist.
Notwendige Vorübungen zur Körperspannung:
◆ Wir stellen uns zu zweit gegenüber, ein Dritter in der Mitte macht sich möglichst steif (Muskelspannung aufbauen) und lässt sich vorsichtig von einer Seite zur anderen fallen; die beiden Partner halten ihn und schubsen ihn sanft hin und her; kann auch mit geschlossenen Augen probiert werden.
◆ Wir führen die Übung dann in der Kleingruppe (gleichgeschlechtlich) durch, wobei jemand in der Mitte im Kreis leicht hin- und hergeschubst wird.
◆ Wir bilden Paare. Ein Partner legt sich in Rückenlage mit intensiver Körperspannung auf den Boden; sein Partner versucht, ihn an den Schulter fassend hoch zu stellen.

◆ Ein Mitspieler legt sich in Rückenlage auf drei Kästen, die mit Abstand so hintereinander gestellt werden, dass Schulter und Füße auf dem Kastenende aufliegen. Der Kasten in der Mitte, auf dem noch das Gesäß aufliegt, wird langsam weg gezogen; der Körper soll in Spannung verbleiben und nicht einsacken.

◆ Jemand legt sich mit starker Körperspannung auf den Boden und wird von anderen Gruppenmitgliedern (an jeder Körperseite ca. drei bis vier Personen) hochgehoben, die Person kann dann auch eine gewisse Strecke getragen werden.

4. „Jurtenkreis": Im Kreis mit Handfassung lässt sich abwechselnd die eine Hälfte langsam nach vorne, die andere nach hinten fallen. Wir können dann auch langsam von vorne nach hinten wechseln.

5. Übungen mit der Weichbodenmatte:

◆ Mattenwurf: Aufgabe ist es, die Weichbodenmatte in der Gruppe hochzuwerfen und gemeinsam mit dem Rücken aufzufangen; dabei drehen wir uns mit dem Gesäß zur Kreismitte.

◆ Ein Teilnehmer erklettert eine hoch gestellte Weichbodenmatte, die von Mitspielern gehalten wird (Mattenabsicherung).

◆ „In die Höhe": Ein Freiwilliger legt sich auf die Weichbodenmatte und wird mit dieser hochgehoben und dann wieder fallen gelassen.

◆ „Sandwich": Wir legen zwei Weichbodenmatten aufeinander (mit den weicheren Seiten in der Mitte gegeneinander). Zwischen den Matten können sich Teilnehmer hinlegen, lassen den Kopf dabei aber herausschauen. Auf der oberen Matte können andere Gruppenmitglieder herumlaufen.

◆ Lauf gegen die Matte: Ein Spieler läuft mit geschlossenen Augen gegen eine aufrecht gehaltene Weichbodenmatte, die beim „Aufprall" umfällt. Variation: Er versucht, genau bis zur Matte zu laufen und stoppt dort ab.

6. „Blindenführung": Teilnehmer klettern, krabbeln, balancieren mit geschlossenen Augen über eine Gerätelandschaft aus Kästen, Matten Bänken usw., ohne diese vorher gesehen zu haben. Variationen: Die „blinden" Teilnehmer, die jeweils einen sehenden Partner zur Absicherung haben, erhalten verbale Informationen oder jegliche sprachliche Verständigung ist ausgeschlossen. Der „Blinde" erhält Hilfestellung durch Handfassung oder er bewegt sich frei, und der sehende Partner greift nur bei Bedarf oder auf Wunsch ein.

7. Hindernislauf: In einer Kleingruppe sollen aufgebaute Hindernisse gemeinsam bewältigt werden. Dabei werden die Füße der Mitspieler mit Tüchern leicht zusammengebunden.

8. „Wackelbank": Eine Person läuft über eine von allen anderen Teilnehmern gehaltene Bank; sie kann sich dabei an den Köpfen der Gruppenmitglieder abstützen.

9. „Mutprobe": Die Teilnehmer laufen mit geschlossenen Augen über eine (schräg gestellte) Bank (Sicherheits- oder Hilfestellung). Oder sie springen von einem kleinen oder großen Kasten auf eine Matte/Weichbodenmatte.

10. „Wie viele passen drauf?": Wie viele Personen passen z. B. auf einem kleinen Kasten, auf ein Kastenoberteil, auf eine Matte (einige außen absichern)?

11. „Flussüberquerung": Wir haben in Kleingruppen jeweils ein Rollbrett, einen kleinen Kasten und mehrere Seilchen (oder auch andere vorgegebene Materialien). Wir haben als Gruppe die Aufgabe, nur mit Hilfe der Materialien eine bestimmte Strecke (z. B. einen „Fluss") zu überqueren. Keiner darf dabei den Boden berühren.

Variation: Jede Gruppe hat so viele Teppichfliesen wie Mitglieder. Damit müssen sie die Strecke (z. B. „den reißenden Fluss") gemeinsam überwinden. Teppichfliesen, auf denen sich keiner befindet, werden von der „Strömung" weggespült (vom Spielleiter weggenommen).

12. „Schrei, so laut du kannst": Wir bilden vier gleich große Gruppen, jede begibt sich in eine Ecke des Raumes, gleich weit vom Mittelpunkt entfernt. In die Mitte des Raumes geht ein ausgewählter Spieler jeder Gruppe mit einem Blatt Papier und einem Stift. Die vier Gruppen in den Ecken erhalten einen Zettel mit einem unterschiedlichen Text (z. B. zwei bis vier Zeilen eines Liedes oder Gedichtes). Jede Gruppe hat die Aufgabe, ihren Text dem Mitspieler in der Mitte mitzuteilen, dass dieser ihn aufschreiben kann. Das Problem ist nur, dass dies alle Gruppen gleichzeitig tun.

13. Knotenlösen: Die Gruppenmitglieder stehen an einem langen Seil, in dem sich je nach Gruppengröße eine bestimmte Anzahl von Knoten befindet. Jeder fasst das Seil mit einer Hand fest. Aufgabe der Gesamtgruppe ist es, die Knoten aus dem Seil zu lösen, ohne diese Hand vom Seil zu nehmen.

14. „Gemeinsame Rettung": Alle verteilen sich beliebig in der Halle und stehen auf einer Teppichfliese (oder wenn vorhanden auf einem Stuhl). Eine Teppichfliese bzw. ein Stuhl bleibt frei. Erst dann wird die gedachte Ausgangslage geschildert (alle stellen sich vor, sie seien Schiffbrüchige), und Aufgabe der gesamten Gruppe ist es, gemeinsam das rettende Ufer (eine festgelegte Stelle im Raum) zu erreichen. Es kann auch eine bestimmte Zeit vorgegeben werden.

15. „Das neuartige Sportgerät": Wir bilden zwei Gruppen, die in voneinander getrennten Räumen in einer genau festgelegten Zeit (30–40 Min.) aus genau gleichen Materialien (z. B. ein Tisch, ein Stuhl, ein Rollbrett, Wackelbretter, mehrere Seilchen, Stäbe oder weitere Kleingeräte) ein exakt gleiches Sportgerät bauen sollen. Die Gruppen dürfen sich untereinander nicht besuchen, sondern es wird von jeder Gruppe ein „Delegierter" bestimmt; diese beiden können sich zu Besprechungen außerhalb der beiden Räume treffen; die Gesamtbesprechungszeit wird begrenzt (10–15 Min.), dabei dürfen keine Aufzeichnungen gemacht werden. Der Spielleiter ist bei diesen Besprechungen anwesend und „überwacht" die Einhaltung der Regeln. Zusätzlich kann auch noch die Aufgabe gegeben werden, einen Verkaufsslogan zu entwickeln.

Anregungen und Fragestellungen

1. Bei den Kooperationsaufgaben steht nicht die möglichst schnelle Lösung im Vordergrund, sondern der Prozess der Lösungsfindung und der Ausführung. Dieser Prozess wird anschließend auch vor allem reflektiert: Wie sind die Gruppen vorgegangen? Waren alle am Lösungsprozess beteiligt? Wie waren die Absprachen?

2. Wir analysieren ausgewählte Übungen besonders auf ihre Übertragbarkeit hin: Mit welchen Gruppen kann ich die Übungen durchführen, mit welchen Gruppen eher nicht? Welche Voraussetzungen sind für die Übungen notwendig, welche sind hinderlich? Welche Fähigkeiten sind besonders vom Übungsleiter gefragt?

7

Übungsinhalte und Störungsmerkmale

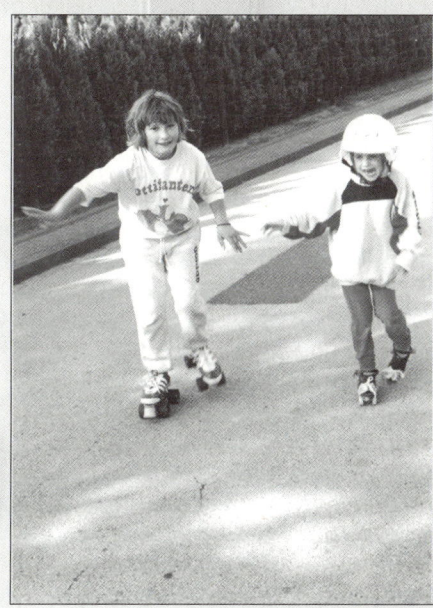

◆ Welche Merkmale kennzeichnen eine gute Koordination, wodurch zeichnen sich Störungen aus?

◆ Mit welchen Wahrnehmungssystemen kann ich Informationen aufnehmen,
wie verläuft der Prozess der Verarbeitung? Welche Zusammenhänge bestehen zwischen Wahrnehmung und Bewegung? Durch welche Verhaltensweisen können Störungen der Körpernahsinne (Sensorische
Integrationsstörungen) beobachtet werden?

◆ Wie findet die Gleichgewichtsregulierung statt? Wodurch zeichnen sich
Gleichgewichtsprobleme aus?

Praxis

◆ *Welche Übungsformen sind zur Förderung der Gesamtkörperkoordination
sinnvoll, welche zur Förderung der feinmotorischen Koordination?*

◆ *Welche Bewegungsaktivitäten fördern die kinästhetische Wahrnehmung?*

◆ *Welche Übungen sind zum gezielten Hören, Sehen, Fühlen geeignet?*

◆ *Welche Variationen bieten Gerätelandschaften, um das Gleichgewichtsvermögen zu fordern? Welche Möglichkeiten bietet die so genannte „Bewegungsbaustelle"?*

Drei ausgewählte Übungsinhalte psychomotorischer Förderung sollen hier vorgestellt werden, die im Rahmen psychomotorischer Förderung eine herausragende Bedeutung haben: Koordination, Wahrnehmung und Gleichgewicht. Nach einer Beschreibung dieser Bereiche werden Störungsmerkmale und Übungsbeispiele angegeben. Auch hier wird deutlich werden, dass die Inhalte sich wechselseitig beeinflussen und zueinander in Abhängigkeit stehen.

7.1   Koordination

Unter Koordination versteht man das Zusammenwirken von Zentralnervensystem und Skelettmuskulatur innerhalb eines gezielten Bewegungsablaufes. Dazu ist ein harmonisches, geordnetes Zusammenwirken der bei einer Bewegung tätigen Muskeln notwendig.
Eine koordinierte Bewegung ist dadurch möglich, dass gegenüberliegende Muskelgruppen, die Beuge- und Streckmuskeln, harmonisch und wechselseitig zusammenarbeiten. Bei größeren Bewegungen ist eine Vielzahl von Muskelgruppen beteiligt. Beim Aufstehen aus der Hocke in den Stand sind z. B. Muskeln von den Zehen bis zum Kopf beteiligt. So erfordern alle komplexeren Bewegungen wie etwa Werfen und Fangen, Radfahren ein exaktes Zusammenspiel aller Körperteile.

> „Für eine gute Koordination ist nicht nur das harmonische Zusammenspiel der Muskeln wichtig, sondern auch exakte Einzelbewegungen, die so genannte Dissoziation zum Beispiel eines Fingers. Ein Säugling bewegt sich in so genannten Massenbewegungen. Er hat noch nicht die Fähigkeit zur Dissoziation. Erst im Laufe der Entwicklung lernt das Kind, einzelne Bewegungen auszuführen und andere dabei auszuschalten. So ist zum Beispiel das isolierte Strecken eines Fingers, während die anderen Finger gebeugt bleiben, und das Stehen auf einem Bein eine Dissoziationsleistung. Alle komplizierteren Koordinationsleistungen sind somit nur bei guter Dissoziation möglich."
> *(S. Pauli, A. Kisch, 1992, 57)*

Weitere Voraussetzungen für eine gute Koordination sind geeignete konstitutionelle Bedingungen, der Reifezustand des Nervensystems und eine gute Zusammenarbeit der beiden Gehirnhälften. Weiterhin wirkt sich auch die Häufigkeit der Wiederholung einer Bewegung auf die Koordination aus.

Folgende Merkmale werden als Voraussetzung für eine gute Koordination genannt (vgl. E. J. Kiphard, 1982, 19):
◆ Bewegungspräzision (Ausgewogenheit des Raummaßes: z. B. geradlinige Zielbewegungen, abgerundete Schwungbewegungen, sichere Körperbalance),
◆ Bewegungsökonomie (Ausgewogenheit des Kraftmaßes),
◆ Bewegungsfluss (Ausgewogenheit des Zeitmaßes, z. B. situationsadäquates Tempo),
◆ Bewegungselastizität (Ausgewogenheit muskulärer Federkraft, z. B. elastisches Abfangen),
◆ Spannungsregulation (Ausgewogenheit der Muskelspannung, Wechsel von Spannung und Lösung),
◆ Bewegungsisolation (Ausgewogenheit der Muskelwahl),
◆ Bewegungsadaption (motorische Anpassungs- und Umstellungsfähigkeit gemäß der jeweiligen Bewegungssituation aufgrund sensorischer Wahrnehmung).

Eine andere Systematik bietet A. Kosel (1994). Er beschreibt fünf wesentliche koordinative Fähigkeiten:

◆ Orientierungsfähigkeit: die Fähigkeit, bei gewollten und ungewollten Bewegungen die Orientierung im Raum nicht zu verlieren,

◆ Reaktionsfähigkeit: die Fähigkeit, auf verschiedene Reize schnell zu reagieren,

◆ Gleichgewichtsfähigkeit: die Fähigkeit, den Körper im Gleichgewicht zu halten bzw. das Gleichgewicht wieder herzustellen,

◆ Rhythmusfähigkeit: die Fähigkeit, einen Bewegungsablauf jeweils in dem ihm eigenen Rhythmus auszuführen,

◆ Differenzierungsfähigkeit: die Fähigkeit, einen Bewegungsablauf sicher, ökonomisch und genau durchzuführen, wobei die Dosierung des Krafteinsatzes eine wichtige Rolle spielt.

Auf zwei eher grundlegende Fähigkeiten als Voraussetzung der Koordination weist der Autor zusätzlich hin:

◆ Wahrnehmungsfähigkeit,

◆ Konzentrationsfähigkeit.

> „Im Sport bekommen auch beide Möglichkeiten ihren besonderen Sinn. Beim Hochsprung, bei der Geräteübung, beim Wasserspringen usw. gilt es, sich auf einen eng umgrenzten Raum zu konzentrieren. Man darf sich durch nichts ablenken und aus der Konzentration bringen lassen. Bei einem Mannschaftsspiel muss man dagegen die Augen überall haben, man muss mit allen Sinnen ganz wach sein, damit man der jeweiligen Situation entsprechend reagieren kannn. Dazwischen gibt es eine Vielzahl von Mischformen. Etwa im Tennis, wo man sich zwar ganz auf den Schlag konzentrieren muss, wo man aber gleichzeitig sehr schnell und in ganz feinen Nuancen wahrnehmen muss, wie der Gegner den Ball geschlagen hat. ... So gesehen sind Wahrnehmungsfähigkeit und Konzentrationsfähigkerit wichtige Bedingungen von Bewegungssicherheit."
> (A. Kosel, 1994, 11)

Bei großräumigen Bewegungen, bei denen der Großteil des Körpers, der Körpermuskulatur beteiligt ist, sprechen wir von Gesamtkörperkoordination; bei kleinräumigen, gezielten Bewegungen einzelner Körperteile, vor allem der Hände, von feinmotorischer Koordination oder Auge-Hand-Koordination.

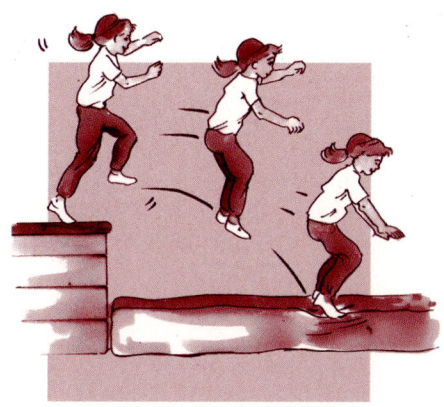

Störungen der Koordination

Koordinationsschwächen sind zurückzuführen auf ein unvollkommenes Zusammenwirken im senso-neuro-muskulären Funktionsgefüge.

Sie können sich unter anderem äußern:

◆ in einer Unsicherheit bei der Gleichgewichtshaltung,
◆ in einer unangemessenen Muskelwahl,
◆ in einer zu niedrigen oder zu hohen Muskelspannung,
◆ in einer schwachen Reaktionsfähigkeit,
◆ in einer mangelhaften Rhythmusfähigkeit,
◆ in Mängeln bei der Ausführung gleichzeitiger Bewegungen.

Die Merkmale stellen dabei nur Teilsapekte eines untrennbaren Bewegungsganzen dar, die hier zum Zwecke einer analysierenden Betrachtung herausgelöst wurden. Dabei sind Überschneidungen unvermeidlich.

Man kann unterscheiden in grob- und feinmotorische Koordinationsschwäche. Bei der grobmotorischen Koordinationsschwäche sind vor allem die weiträumigen, kraftvollen und schwungvollen Großbewegungen qualitativ beeinträchtigt. Die Kinder haben Mühe etwa beim Laufen, Springen, Klettern und Werfen. Ihnen fehlt es an Beweglichkeit. Die Bewegungen verlaufen steif, eckig, mit abrupten Übergängen, plump, schwerfällig, schlaff oder verspannt. Die Personen verfügen nicht über genügend Schnelligkeit und zeigen einen unangepassten Krafteinsatz.

Bei der feinmotorischen Koordinationschwäche ist eine qualitative Beeinträchtigung kleinräumiger Bewegungsleistungen festzustellen. Das betrifft einmal alle manuellen Geschicklichkeitsübungen, so beispielsweise die Schriftführung. Zum anderen gehören hierher alle kleinräumigen Zielübungen und Gleichgewichtsübungen. Diese Feinbewegungen und isolierten Präzisionsbewegungen sind mangelhaft gesteuert. Sie sind fahrig, mit viel zu großen Korrekturimpulsen. Oder aber sie sind übersteuert, verspannt bis verkrampft infolge ungenügender Entspannung.

Dem ungeübten Beobachter fallen feinmotorische Koordinationsstörungen oft nicht sofort auf. Diese Kinder sind oft grobmotorisch ausreichend gewandt, in der Turnhalle sind sie flink und wendig. Sie haben lediglich Schwierigkeiten, wenn es auf die Feinsteuerung der Bewegung ankommt. Sie zeigen beispielsweise beim Einbeinstand Gleichgewichtunsicherheiten oder stützen sich beim An- und Ausziehen immer irgendwo ab oder müssen sich festhalten.

Auch ist die Handgeschicklichkeit oft nicht altersgemäß entwickelt. Dazu hat E. J. Kiphard (1994, 191) ein geeignetes Schema mit entsprechenden Merkmalen vorgelegt. So zeigen sich beispielsweise Störungen der Handgeschicklichkeit in folgenden Dimensionen: ungenügende Hand- und Fingerkraft z. B. beim Zusammendrücken, mangelnde Handgelenkbeweglichkeit z. B. beim Schrauben und Kurbeln, mangelnde Zielgenauigkeit z. B. beim Greifen oder Einfädeln, zu große oder zu geringe Kraft beispielsweise beim Schreiben oder Malen, ungenügendes Tastempfinden etwa beim blinden Zuknöpfen.

Anregungen und Fragestellungen

1. Übung als Einstieg: Wir beoachten Schülerinnen, die sich verschiedene Bälle zuwerfen: Gymnastikball, Medizinball, Schaumstoffball o. Ä.; erst einen Ball, dann auch zwei Bälle gleichzeitig; erst auf dem sicheren Boden, dann auf einem Wackelbrett oder einem Therapiekreisel stehend. Weitere Schüler fahren mit dem Pedalo oder springen vor der Gruppe mit dem Seilchen. Ausgehend von den Beobachtungen diskutieren wir folgende Fragen: Zeichnen sich die Bewegungen durch eine gute, weniger gute Koordination aus? An welchen Beobachtungsmerkmalen können wir dies feststellen? Anschließend vergleichen wir mit den Merkmalen im Text.

2. Wir greifen exemplarisch weitere Bewegungsabläufe heraus: Wodurch zeichnet sich die Bewegung des Rollbrettfahrens aus, wenn eine gute, ein mangelnde Koordination vorhanden ist?

3. Sie spielen mit einem Kind „Mikado", „Mensch ärgere dich nicht" oder ein ähnliches Spiel. Welche Dimensionen der Handgeschicklichkeit sind besonders gefordert? Wie kann sich bei diesen Spielen eine feinmotorische Koordinationsstörung zeigen?

4. Aus vorliegenden Videobeispielen (Aufnahmen aus psychomotorischen Übungsgruppen) versuchen wir, Merkmale der Koordinationsstörung zu erkennen.

Praxisbeispiele (9): Schulung der Koordination

Bei nahezu allen Bewegungen, auch bei vielen der bisher beschriebenen Übungsbeispielen, sind in irgendeiner Form auch koordinative Fähigkeiten gefordert, sicherlich in unterschiedlicher Ausprägung. Hier sollen Übungsformen genannt werden, die in besonderem Maße Koordination erfordern und diese Fähigkeit somit fördern helfen (konkretere Beschreibungen siehe auch vorherige Kapitel).

Übungsformen zur Gesamtkörperkoordination

◆ Ballprellen in verschiedenen Formen (z. B. im Stand, im Laufen, um Hindernisse, mit unterschiedlichen Bällen, auf Schnelligkeit, mit einem Gegner usw.),
◆ Werfen und Fangen (z. B. im Stand, in der Fortbewegung, mit verschiedenen Bällen),
◆ Zielwerfen oder Zielrollen (Ziele können sein: der Basketballkorb, aufgestellte Keulen, Hütchen auf dem Kasten, aufgehängte Reifen, Tore usw.),
◆ kleine Ballspiele, Lauf- und Fangspiele, Reaktionsspiele mit dem Ball,
◆ Gleichgewichtsübungen auf stabiler Unterlage: Balancieren, Klettern, Springen,
◆ Gleichgewichtsübungen auf labiler Unterlage (wackeliger Untergrund),
◆ Springen mit Seil und Seilchen,
◆ Springen auf den Trampolin, auf dem Airtramp,
◆ Laufen und Hüpfen über Hindernisse; Springen, Überspringen, Zielspringen,
◆ Schwingen und Schaukeln an Tauen, Ringen, Trapez,
◆ Klettern und Hangeln am Barren und Reck,
◆ Fortbewegung mit Geräten (z. B. mit dem Rollbrett oder Pedalo),
◆ gymnastische Übungen, besonders wenn Arme und Beine gemeinsam bewegt werden müssen.

Das isolierte Üben einzelner koordinativer Fähigkeiten ist nicht erstrebenswert und meist auch gar nicht möglich. Dennoch kann je nach Aufgabenstellung eine Fähigkeit besonders angesprochen werden.

> „Viele der hier beschriebenen Aufgaben können mehr oder weniger der Entwicklung mehrerer koordinativer Fähigkeiten dienen. Welche Fähigkeit jeweils besonders angesprochen ist, hängt auch davon ab, wie der Lehrer eine Aufgabe akzentuiert. So wird bei der Aufgabe ‚Ballprellen' im eingegrenzten Spielfeld" hauptsächlich
> – die Orientierungsfähigkeit verbessert, wenn es darauf ankomt, die Spielfeldmarkierungen nicht zu verlassen,
> – die Reaktionsfähigkeit verbessert, wenn es darauf ankommt, nur auf Kommando zu prellen,
> – die Differenzierungsfähigkeit verbessert, wenn es auf die Qualität des Prellens ankommt,
> – die Rhythmusfähigkeit verbessert, wenn es darauf ankommt, im vorgegebenen Rhythmus zu prellen, und
> – die Gleichgewichtsfähigkeit verbessert, wenn es darauf ankommt, sich beispielsweise nur auf vorhandenen Spielfeldlinien zu bewegen."
> *(A. Kosel, 1994, 10)*

Übungsformen zur feinmotorischen Koordination

Feinmotorische Übungen oder Spiele beinhalten kleinräumige, behutsame Bewegungen, die meist vorsichtig, langsam, mit wenig Kraftaufwand ausgeführt werden müssen. Sie beabsichtigen eine Förderung der Feinsteuerung und in der Folge davon auch eine verbesserte Konzentrationsfähigkeit und Selbstkontrolle.

Viele Tisch- und Gesellschaftsspiele können in diesem Zusammenhang genannt werden, einige Beispiele:

◆ Riesenmikado, Stapelmännchen, Turmbau zu Babel, Jenga,
◆ Murmelspiele, Bauklötze,
◆ Drehkreisel, Jonglierteller, Jonglierbälle und -tücher,
◆ Knete, Holzperlen aufreihen,
◆ Papier falten, mit der Schere ausschneiden,
◆ Zeichnen, Malen,
◆ Fädenspiele,
◆ Puste-Spiele, z. B. mit Hilfe eines Strohhalmes einen Tischtennisball durch ein Ziel rollen lassen.

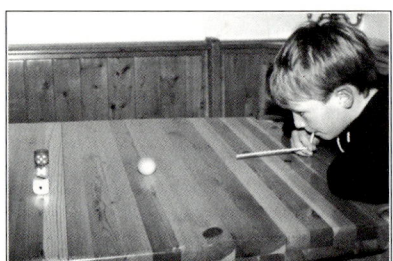

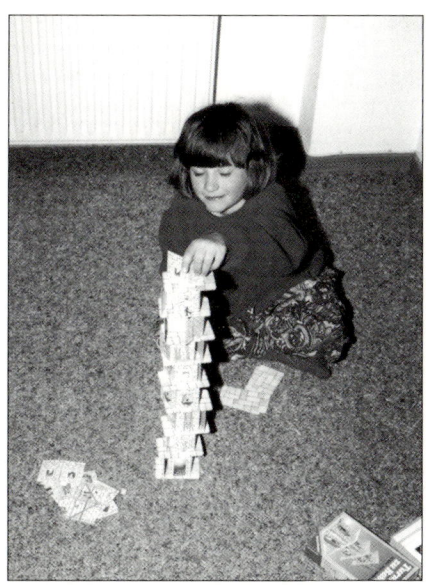 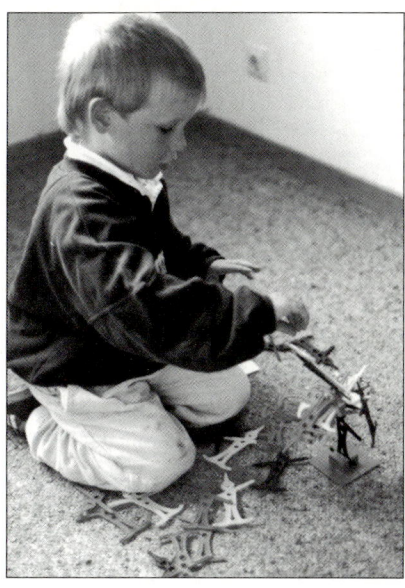

Anregungen und Fragestellungen

1. So genannte Behutsamkeitsübungen können folgende Bereiche umfassen: Bauen und Stapeln, Tragen und Balancieren, Schieben und Ziehen, Führen und Folgen, Horchen und Herantasten. Wir entwickeln in Kleingruppen Übungsbeispiele zu den Bereichen und stellen die Ergebnisse der Gesamtgruppe vor.

2. Zu den genannten Übungsformen für die Gesamtkörperkoordination entwickeln wir in Arbeitsgruppen zu ausgewählten Bereichen konkrete Vorschläge für eine bestimmte Zielgruppe. Wir setzen die Übungen und Spiele in der Praxis um und werten sie aus: Welche Merkmale der Koordination sind angesprochen? Werden in der Übungseinheit auch andere Zielsetzungen der Psychomotorik genügend berücksichtigt?

7.2 Wahrnehmung

„Stellen Sie sich vor, Sie schälen und essen eine Orange. Sie empfinden die Orange ebenso über die Augen, die Nase, den Mund wie über die Haut Ihrer Hand und an den Fingern. Und ebenso müssen Muskeln und Gelenke innerhalb Ihrer Finger, Hände, Arme und im Munde gefühlt werden. Woher wissen Sie, dass es sich um eine einzige Orange handelt und nicht um mehrere? Was veranlasst Ihre zwei Hände und zehn Finger, diese gesamte Arbeit in gutem Zusammenspiel durchzuführen? Alle Sinneseindrücke von der Orange und alle Wahrnehmungen seitens der Finger und Hände werden im Gehirn zusammengesetzt – integriert – und dieses Zusammenfügen einzelner Impulse ermöglicht dem Gehirn, die Orange als ein Ganzes zu erkennen und Ihre Hände und Finger beim Schälen der Orange koordiniert zu gebrauchen."

(J. Ayres, 1984, 6 f.)

Im vorigen Kapitel wurde bereits die Bedeutung der Wahrnehmungsfähigkeit für eine gut koordinierte Bewegung angesprochen. Dazu muss ständig eine Vielzahl verschiedenartiger Informationen aufgenommen, weitergeleitet, ausgewertet, verglichen, sinnvoll geordnet und gespeichert werden. Und es finden dazu fortlaufend bestimmte Handlungen und Reaktionen statt.

Die Funktionsweise der Wahrnehmungsaufnahme und Verarbeitung lässt sich vereinfachend schematisch so darstellen:

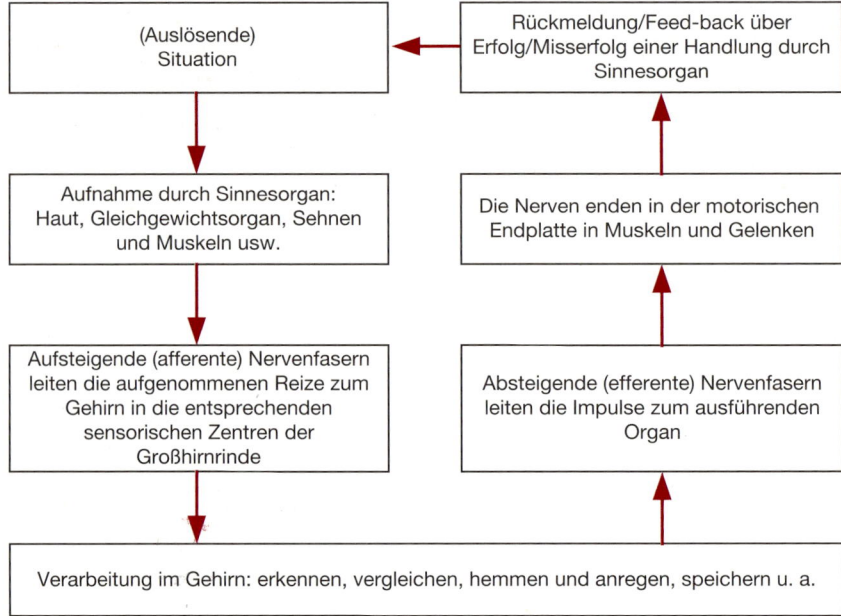

Prozess der Wahrnehmung

Unsere Sinne geben uns Informationen über den Zustand unseres Körpers und über die Umwelt um uns herum. Zahllose Informationen der sinnlichen Wahrnehmung erreichen in jedem Augenblick unser Gehirn nicht nur von den Augen und den Ohren her, sondern auch von jedem Teil unseres Körpers.

Das Gehirn muss all diese unterschiedlichen Empfindungen ordnen. Das Gehirn lokalisiert, sortiert und ordnet die Empfindungen (sensorische Integration). Wenn Empfindungen in einer gut organisierten, d. h. gut integrierten Weise dem Gehirn zufließen, kann es diese Empfindungen nutzen, um daraus Verhaltensweisen und Lernprozesse zu formen. Wenn der Fluss der Empfindungen unorganisiert erfolgt, besteht die Gefahr, dass auch die Verhaltensweisen ungeordnet ablaufen.

Ob ich z. B. einen Luftballon oder etwa einen Medizinball fangen soll, meine Körperbewegungen und meine Haltung müssen darauf abgestimmt sein; entsprechende Informationen, frühere Erfahrungen müssen gespeichert und blitzschnell abrufbar sein: Die Größe, Richtung und Schwere des Balles müssen gesehen, erkannt werden. Die Stellung der Gelenke, die Spannungszustände der beteiligten Muskelgruppen müssen beurteilt, fortlaufend verändert und angepasst werden. Auch mit verbundenen Augen kann ich z. B. über eine Bank laufen, weil ich mir die Ausrichtung, Länge, Breite der Bank merken kann und weil ständig Informationen der Muskeln und Gelenke beim Balancieren verarbeitet werden. Die meisten dieser Prozesse vollziehen sich unbewusst und automatisch, ohne dass wir

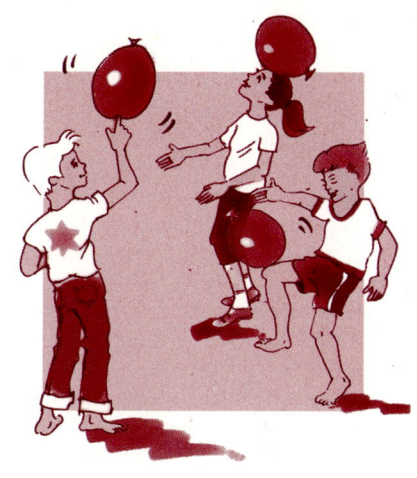

lange nachdenken oder planen müssen. Dafür bliebe sowieso keine Zeit. Uns steht eine Vielzahl von Wahrnehmungssystemen zur Verfügung.

Übersicht über die Wahrnehmungssysteme (vgl. R. Zimmer, 1995, 56 f.)

Wahrnehmung	Sinnestätigkeit und Sinnesorgan	Beispiele gewonnener Informationen
visuelle	Sehen durch das Auge	Helligkeit/Farben
akustische	Hören durch das Ohr	Töne/Geräusche/Sprache
taktile	Tasten/Berühren durch Haut/Hand/Mund	Größe/Form/Oberflächen/Temperatur
kinästhetische	Bewegungsempfindung/Tiefensensibilität durch Muskeln, Sehnen, Gelenke	Stellung der Körperteile zueinander/Muskelspannung/Kraft/Gewicht von Objekten
vestibuläre	Gleichgewichtsregulation durch Vestibularapparat im Innenohr	Lage und Orientierung im Raum/Beschleunigung/Gleichgewichtsempfinden
olfaktorische	Riechen durch die Nase	Nahrungskontrolle/Hygiene
gustatorische	Schmecken durch Zunge/Gaumen	Nahrungskontrolle

Wahrnehmungsstörungen – Störungsmerkmale der Körpernahsinne

Die meisten Menschen, die von Wahrnehmungsstörungen hören, denken zuerst an schlechtes Hör- oder Sehvermögen. Diese durch Defekte an den Wahrnehmungsorganen bedingten Probleme sollen uns hier nicht weiter interessieren. Hier sollen „sensorische Integrationsstörungen" beschrieben werden, die mit den Körpernahsinnen, und zwar der taktilen, vestibulären und kinästhetischen Wahrnehmung, zusammenhängen, da diese für die Bewegungssteuerung von besonderer Relevanz sind.

„Manche Säuglinge mit Problemen der sensorischen Integration können sich nicht drehen, kriechen, sitzen oder aufstehen, wie das andere Kinder in ihrem Alter tun. Später können sie Probleme haben, ihre Schuhe zuzubinden oder auf einem Fahrrad zu fahren, das keine Hilfsräder hat.

Andere Kinder mit sensorischen Integrationsproblemen scheinen sich zunächst normal zu entwickeln und lassen die Probleme erst erkennen, wenn sie älter geworden sind. Sie können sich dann z. B. nicht so leicht und elegant bewegen wie andere. Wenn sie weglaufen, sieht dies ungeschickt aus. Sie können tollpatschig sein und oft fallen oder stolpern. Nicht jede Tollpatschigkeit ist durch Störungen der sensorischen Integration verursacht. Jedoch sind manche Menschen tollpatschig, weil einige motorische Nerven und Muskelgruppen nicht gut genug arbeiten.

Bei einem Kinde mit einer Störung der sensorischen Integration können Nerven und Muskeln normal arbeiten, aber das Gehirn hat Schwierigkeiten, sie koordiniert zusammenarbeiten zu lassen. Bevor diese Kinder in die Schule kommen, beobachtet man oft, dass sie nicht so geschickt spielen wie andere. Obwohl sie sehen, hören und fühlen können, gelingt es ihnen nicht, adäquat zu reagieren, weil sie die Information ihrer Augen, Ohren, Hände und des Körpers nicht ohne Störungen integrieren können."
(J. Ayres, 1984, 10 f.)

Die drei Bereiche der Körpernahsinne sollen noch genauer hinsichtlich der Störungsmerkmale her betrachtet werden.

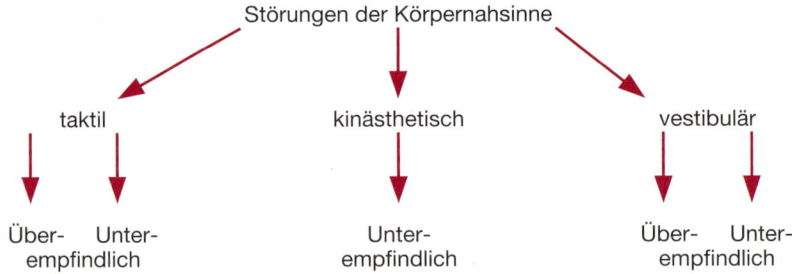

Bereiche sensorischer Integrationsstörungen

Folgende Verhaltensweisen können unter den genannten Wahrnehmungsbereichen beobachtet werden (vgl. G. Kesper, C. Hottinger, 1992; J. Ayres, 1984):

Taktile Wahrnehmung

◆ Überempfindlichkeit: unangenehmes Gefühl bis Schmerz bei leichter Berührung durch Gegenstände bzw. zärtlicher Berührung durch Personen
Folgende Verhaltensreaktionen können sich zeigen: Abwehrverhalten gegen taktile Kontaktaufnahme, besonders wenn die Berührung von hinten erfolgt; der Austausch von Zärtlichkeiten mit den Eltern wird vom Kind bezüglich der Art der tolerierten Berührungen und der Dauer bestimmt, daher Missverständnis bei Beziehung Bezugsperson und Kind möglich; Ablehnung von Kleidung oder bestimmten Materialien möglich (z. B. weich, fellig, feucht, klebrig; Fingerfarben); Vermeidung des unangenehmen Gefühls führt zu eingeschränktem Tast- und Bewegungsverhalten und damit zu Einschränkungen wichtiger weiterer Lern- und Körpererfahrungen. Sie können z. B. die Hände länger gefaustet haben, kommen deshalb später zum Stützen.

◆ Unterempfindlichkeit: nur sehr intensive Reize werden wahrgenommen
Folgende Verhaltensreaktionen können sich zeigen: Differenziertes Erkennen ist erschwert, Kind lässt z. B. Gegenstände fallen, weil es sie nicht genügend spürt; wenig Differenzierungsvermögen bei Berührungen; Schwierigkeiten, Berührungen zu lokalisieren; reduzierte Schmerzwahrnehmung, Gefahr von Verletzungen.

Kinästhetische Wahrnehmung

◆ Unterempfindlichkeit: Körperbewegung und -stellung, Muskelkraft werden nicht präzise wahrgenommen
Folgende Verhaltensreaktionen lassen sich beobachten: Der Drang, den Körper zu spüren, kann zu hyperaktivem Verhalten führen; Schwierigkeit dosierter Bewegungen (meist zu fest), Gegenstände zerbrechen häufiger; subjektiv als sanft beabsichtigte Berührung, z. B. Schulterklopfen, wird vom Freund als schmerzhaft empfunden; Störungen des Muskeltonus; ungeschickte Bewegungen, häufiges Anstoßen und Hinfallen; Schwierigkeiten der Feinmotorik und auch beim Sprechenlernen; ungenügende motorische Planung, Nachahmen von Bewegungen erschwert; nicht altersgemäß entwickeltes Körperschema; schmerzunempfindlicher und unempfindlicher gegen Druck.

Vestibuläre Wahrnehmung

◆ Überempfindlichkeit: Kopf- und Körperbewegungen werden verstärkt und als unangenehm wahrgenommen
Folgende Verhaltensreaktionen sind z. B. zu beobachten: Verunsicherung führt zur Vermeidung von Kopf- und Körperbewegungen; mögen nicht gern bewegt, geschaukelt werden, bewegen sich selbst auch nicht sehr viel; neigt zur Selbstunterforderung oder Vermeidung; Höhenangst, vermeiden Höhenunterschiede, bleiben lieber am Boden; langsam und vorsichtig bei ungewohnten Bewegungen; das Kind reagiert heftig, wenn es zufällig angestoßen wird; schneller Schwindel oder Übelkeit bei Karussell- oder Autofahren

◆ Unterempfindlichkeit: Gleichgewichtsreize werden zentral nicht in voller Stärke registriert und verarbeitet
Folgende Verhaltensweisen sind zu beobachten: Hyperaktivität durch Senkung der Reizschwelle, das Kind braucht ständige vestibuläre Stimulation; Fehlen entsprechender Tonus- und Gleichgewichtsreaktionen sowie Schutzreaktionen, häufiges Fallen, Anstoßen ohne Vermeidungsverhalten; sind ständig in Bewegung; Selbststimulation durch Bewegung; können ausgiebig auf der Schaukel, im Karussell drehen, ohne dass ihnen schlecht wird; Einbeinstand erschwert; schlechte Koordination der Körperseiten.

Nicht jedes Ablehnen bestimmter Materialien oder bestimmter Bewegungsabläufe ist gleich als Wahrnehmungsstörung zu bezeichnen. Jeder von uns hat Vorlieben oder auch Abneigungen für bestimmte Sinneseindrücke, mag bestimmte Reizsituationen gern, andere Bedingungen dafür gar nicht.

Aber wenn viele der oben genannten Verhaltensreaktionen zu beobachten sind und dadurch wichtige Lernerfahrungen erschwert oder behindert werden, ist dies als Hinweis auf eine Entwicklungsstörung zu betrachten.

Insgesamt ist jede extreme Suche oder Vermeidung bestimmter Wahrnehmungsreize als Anhaltspunkt einer möglichen Entwicklungsstörung zu werten.

Anregungen und Fragestellungen

1. Wir versuchen, an weiteren Beispielen von Bewegungshandlungen den Ablauf der Wahrnehmungsprozesse und der Verarbeitung der Informationen zu verdeutlichen.

2. Um sich Wahrnehmungsbeeinträchtigungen besser vorstellen zu können, bieten sich folgende Übungen zur Eigenerfahrung als Einstieg in die Thematik an:

◆ Ein Schüler zeichnet auf einem DIN-A4-Blatt einen Stern. Er versucht dann, diesen nachzuzeichnen, dabei schaut er aber nicht auf das Blatt, sondern in einen schräg vorgehaltenen Spiegel. Damit alle anderen die Bewältigung der Aufgabe verfolgen können, benutzen wir zum Zeichnen eine Folie auf einem Tageslichtprojektor und zum Nachzeichnen einen andersfarbigen Stift.

◆ Ein Freiwilliger versucht, sich eine Schürze umzubinden und dabei den Knoten auf dem Rücken zu machen. Das wird vermutlich noch recht gut gelingen. Diese Übung soll dann mit Handschuhen ausgeführt werden.

◆ Gruppenmitglieder übersteigen auf dem Boden aufgebaute, kleine Hindernisse, indem sie mit einem Auge durch ein Prismenglas (im Spielzeughandel erhältlich) schauen und das andere Auge schließen. Die Hindernisse sollen vorher nicht gezeigt werden, d. h., die betreffenden Personen sollen vorher den Raum verlassen.

◆ Einige setzen Brillen auf, die bis auf einen kleinen Ausschnitt zugeklebt oder schwarz angemalt sind. Sie werfen sich im Kreis einen Ball zu.

◆ In der Auswertung kann es etwa um folgende Fragestellungen gehen: Wie haben sich die Teilnehmer gefühlt? Wo lagen genau die Probleme in der Wahrnehmung? Welche Auswirkungen hatten die Veränderungen auf das Bewegungsverhalten?

Praxisbeispiele (10): Übungen zur Wahrnehmungsförderung

Kinästhetische Wahrnehmung

Die kinästhetische Wahrnehmungsförderung gibt Informationen aus Muskeln, Sehnen, Gelenken über Spannungsgrad/Muskeltonus und Körperstellungen. Eine Förderung ist durch Bewegungs-, Wahrnehmungsübungen mit Druck und Zug auf Muskel, Sehnen, Gelenke und durch Übungen mit verringerter oder ohne optische Kontrolle möglich.

Es bieten sich folgende Bewegungsformen an:

◆ Springen: z. B. auf der Weichbodenmatte, auf Turnmatten, Matratzen, auf dem Trampolin,

◆ Ziehen: z. B. in Bauchlage die schräge Bank hoch, auf dem Rollbrett ziehen oder schieben, auf einer Decke mit Handfassung über den Boden ziehen lassen,

◆ Hängen: z. B. an der Sprossenwand, am Tau, an Ringen, am Trapez,

◆ Körper spüren: z. B. durch Druck, Massage mit der Hand, mit dem Igelball, mit Sandsäckchen; zwischen Weichbodenmatten legen; einrollen in Matten,

◆ Tragen, Schieben: von schweren Gegenständen, z. B. Medizinbälle, Matten,

◆ Krabbeln, Robben über Mattenberge, durch einen Tunnel,

◆ Rutschen auf schrägen Ebenen,

◆ Bewegungsübungen mit verbundenen Augen, z. B. über eine Bank krabbeln; über Geräte geführt werden,

◆ Bewegungen nachahmen, Körperpositionen nachstellen.

Genaues Hinsehen

1. „Veränderung": Die Teilnehmer stellen sich in zwei Gruppen gegenüber. Eine Gruppe dreht sich um, die anderen verändern jeweils drei Kleinigkeiten an ihrer Kleidung, an ihrem Aussehen. Diese Veränderungen müssen dann die Mitglieder der anderen Gruppe an ihrem Partner jeweils erkennen und benennen.

2. „Der Dirigent": Ein oder mehrere Mitspieler verlassen den Raum. Ein Teilnehmer der Gruppe, die im Kreis sitzt, wird zum „Dirigenten" bestimmt. Der Dirigent macht in der Gruppe nacheinander bestimmte Bewegungen mit den Armen (pantomimisches Spielen auf Musikinstrumenten) vor, alle anderen folgen nach. Der hereingerufene Spieler muss durch Beobachtung herausfinden, wer in der Gruppe der „Dirigent" ist. Variation: Wir gehen als Spielidee von anderen Berufen aus, z. B. Bäcker oder Maurer. Oder wir lassen frei Bewegungen improvisieren.

3. Aufdeckbilder: Bilder (DIN-A4-Blätter mit großen Abbildungen) sind zu Anfang mit Puzzle-Teilen eines weiteren Blattes (Karton) ganz zugedeckt. Durch das Wegnehmen von einzelnen Puzzle-Teilen wird ein zunehmender Ausschnitt des Bildes sichtbar. Aus dem Teilausschnitt sollen die Teilnehmer das Gesamtbild erkennen. Es kann auch einfach ein Deckblatt seitlich oder nach oben oder unten langsam verschoben werden.

4. „Mörderspiel": Der Leiter verteilt, für andere verdeckt, an jeden Mitspieler eine Spielkarte. Eine Karte (z. B. Pik As) wird als „Mörderkarte" festgelegt. Wer diese Karte gezogen hat, ist der „Mörder". Er muss versuchen, durch Zublinzeln alle anderen Mitspieler zu „töten". Dazu laufen alle beliebig im Raum umher. Wer „getötet" wurde, lässt sich (nach einer kurzen Wartezeit) auf den Boden fallen. Alle Mitspieler müssen herausfinden, wer der „Mörder" ist. Es müssen sich aber immer erst zwei Spieler finden, die einen Verdacht äußern wollen, sie müssen dann diesen Verdacht dem Spielleiter leise zuflüstern (oder zeigen gleichzeitig auf den vermeintlichen Mörder). Stimmen die verdächtigten Personen nicht überein, sind ebenfalls beide Mitspieler „tot".

Variationen:

Wir sitzen im Kreis, der Raum ist etwas abgedunkelt. Jeder hat eine Kerze (Teelicht auf einem Bierdeckel) vor sich stehen. Beim Zublinzeln muss die Kerze ausgeblasen werden, der Spieler ist raus. Man kann das Spiel erschweren, wenn erlaubt wird, dass aus taktischen Gründen der „Mörder" seine eigene Kerze ausblasen darf.

Wir verdunkeln weitestgehend den Raum. Das Ausschalten durch den „Mörder" geschieht nicht durch Zublinzeln, sondern durch Berühren an der Hüfte.

5. „Fotografieren": Wir finden uns zu zweit zusammen; einer der Teilnehmer spielt den „Fotoapparat" und schließt die Augen. Er wird dann von seinem Mitspieler zu bestimmten Punkten in der Halle geführt – möglichst nahe heran. Dort wird eine Aufnahme gemacht, d. h., der „Blinde" öffnet auf ein vereinbartes Zeichen hin (z. B. am Ohrläppchen ziehen) einen kurzen Moment die Augen. So werden drei bis fünf Bilder erstellt, die der „Blinde" nachher mit geöffneten Augen wiederfinden soll. Variation: Durchführung des Spiels draußen.

Gezieltes Hören

1. Richtungshören: Die Gruppe sitzt im Kreis und alle schließen die Augen; zwei bis vier Teilnehmer stellen sich an verschiedenen Punkten hinter der Gruppe und machen ein Geräusch (z. B. klatschen oder mit Rythmusinstrumenten schlagen); die Gruppenmitglieder im Kreis zeigen in die Richtung, aus der das Geräusch kommt.

2. Klingelball: Die Personen sitzen im Kreis; ein Mitspieler setzt sich in die Mitte des Kreises und muss versuchen, mit geschlossenen Augen (bzw. mit Augenbinde) einen Klingelball zu fangen oder zu berühren, den sich die anderen Mitspieler zurollen. Variation: Alle Mitspieler haben die Augen geschlossen und rollen sich den Klingelball zu; wer den Ball hat, sagt jeweils seinen Namen; wer den Ball hat, ruft einen beliebigen Mitspieler auf, derjenige meldet sich, so dass der Ballbesitzende Spieler weiß, in welche Richtung er rollen soll.

3. Sandsäckchen aufnehmen: Jeweils ein Spieler wirft seinem Partner, der die Augen geschlossen hat, aus einigen Metern Entfernung ein Sandsäckchen zu; dieser versucht, es mit geschlossenen Augen aufzunehmen.

4. Geräusche erkennen: Die Gruppe sitzt im Kreis und alle schließen die Augen; der Leiter macht mit den verschiedensten Alltagsgegenständen typische Geräusche vor (z. B. Schere, Papier zerreißen, mit einer Bürste putzen, Klettverschluss, Tesakrepp abziehen, mit einem Stift auf Pappe malen, Reißverschluss.) Nachher versuchen alle gemeinsam, die Gegenstände zu benennen.

5. Geräuschdosen: In leeren Filmdosen (schwarze) werden kleine Gegenstände (etwa Erbsen, Sand, Wasser, Schraube) gefüllt. Durch Schütteln sollen die Spieler erkennen, was sich in den Dosen befindet. Variation: Gibt es jeweils zwei Dosen mit dem gleichen Inhalt, geht es darum, eine Zuordnung vorzunehmen.

6. „Akustikwald": Mehrere Gruppenmitglieder verteilen sich im Raum, sie bilden Hindernisse („Bäume"). Die anderen Mitspieler versuchen, mit geschlossenen Augen von der einen Raumseite zur anderen zu gelangen. Drohen sie vor ein „Hindernis" zu stoßen, machen diese ein Geräusch (mit verschiedenen Rhythmusinstrumenten), so dass die „Blinden" um den „Baum" herumlaufen können.

7. „Blinder im Kreis": Alle stellen sich im Kreis auf und bilden dadurch einen begrenzten Raum; zwei Freiwillige sollen sich „blind" (mit Augenbinde oder geschlossenen Augen) im Kreis bewegen; drohen sie, an ein Kreismitglied zu stoßen, machen diese einen leisen Summton; drohen die beiden „Blinden" im Kreis zusammenzustoßen, rufen alle „Klingeling".
Variation als Fangspiel: Der eine Mitspieler versucht, den anderen zu fangen; der Jäger kann drei Mal dazu ein vereinbartes Geräusch (z. B. Klatschen) des anderen anfordern; d. h., klatscht der Jäger einmal, dann muss der Mitspieler ebenfalls klatschen.

8. Blindenplumpsack: Das Plumpsackspiel kennt vermutlich jeder aus seiner Kindheit: Ein Spieler geht langsam mit einem Gegenstand („Plumpsack") in der Hand um die im Kreis stehenden Mitspieler. Bei einer Person lässt der Läufer plötzlich den Gegenstand auf den Boden fallen und rennt los. Diese Person nimmt den Gegenstand auf und versucht, den Läufer abzuschlagen, bevor dieser den frei werdenden Platz erreicht. Bei Erfolg des Läufers beginnt die neue Person das Spiel erneut.
Wenn dieses Spiel mit „blinden" Menschen gespielt werden soll (wir setzen dazu Augenbinden auf oder schließen die Augen), müssen einige Bedingungen angepasst werden. Der Gegenstand („Plumpsack") muss hörbar sein, z. B. Glockenband oder Schlüsselbund. Der Laufweg muss in geeigneter Weise festgelegt werden, z. B. können sich die Kreismitglieder mit dem Körper nach außen drehen und ein Seil oder Tau festhalten. An diesem Seil halten sich die Läufer jeweils fest. Der frei werdende Platz könnte dadurch markiert werden, dass eine Wäscheklammer dort am Seil festgeheftet wird.

9. Blindenrollball: Aufgabe der beiden Mannschaften, die sich an der eigenen Hallenseite befinden, ist es, einen Glockenball so unter einer Schnur (ca. 30–40 cm hoch) zu rollen, dass der Ball die gegnerische Hallenseite zwischen zwei kleinen Kästen berührt (Größe des Tores veränderbar). Die blinden Spieler sitzen zur Orientierung auf versetzt liegenden Turnmatten, auf denen sie sich kriechend fortbewegen können.[1]

Gezieltes Ertasten (Materialien selbst erstellt)

Für diesen Bereich lassen sich viele der erforderlichen Tastmaterialien mit geringem Aufwand auch selbst herstellen. Dazu einige Anregungen:

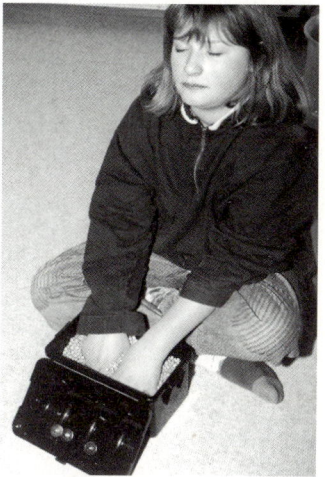

1. „Schatztruhe": Wir füllen eine Kiste mit Erbsen oder Bohnen. Gegenstände, z. B. Glaskugeln, sollen mit geschlossenen Augen dort herausgefunden werden.

2. Gefüllte Luftballons: In leicht aufgeblasenen Luftballons werden kleine Gegenstände (z. B. Füllerpatrone, Sand, Mais, Knöpfe) gesteckt, die dann ertastet werden sollen.

3. Beklebte Bierdeckel: Wir bekleben Bierdeckel mit verschiedenen Oberflächen (z. B. Folie, Sandpapier, Stoff usw.), diese sollen dann erkannt werden. Sind jeweils zwei Bierdeckel gleich, sollen sie zugeordnet werden.

4. Gefüllte Dosen: Leere Dosen oder Schraubgläser werden mit Strümpfen überzogen. Aufgabe ist es, durch Ertasten darin Gegenstände zu erkennen.

5. Tast-Schuhkarton: In einen Schuhkarton schneiden wir zwei Löcher für das Durchstecken der Hände ein. Darin sollen dann Gegenstände ertastet werden.

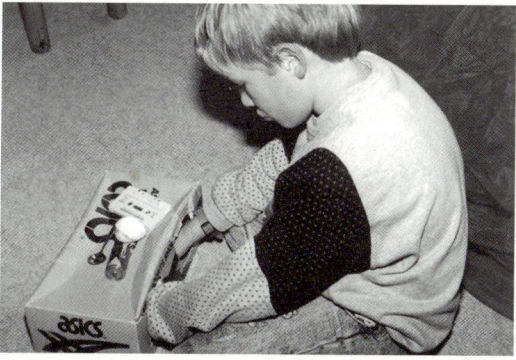

6. Sandpapierformen: Einfache Formen oder z. B. auch Zahlen schneiden wir aus Sandpapier aus und kleben diese auf Papier auf. Die Formen sollen ertastet, erkannt oder zugeordnet werden

7. Tastsäckchen: Säckchen werden gefüllt etwa mit Erbsen, Kastanien, Kirschsteinen, Bohnen u. Ä.

---

1 Dieses Spiel wird unter weiteren genau festgelegten Regeln im Behindertensport als Torball für blinde und sehbehinderte Menschen angeboten.

Anregungen und Fragestellungen

1. Einzelne Kleingruppen erhalten den Auftrag, zu festgelegten oder selbst gewählten Bereichen einen Wahrnehmungs-Parcours zu entwickeln und aufzubauen.

2. Eine Gruppe erhält den Auftrag, eine „Taststraße" für die Füße in der Halle (bzw. draußen) aufzubauen.

3. Wir fertigen im Unterricht (oder in Heimarbeit) ausgewählte Wahrnehmungsmaterialien selbst an.

4. Bei der Realisierung der „Blindenspiele" können wir die Gruppe teilen, wobei jeweils einige Teilnehmer die „blinden" Spieler beobachten. Bei der Auswertung fließen so eigene Erfahrungen und die Beobachtungen von „Außenstehenden" mit ein.

7.3 Gleichgewicht

Unter Gleichgewicht versteht man die Fähigkeit,
- den gesamten Körper im Gleichgewichtszustand zu halten (statisches Gleichgewicht)
- oder während und nach einer Bewegungshandlung diesen Zustand beizubehalten bzw. wieder herzustellen (dynamisches Gleichgewicht.).

Das Gleichgewicht geht auf komplexe physiologische Prozesse zurück. So spielen drei Wahrnehmungssysteme eine wichtige Rolle:
- Die erste Information kommt aus den Sinneszellen im Körper, aus den Muskeln, Sehnen und Gelenken (kinästhetische Wahrnehmung). Diese informieren ständig über Bewegungen des Körpers und seiner Teile und über Anspannungen der Muskulatur. So kann man z. B. auch ohne hinzusehen über eine Bank balancieren und weiß, welche Bewegungen der linke oder rechte Fuß, welche Bewegungen die Arme machen.
- Als Zweites gibt auch unsere optische Wahrnehmung eine Rückmeldung über unsere Lage im Raum.
- Die dritte Information kommt aus dem Vestibularapparat, der sich im Innenohr befindet (vestibuläre Wahrnehmung). Der Vestibularapparat zeigt immer an, in welcher Stellung wir uns zur Erdoberfläche befinden. Bezugspunkt ist die Schwerkraft, die immer gleich bleibend auf den Körper einwirkt und ständig Gleichgewichtsinformationen an die vestibulären Zentren liefert. Weiter gibt es kleine halbkreisförmige Röhren, so genannte Bogengänge. Diese Bogengänge sind mit Flüssigkeit gefüllt. Es gibt drei verschieden angeordnete Bogengänge, die damit für verschiedene Richtungsveränderungen zuständig sind. Die Sinneswahrnehmung ändert sich jedes Mal, wenn der Kopf Geschwindigkeit oder Richtung seiner Bewegung ändert.

Das Gleichgewichtssystem hat die Aufgabe, die Lage unseres Kopfes und Körpers im Raum festzustellen, damit wir Informationen, die von unseren Augen stammen, richtig deuten können. Wir müssen z. B. wissen, ob sich ein Gegenstand, unser Kopf oder aber unser ganzer Körper bewegt oder schief steht.

Wir müssen ein stabiles Gesichtsfeld aufrecht erhalten, damit Gegenstände, die wir anblicken, nicht plötzlich verwischen.

Eine wichtige Funktion des Gleichgewichtssystems ist weiterhin, Haltungs- und Gleichgewichtsreaktionen auszulösen. Es handelt sich dabei um automatische Muskelkontraktionen, welche unseren Körper auf zwei Beinen im Gleichgewicht halten. Wichtig dazu sind:

automatische Körperausrichtungen als Ausgleichsbewegungen zur Stabilisierung unserer Haltung, schützendes Ausstrecken der Arme (Abstützreaktionen) und Kokontraktionen.

Damit der Kopf stabil gehalten und gleichmäßig bewegt werden kann, müssen sämtliche Muskeln im Halsbereich in der Lage sein, sich zur gleichen Zeit zu kontrahieren. Sämtliche Muskeln des Körpers müssen in der Lage zu solchen Kokontraktionen sein, um das Gleichgewicht aufrecht erhalten zu können und zu verhindern, dass man durch leichten Zug oder Druck aus dem Gleichgewicht gebracht werden kann.

Abschließend ein Beispiel:

> „Beobachten wir das Kind beim Radfahren, und wir werden erkennen, wie die Stimulierung der Sinnesorgane zu entsprechenden Anpassungsreaktionen des Kindes führt und wie diese Anpassungsreaktionen die Integration der Sinneseindrücke fördert. Um sich selbst und das Fahrrad im Gleichgewicht zu halten, muss das Kind sowohl den Zug der Schwerkraft als auch die Bewegungen seines eigenen Körpers empfinden.
>
> Immer wenn der Körper sich außerhalb des Schwerpunkts bewegt und zu fallen droht, formt das Gehirn das Gefühl des Fallens und erzeugt eine Anpassungsreaktion. In diesem Falle besteht die Anpassungsreaktion in einer Verlagerung des Körpergewichts durch eine Gegenbewegung, bis das Gleichgewicht auf dem Fahrrad wieder erreicht worden ist. Kommt diese Anpassungsreaktion nicht zustande oder wird sie zu langsam durchgeführt, fällt das Kind mit dem Fahrrad hin. Ein Kind, das diese Anpassungsreaktionen nicht durchführen kann, weil es keine guten und genauen Informationen über seinen Körper und den Gleichgewichtssinn hat, wird vermeiden, weiterhin Rad zu fahren.
>
> Zusätzliche Reaktionen werden nötig, um das Fahrrad zu lenken, so dass es dahin fährt, wohin das Kind es haben will. Um beispielsweise zu wissen, wo das Kind und sein Fahrrad sich in Beziehung zu einem Baum befinden, muss sein Gehirn optische Eindrücke mit Empfindungen seines Körpers und den Schwerkrafteinwirkungen zusammensetzen. Dann muss es diese Empfindungen benutzen, um einen Weg um den Baum herum zu planen. Je schneller das Fahrrad fährt, desto größer werden die sinnlichen Reizeinwirkungen auf das Kind und desto exakter müssen seine Anpassungsreaktionen ablaufen. Fährt das Kind gegen den Baum, bedeutet dies, dass sein Gehirn die Eindrücke überhaupt nicht oder aber nicht schnell genug verarbeiten konnte."
>
> *(A. J. Ayres, 1984, 18 f.)*

Störungen des Gleichgewichts

Gleichgewichtsprobleme sind in erster Linie auf Störungen in der vestibulären Wahrnehmung zurückzuführen (vgl. auch Kapitel 7.2, „Wahrnehmung").

> „Ein unzuverlässiges Gleichgewicht erschwert den Kindern das Verfolgen von bewegten Gegenständen, wenn es mit einer Richtungsänderung des Körpers verbunden ist. Das Einschätzen von Abständen und rechtzeitiges Anhalten bei Annäherung fällt diesen Kindern besonders schwer. Die täglichen Rempeleien auf dem Schulhof können darauf zurückgeführt werden.
>
> In Verbindung mit dem taktil-kinästhetischen System ermöglicht das vestibuläre System den sicheren Ausgleich von Richtungsänderungen bei gleichzeitigem Transportieren eines Gegenstandes. Eine Treppe ohne Geländer herabzugehen und einen Becher mit einem Getränk ohne verschütten zu transportieren kann von Kindern mit vestibulären Problemen daher nicht erwartet werden."
>
> *(G. Kesper, C. Hottinger, 1992, 58)*

Gleichgewichtsprobleme zeigen sich in verschiedenartigen Besonderheiten des Bewegungsverhaltens. Das Gangbild deutet auf Unsicherheiten hin, es sind außergewöhnlich heftige Ausgleichsbewegungen der Arme, der Beine, des Kopfes oder des gesamten Körpers zu beobachten. Die Bewegung wird besonders langsam oder auch besonders schnell ausgeführt. Die Muskelspannung ist erhöht. Oder aber die Bewegungshandlung wird ganz verweigert.

Leute mit Gleichgewichtsproblemen können sich davor fürchten, in die Höhe zu klettern oder über einen Fußboden zu gehen, der steinig oder höckerig ist. Sie halten sich ängstlich am Treppengeländer beim Auf- oder Abwärtsgehen der Treppen fest. Sie lieben es nicht, auf Bordsteinkanten zu laufen, auf Gegenstände zu klettern oder auf Tieren zu reiten.

Den Kopf nach unten halten zu müssen, kann kaum ausgehalten werden und löst Angst aus. Da dieses Problem Ausdruck einer Überempfindlichkeit gegenüber den Reizinformationen der Schwerkraftrezeptoren ist, spielt die Stellung des Kopfes für diese Personen eine kritische Rolle.

„Den Kopf mit seiner oberen Seite nach unten zu halten stellt die stärkste Reizung der Schwerkraftrezeptoren im Labyrinth des Innenohres dar und wird ganz besonders von solchen Personen als bedrohlich empfunden, die diese Gleichgewichtsinformationen nicht entsprechend modulieren können. Schwerkraftverunsicherte Kinder vermeiden Purzelbäume. In-die-Luft-geschleudert-werden bereitet ihnen kein Vergnügen."
(J. Ayres, 1984, 121)

Anregungen und Fragestellungen

1. Wir versuchen, die dargestellten Merkmale eines guten Gleichgewichts an weiteren Übungsbeispielen zu verdeutlichen.

2. Wir nehmen das Balancieren über eine Turnbank: Beschreiben Sie an diesem Bewegungsablauf genau die drei Nerventeilsysteme, die bei der Gleichgewichtsregulation eine Rolle spielen.

3. Wir versuchen, uns selbst leicht aus dem Gleichgewicht zu bringen, und beobachten oder erspüren unsere Reaktionen: Wir versuchen im Stand mit geschlossenen Augen das Gleichgewicht zu halten, wir bringen dabei die Füße ganz nah aneinander. Wir legen die Arme fest an den Körper an. Wir lassen uns im Stand leicht zur Seite fallen. Wir versuchen, uns etwas mit den Fersen vom Boden abzuheben. Wir probieren andere Fußstellungen aus, z. B. mit gekreuzten Füßen oder mit den Füßen in einer Linie, ein Fuß vor dem anderen.

4. Wir wollen Gleichgewichtsprobleme selbst erfahren. Dazu schaffen wir Bedingungen, die auch uns in Unsicherheit versetzen können: Wir stellen uns auf ein Wackelbrett, Therapiekreisel und werden leicht zur Seite oder nach vorn oder hinten angestoßen. Wir balancieren auf der (umgedrehten) Turnbank vorwärts und rückwärts, auch mit geschlossenen Augen. Wir gehen über eine Weichbodenmatte, unter der etliche Medizinbälle liegen: vorwärts, rückwärts, zu zweit, mit geschlossenen Augen und während die Matte durch andere hin- und herbewegt wird. Wir können die Übungen mit der Video-Kamera aufnehmen und werten unsere Bewegungen, Reaktionen und Ausgleichsmechanismen aus.

Praxisbeispiele (11): Gleichgewichtsförderung

> „Übungen der Gleichgewichtserhaltung des Körpers sind zugleich auch hal-
> tungschulende Übungen. Ohne Anspannung der Stützmuskulatur, ohne
> ‚Zusammenschluss‘ des Körpers könnte der Übende sein Gleichgewicht
> niemals aufrecht erhalten. So ist die Balance ein ständiger Kampf gegen die
> heranziehenden Kräfte der Schwerkraftwirkung einerseits und gegen ständi-
> ge Drehtendenzen, durch welche die Schwerkraftlinie des Körpers leicht aus
> dem Lot gebracht werden kann, andererseits. Dabei hilft die kinästhetische
> Rückkoppelung, den ständigen Fluss der wechselnden Spannungsfeinab-
> stimmung zu regeln. Auch hier, wie überall, macht Übung den Meister."
> *(E. J. Kiphard, 1979, 119)*

Neue und ungewohnte Balancesituationen lösen spezifische Anpassungsvor-
gänge im menschlichen Organismus aus. Deshalb ist es wichtig, die Kinder
durch variationsreiche Übungsangebote zu befähigen, sich mit ihrem Körper auf
neue räumliche Situationen einzustellen.

Wichtige Entscheidungs- und Variationshilfen für Gleichgewichtsangebote sind:
◆ der Untergrund: breit–schmal, stabil–labil, flach–gewölbt etc.,
◆ die Körperlage: stehen, sitzen, knien, liegen,
◆ die Bewegungsrichtung: vorwärts, rückwärts,
◆ die Bewegungshöhe: auf dem Boden, auf niedrigen/hohen Geräten,
◆ die Bewegungsform: gehen, laufen
◆ die Augenkontrolle: geöffnete, geschlossene Augen,
◆ die Sozialform: allein, zu zweit, in der Gruppe,
◆ das Objektmaterial: Auswahl der Sport-/Spielgeräte
(vgl. Sportjugend NW, 1995, 51).

Konkrete Übungsbeispiele siehe etwa auch unter vorherigen Kapiteln, Großgeräte, Trampolin, Rollbrett u. a.
Der Sicherheitsaspekt ist vor allem bei Bewegungsanlässen mit labiler Unter-
stützungsfläche, z. B. Wippe, zu beachten. Angst reduzierend wirken verschiedene Hilfe- und Sicherheitsstellungen und mögliche vorhandene Gebäudehil-
fen, wie Sporthallenwände, an die man sich z. B. beim Pedalo-Fahren festhalten
kann.

Die Bewegungsbaustelle
Hauptsächlich aus Alltagsmaterialien besteht die so genannte Bewegungsbaustelle. Diese Idee, die erstmals von der Frankfurter Arbeitsgruppe (1982) in ihren
Arbeiten zur Reform der Sportlehrerausbildung angesprochen wurde, hat eine
hohe Verbreitung vor allem durch die Veröffentlichung von K. Miedzinski (1983)
gefunden. Als Ergänzung zu den Übungsbeispielen mit Großgeräten können
diese Anregungen im motorischen Bereich schwerpunktmäßig auch zur Gleichgewichtsförderung dienen.

Die Grundidee der Bewegungsbaustelle versteht sich als Alternative und Ergänzung zu den bestehenden Gelegenheiten für großräumige Bewegungen der Kinder, die in der Regel durch vorgefertigte Situationen geschaffen sind. Die Bewe-

gungssituationen sollen mehr Gelegenheiten bieten, Materialeigenschaften kennen zu lernen, Geräte zu verändern, Dinge zu heben, zu tragen oder mit anderen zu kombinieren.

Selbstständiges, umsichtiges und fantasievolles Umgehen mit Materialien soll den Kindern Kenntnisse über Eigenschaften und Funktionen der Dinge vermitteln und zunehmende Bewegungssicherheit geben.

Es gibt keine fertigen Bewegungssituationen, die Kinder schaffen sich ihre eigenen Bewegungsanlässe mit Hilfe der Bauelemente.

Hier bieten sich einfache Bauelemente wie Bretter, Balken, LKW-Schläuche, Autoreifen, Walzen, Teppichreste usw. an.

> „Der Umgang mit diesen Materialien schafft Gelegenheiten zu vielfältigen großmotorischen Bewegungserfahrungen: die Kraft gezielt einsetzen, sich behutsam und umsichtig oder überschäumend bewegen; kippeln, gleiten, rutschen, Gleichgewicht erproben, überwinden, durchschlüpfen, hinaus-, hinüber- und hinabsteigen. In diesem Zusammenhang werden Bewegungen herausgefordert, die direkt auf den Alltag übertragbar sind, und sich somit ein deutlicher Bezug zur lebenspraktischen Realität ergibt. Die Kinder lernen physikalische Eigenschaften und Gesetzmäßigkeiten der Materialien kennen und bringen die Verhältnisse von groß–klein, breit–schmal, lang–kurz, oder rau–glatt, hart–weich, schwer–leicht, beweglich–unbeweglich in ihren Abstufungen in Erfahrung. Die Materialien werden erfahren in ihrer Räumlichkeit, Schwere, in der unterschiedlichen Verwendbarkeit und situationsgemäßen Nutzung. Heben, Tragen, Stützen, Schieben sind Aktivitäten, durch die sich der Schatz an Erfahrungen über die Eigenschaften der Dinge ständig vergrößert."
>
> *(K. Miedzinski, 1983, 10 f.)*

Es können beispielsweise folgende Bewegungsgelegenheiten gebaut werden: Wackelstege, Reifentürme, Höhlen und Hütten; Schlauchtramps (selbst hergestellte Trampolins aus LKW-Schläuchen, Rollladengurten u. Ä.), Balanciergelegenheiten, Treppen, schräge Ebenen aus Holzklötzen, Kanthölzern, Balken, Brettern, Leitern, Kästen; Kullerbahnen aus Drainagerohren, kleineren PVC-Rohren, Plastikwannen.

Anregungen und Fragestellungen:

1. Skizzieren Sie in Kleingruppen mögliche Gerätestationen zur Gleichgewichtsförderung, die in einer Turnhalle aufgebaut werden können. Die Ergebnisse stellen wir der Gesamtgruppe vor. Ausgewählte Stationen probieren wir in der Praxis aus.

2. Einzelne Schüler informieren sich über Einrichtungen (Kindergärten, Behinderteneinrichtungen), in denen das Konzept der Bewegungsbaustelle umgesetzt worden ist, und stellen Realisierungsmöglichkeiten und Ergebnisse vor.

3. Stellen Sie Gelegenheiten zusammen, die sich draußen in der natürlichen Umwelt befinden und das Gleichgewicht anregen helfen.

8

Aspekte der motorischen Entwicklung

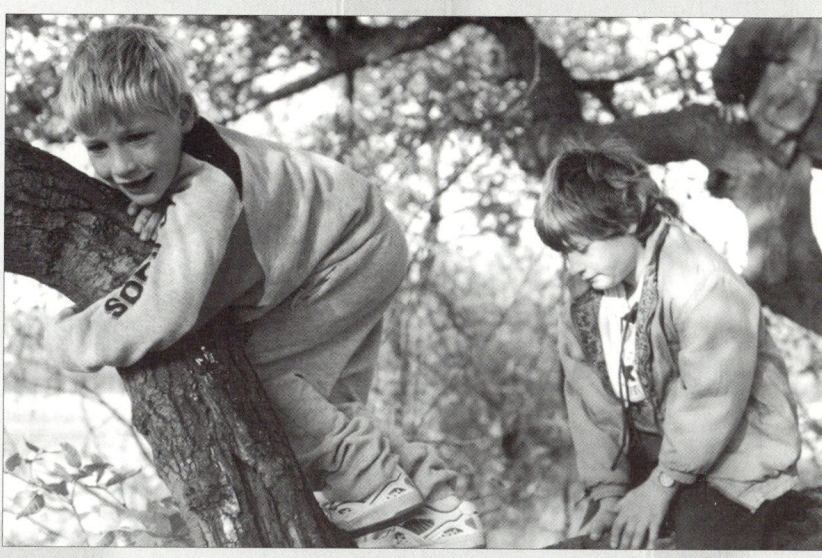

◆ Nach welchen Gesetzmäßigkeiten verläuft die motorische Entwicklung?
◆ Welche wichtigen Entwicklungsschritte bis zum selbstständigen Laufen müssen von den Kindern bewältigt werden?
◆ Welche motorischen Fähigkeiten und Fertigkeiten sind für koordiniertes Krabbeln und für sicheres Stehen und Gehen notwendig?
◆ Welche Störungen können die Entfaltung dieser Entwicklungsschritte beeinträchtigen?

Praxis

◆ *Die eigene Körperwahrnehmung bildet eine wichtige Grundlage für die motorische Entwicklung. Durch Einsatz vielfältiger Materialien ist eine Förderung und Unterstützung der notwendigen Körpererfahrungen möglich.*
◆ *Welche Spiel- und Übungsformen bieten sich beispielsweise mit Alltagsmaterialien, mit dem Luftballon, mit dem Gymnastikreifen an?*

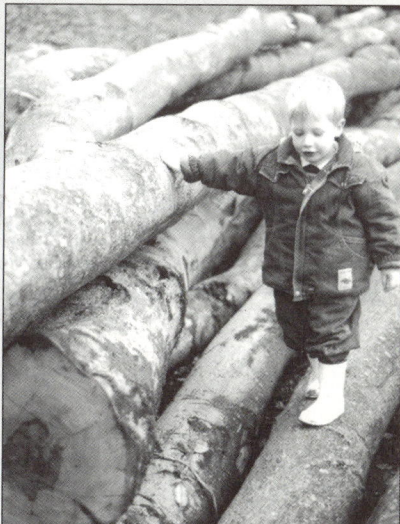

Erst die Kenntnis über Funktion und Entwicklung normaler Bewegungsabläufe ermöglicht das Feststellen von Entwicklungsstörungen und das Erkennen pathologischer Bewegungsabläufe behinderter Kinder.
Wichtige Schritte dieser Entwicklung vom Säuglings- bis zum Vorschulalter und einige mögliche Abweichungen sollen hier auschnittweise dargestellt werden.

Die Motorik ermöglicht dem Menschen die Auseinandersetzung mit der Umwelt. Für das Kind bedeutet die ständige Verbesserung der motorischen Fähigkeiten das Erringen zunehmender Unabhängigkeit.

> „Dass dieses komplizierte System durch Störungen vielfältigster Art falsch ablaufen kann, ist in der Vielzahl der Regulationssysteme begründet. Ihr koordiniertes Zusammenspiel im Mikrokosmos eines sich entwickelnden Kindes mit seiner Psyche, mit der Fähigkeit, auf Reize aus der Umwelt zu reagieren, mit den Möglichkeiten seiner sensorischen, sensiblen Systeme und seinem Intellekt, auf solche Reize in nicht immer vorgegebenen Bahnen zu reagieren, d. h. einen gewissen Reaktionsfreiraum zu haben, bewirkt letztlich das, was wir ‚Entwicklung' nennen."
> *(I. Flehmig, 1990, 9 f.)*

Die motorische Entwicklung vom Neugeborenen an ist abhängig von der Reifung des Zentralnervensystems. Der Ablauf dieser Entwicklung wird einerseits beeinflusst durch genetisch festgelegte Entwicklungsmuster und andererseits mit Hilfe von Stimulationen durch Umweltreize. Hier findet eine ständige Wechselwirkung und Beeinflussung statt.
Jede Phase der motorischen Entwicklung hat dabei Übungscharakter für die nächstfolgenden, was z. B. Kraft, Muskeltonus oder Gleichgewicht angeht.

8.1   Phasen und Entwicklungsprinzipien

Die ersten Lebensjahre eines Kindes bis zum Schuleintritt lassen sich grob in vier Phasen aufteilen:

◆ Das Neugeborenenalter (ca. erster bis dritter Monat) ist durch ungerichtete, mehr vom ganzen Körper ausgeführte Massenbewegungen gekennzeichnet, d. h., es fehlen noch die willkürlichen Einzelbewegungen. Die Reflexe und tonische Reaktionen sind noch gut ausgebildet, z. B. Greifreflex, Schreitreaktion, Halsstellreaktion u. a.
◆ Die Motorik im Säuglingsalter (ca. vierter bis zwölfter Monat) ist auch noch von Reflexen und Reaktionen abhängig, diese verschwinden aber allmählich und mit der fortschreitenden Entwicklung der Hirnfunktionen entwickelt der junge Säugling ein zunehmend differenziertes Zusammenspiel einzelner Bewegungen. Es entwicklet sich das Greifen, die Aufrichtung und die erste selbstständige Fortbewegung.
◆ Das Kleinkindalter (ca. zweites bis drittes Lebensjahr) kann als Phase der Aneignung vielfältiger Bewegungsformen angesehen werden. Das Kind lernt und entwickelt elementare Bewegungsfertigkeiten, wie Krabbeln und Kriechen, Stehen und Gehen, Laufen und Hopsen, Klettern und Springen, Werfen und Fangen, Heben und Tragen, einfaches Balancieren.
◆ Im Vorschulalter (ca. vier bis sechs Jahre) werden diese Bewegungsfertigkeiten in vielfältiger Weise geübt, verfeinert und das Kind kann sich erste Bewegungskombinationen aneignen, z. B. Laufen und Springen, Fangen und Werfen.

Die motorische Entwicklung in der frühen Kindheit lässt sich mit den Prinzipien der Differenzierung und der Integration beschreiben:

> „In den ersten Lebensmonaten vollzieht sich die motorische Entwicklung mit großer Schnelligkeit: Die Bewegungen werden differenzierter, aus den unkoordinierten Massenbewegungen des Säuglings werden immer gezieltere Einzelbewegungen. Während ein Kleinkind z. B. noch beide Hände und die Kraft seines ganzen Körpers einsetzt, um einen Ball zu werfen, grenzt es im Laufe der Zeit das Werfen immer mehr ein auf beidarmiges Werfen und später auf das gezielte Werfen mit einem Arm/einer Hand.
> Die Differenzierung kennzeichnet also eine fortschreitende Verfeinerung, Erweiterung und Strukturierung von Funktionen und Verhaltensweisen.
> Mit diesem Prozess einher geht eine scheinbar entgegengesetzte Tendenz, die der Zentralisation bzw. der Integration, d. h., dass gleichzeitig mit der Zunahme von Einzelleistungen eine Koordinierung und übergeordnete Steuerung dieser Funktionen im zentralen Nervensystem einsetzt. Das Gehirn bildet hier eine Art Schaltstelle, in der die Einzelleistungen miteinander verbunden und aufeinander abgestimmt werden."
> *(R. Zimmer, 1993, 71)*

Die Entwicklung des Bewegungsverhaltens erfolgt weiterhin nach bestimmten Gesetzmäßigkeiten bzw. Entwicklungsprinzipien (vgl.: G. Stemme/D. v. Eickstedt, 1998, 56):

◆ Die Aufrichtungsphase beginnt zunächst im Nacken, setzt sich dann im Schulter-Arm-Bereich und dann im Bereich des Rumpfes und der Beine durch. Die ersten kontrollierten Bewegungen lassen sich also zunächst am Kopf, dann an den Armen und zuletzt an den Beine beobachten (cephalo-caudale Entwicklungsrichtung). Somit nimmt auch die Aufrichtung gegen die Schwerkraft vom Liegen bis zum Stehen zu.

◆ In engem Zusammenhang damit steht die proximo-distale Entwicklungsrichtung. Die Kontrolle der Muskeln, die näher an der Hauptachse des Körpers liegen, gelingt eher als die Kontrolle der entfernteren Muskeln. Die Entwicklung verläuft von den zentralen zu den peripheren Körperteilen, grobmotorische Ganzkörperbewegungen gehen den feinmotorischen Bewegungen der Extremitäten voraus.

◆ Symmetrische und asymmetrische Haltungs- und Bewegungsphasen wechseln einander ab.

◆ Verschiedene Entwicklungsstufen bestehen gleichzeitig nebeneinander.

◆ Die höchstentwickelten Fähigkeiten benötigen die längste Zeit.

8.2 Schritte zur selbstständigen Fortbewegung

Im Verlauf der selbstständigen Bewegungsentwicklung gibt es wichtige Entwicklungsschritte, die vom Kind bewältigt werden müssen und die bedeutsame „Meilensteine" in der Motorik des Kleinkindes darstellen (vgl. E. Pikler, 1997).

E. Pikler lenkt dabei auch das Augenmerk auf die Übergangspositionen wie beispielsweise den seitlichen Ellbogenstütz oder den abgestützten Seitsitz.
Wichtig ist, dass die Kinder die Gelegenheiten haben, sich die einzelnen Schritte möglichst eigenständig zu erarbeiten und zu üben.

Von der Rückenlage, bis zum Sich-auf-den-Bauch-Drehen. Sich Wälzen und Rollen	Ausgangsposition			
Entwicklungsverlauf des Kriechens auf dem Bauch bis zum Krabbeln auf Knien und Händen				
Entwicklungsverlauf des Sich-Aufsetzens				
Entwicklungsverlauf des Aufstehens				
Vom freien Aufstehen bis zum freien Gehen				

Schritte zur selbstständigen Fortbewegung (vgl. E. Pikler, 1997, 35)

Die Vielzahl der einzelnen Entwicklungsschritte jeweils noch genauer zu betrachten würde den Rahmen dieses Buches sprengen (vgl. weitere Angaben in Kapitel 10, „Diagnostik"). Deshalb wollen wir uns auf zwei Aspekte beschränken, die als wichtige „Meilensteine" der Motorik des Kleinkindes anzusehen sind und die auch in der Frühförderung und in der psychomotorischen Bewegungsförderung von besonderer Bedeutung sein könnnen: das Robben und Krabbeln und das Stehen und Gehen.

8.3   Robben und Krabbeln

Bei einem gesunden Kind entwickelt sich ca. zwischen dem siebten und neunten Lebensmonat das Vorwärtsrobben auf dem Bauch. Das Kind kann sich in den Vierfüßlerstand stellen, kann aber noch nicht zum Krabbeln kommen. Das Robben ist eine Vorstufe davon und ist in der normalen Entwicklung bei einigen Kindern nur kurze Zeit sichtbar.

Durch die immer stärker werdende Entwicklung des Extensorentonus (Streckermuskulatur) gelingt die Aufrichtung im Schultergürtel bis zum Unterarmstütz, der Kopf kann gegen die Schwerkraft aufrecht gehalten werden. So beginnt das Kind bald, sich auf dem Bauch rutschend vorwärtszubewegen.

Die Beine haben zu Beginn keine unterstützende Funktion, sondern bleiben gestreckt. Zuerst kann es sich in Bauchlage rückwärts schieben, dann kommt die Phase des symmetrischen Vorziehens, dann folgt alternierendes Robben mit gekreuzter Koordination (vgl. A. Peters, 1988, 26).

Häufig ist vorher das Bewegen in Kreisrichtung nach rechts und links zu beobachten und das Rückwärtsstoßen entsteht in der normalen Entwicklung oft vor der Vorwärtsbewegung, weil die motorische Entwicklung der Arme der der Beine etwas vorausgeht.

Die Gewichtsverlagerungen nehmen beim Robben noch eine breite Basis in Anspruch. Im Hinblick auf das Gleichgewichthalten in höheren Positionen ist das Robben aber eine wichtige Übungsphase.

E. Pikler (1997, 199) nennt die „verschiedenen Möglichkeiten des Bauchkriechens: Der auf dem Bauch kriechende Säugling kann sich auf ebener oder unebener Fläche fortbewegen, unter etwas hindurch, in etwas hinein, aus etwas heraus, auf etwas hinauf und von etwas herunter (Polster, flache Kiste, Abhang etc.).

Durch das Robben kann das Kind so schon relativ früh seinen Umkreis erweitern, diese Umfelderkundung ist auch für die geistig-seelische Entwicklung des Kindes bedeutsam.

Etwa im achten Monat kommt das Kind in die Krabbelposition.

Zu Beginn des Krabbelns muss sich das Kind um dauernde Verlagerung des Körpergleichgewichts bemühen, später funktioniert dies automatisch. Die Arme sind jetzt im Gegensatz zum Robben in den Ellenbogen gestreckt. Stützreaktionen sind gefordert von den Schultern, Ellenbogen und den Handgelenken. Die Hüft- und Kniegelenke werden durch Stützreaktionen in gebeugter Stellung gehalten bzw. zu einer Vorwärtsbewegung weiter angebeugt, die Fußgelenke bleiben gestreckt.

Gut krabbelnde Kinder bewegen sich im Kreuzgang und setzen immer die diagonal stehenden Extremitäten gleichzeitig nach vorne.

Schnelles und gut koordiniertes Krabbeln entwickelt sich dann in den weiteren Monaten. Dazu werden vom Kind koordinierte Bewegungen von Kopf, Rumpf und Extremitäten gefordert. Gleichzeitig ist hierbei die Fortbewegung ein wichtiger Faktor, das Kind versucht, alles zu ergreifen und zu begreifen.

Es kann sich dadurch sehr schnell fortbewegen, was ihm sichtlich Spaß macht. Dadurch ist das Kind natürlich auch gefährdet und bedarf besonderer Aufsicht. Es kann der Mutter folgen oder diese muss ihm folgen, das stellt eine neue Dimension der Interaktion dar (vgl. I. Flehmig, 1990, 220).

Für koordiniertes Krabbeln sind also verschiedene motorische Funktionen Voraussetzung: freie Kopfbewegung in alle Richtungen, gute Stützfunktion der Arme und Beine, Rumpfbewegungen in alle Richtungen (Kombinationen von Streckung, Beugung, seitliche Beugung, Drehung), Gleichgewichtsreaktionen im Vierfüßlerstand.

E. Pikler (1997, 209 f.) nennt „verschiedene Möglichkeiten des Krabbelns auf Knien und Händen: Das Kind kann auf ebenem oder unebenem Boden krabbeln, in einen hohlen Gegenstand hinein- oder herauskrabbeln, unter Gegenstände krabbeln, auf einen Gegenstand, eine Schräge oder Treppe hinauf- bzw. herunterkrabbeln. Das Kind kann mit Kopf oder Füßen voraus zur nächstunteren Stufe krabbeln."

Bei Entwicklungsverzögerungen oder Bewegungsstörungen ist das Krabbeln erschwert oder auch gar nicht möglich. Besteht in diesem Alter in Bauchlage eine mäßige bis schlechte Kopfkontrolle und entweder mangelhafte oder zu starke Streckung, ist das Krabbeln eindeutig erschwert (vgl. I. Flehmig, 1990, 210).

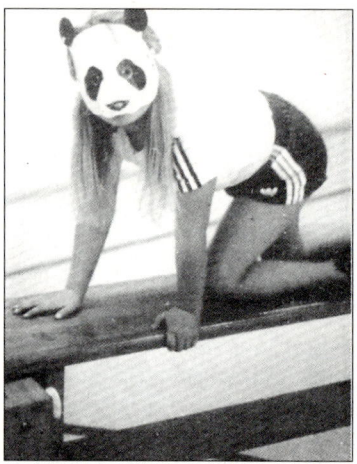

Aus den Ausführungen ergeben sich gute Gründe für die Notwendigkeit des Krabbelns beim motorisch und mehrfach behinderten Kind:

◆ Schulung der Kopfhaltung (Aufrechthalten des Kopfes gegen die Schwerkraft),
◆ Schulung der Stützfunktion an Armen und Beinen, die Ellenbogengelenke sind dabei in Extension, die Kniegelenke in Flexion,
◆ Schulung der Gleichgewichtsreaktionen im Vierfüßlerstand,
◆ Schulung der Rumpfbeweglichkeit, denn der Rumpf wird im Verhältnis zu den Extremitäten koordiniert mitbewegt und nicht nur passiv von den Extremitäten getragen,
◆ Schulung der Wahrnehmung, beispielsweise Schulung des Körperschemas durch rhythmische Koordination der Extremitätenbewegungen, durch die Be- und Entlastung der Extremitäten,
◆ Schulung der Handöffnung und des Tastens,
◆ Erweiterung des Umkreises und Schulung der Raumorientierung und des Richtungssinns.

(vgl. A. Peters, 1988, 105).

8.4   Stehen und Gehen

In der normalen Entwicklung ist das Stehen ab dem achten Monat etwa möglich, allerdings nur mit Festhalten (vgl. I. Flehmig, 1990, 204). Das Kind belastet bereits mit Gewichtsübernahme und bewegt sich wippend, setzt sich aber hin, wenn es loslässt oder losgelassen wird.

Ab dem neunten Monat zieht sich das Kind an Gegenständen hoch und steht auch schon recht stabil. Zu Beginn sind die Hüft- und Kniegelenke oft noch in leichter Beugehaltung. Es macht die ersten Schritte zur Seite mit Festhalten oder an Möbeln entlang.

Der Haltungs- bzw. Muskeltonus hat sich durch die Stabilität gut einreguliert. Das Kind kann damit Bewegungen ausführen und die Haltung bewahren. Die Gelenke sind beweglich und für die aufrechte Position vorbereitet.

Stellreaktionen des Kopfes und des Körpers im Raum sind sehr ausgeprägt vorhanden. Auf den Verlust des Gleichgewichts stellt sich somit das Kind im Raum durch Gegenbewegungen ein. Gleichgewichtsreaktionen im Vierfüßlerstand und in der Sitzposition haben sich gut entwickelt. Das Kind kann in diesen Positionen durch Gegenbewegungen das Gleichgewicht bewahren oder wiederherstellen und kann sich abstützen nach vorn, zur Seite, aber noch nicht nach hinten (vgl. I. Flehmig, 1990, 223).

Im zwölften Monat etwa kann das Kind frei stehen. Es macht manchmal unsichere Schritte, manche Kinder laufen schon, wenn auch noch recht breitbasig.
Im 15. Monat kann das Kind aufstehen und aus dieser Haltung in eine andere übergehen. Es kann sein Gewicht verlagern und sich der Veränderung im Raum gut anpassen. Dazu sind verschiedenartige Kopf-, Rumpf- und Extremitätenbewegungen je nach Richtung der Gewichtsverlagerung notwendig. Besonders auch die Fußbewegungen sind wichtig. Hierzu gehört entweder eine Beweglichkeit in alle Richtungen, oder es müssen isometrische Muskelanspannungen entstehen.

In der normalen Entwicklung hat das Kind im Stehen folgende Bewegungsmöglichkeiten:

> „Der Kopf ist frei beweglich. Die Bewegungen des Rumpfes sind nach allen Richtungen frei. Die oberen Gliedmaßen sind in allen Richtungen frei beweglich. Die unteren Gliedmaßen: Die Beweglichkeit seiner Fußgelenke ermöglicht ihm, sich im Stehen über den Füßen auszubalancieren. Das Kind steht im Allgemeinen mit beiden Füßen auf dem Boden, wobei es, solange es sich im Stehen festhält, die Beugung und Streckung in Knie- und Hüftgelenken ausgiebig übt: es wippt. Sobald das Kind, sich festhaltend oder freihändig, auf einem Fuß stehen kann, ist das andere Bein in allen Richtungen frei beweglich."
> *(E. Pikler, 1997, 229 f.)*

In der abweichenden Entwicklung zeigt das Kind wenig oder keine Mithilfe beim Hochziehen und kein Belasten mit Gewichtsübernahme beim Hinstellen. Spitzfußstellung oder zu schlaffe Sprunggelenke verhindern dies. Auch können noch sehr starkes Zehenkrallen, ein noch starker Fußgreifreflex festgestellt werden.
Die Stell- und Gleichgewichtsreaktionen sind schlecht entwickelt. Der Kopf wird nicht stabil im Raum gehalten und fällt nach vorn, zurück oder zur Seite. Es ist kein gutes Gleichgewicht im Sitzen vorhanden, es findet keine gute Steuerung und Gegensteuerung bei Verlust des Gleichgewichts statt (vgl. I. Flehmig, 1990, 212 f.).

Lernt ein Kleinkind laufen, sind zu Beginn die Ellbogengelenke bei nach oben gerichteten Unterarmen gebeugt. Die Oberarme sind dabei in waagerechter Stellung vom Rumpf abgespreizt. Wechselseitige Armbewegungen sind beim Gehen erst dann möglich, wenn die Arme herunterhängen und die Gleichgewichtsreaktionen des Rumpfes zunehmen.
Ab dem 15. Monat können die meisten Kinder laufen, allerdings mit noch nicht ganz ausgeprägtem Gleichgewichtsgefühl, manchmal auch mit breit aufgesetzten Füßen und noch unsicher.
Im 18. Monat kann das Kind beim Laufen einen Gegenstand in jeder Hand tragen oder hinter sich her ziehen. Es kann in die Hocke gehen mit guten Bewegungszwischenstufen und einen Gegenstand von der Erde aufheben. Es kann rückwärts laufen und einen Ball mit dem Fuß spielen. Es steigt, noch festgehalten, die Treppe hinauf. Beim Laufen kann es schon gut abbremsen.
In der abweichenden Entwicklung ist Laufen oft nicht möglich oder erschwert, da das Kind noch nicht in aufrechter Position das Gleichgewicht halten kann. Sicheres Laufen ist erst möglich, wenn das Kind Gleichgewicht im Stand hat. Manche Kinder halten sich zwar aufrecht, aber ihr Tonus ist nicht gut genug gesteuert. Sie laufen zwar, aber sie müssen sich zum Halten an einem Gegenstand festhalten.

Der Grundtonus kann entweder hyperton, hypoton oder wechselnd sein und beeinflusst damit die Stabilität in der aufrechten Position und bewirkt veränderte Gelenkbeweglichkeit. Haltung und Haltungsbewahrung sind damit beeinträchtigt.

Die Stellreaktionen sind dabei meist mangelhaft, die Kopfkontrolle ist wegen mangelhafter Stabilität nicht gut genug. Bei Verlust des Gleichgewichts kommt der Kopf nicht ausreichend mit, dadurch verliert das Kind noch schneller das Gleichgewicht. Manchmal kann es sich bei Verlust des Gleichgewichts nicht fest abstützen und fällt dann. Mangelhaftes Gleichgewicht erhöht damit die Ängstlichkeit des Kindes erheblich und macht es im gesamten Verhalten unsicherer und zögerlicher.

Damit wird es auch in der weiteren motorischen Entwicklung zu Störungen und Abweichungen kommen und in der Folge zu Auswirkungen auf die sozial-emotionale und kognitive Entwicklung. Deshalb ist es äußerst wichtig, möglichst frühzeitig entsprechende Frühfördermaßnahmen einzuleiten.

Anregungen und Fragestellungen

1. Einzelne Schüler können die Aufgabe übernehmen, aus vorhandenen Tabellen oder Entwicklungsskalen wesentliche motorische Entwicklungsschritte der ersten Lebensjahre darzustellen. Schwerpunkte können sein: Entwicklung der grobmotorischen Körperbewegungen, der Handgeschicklichkeit, des Körperschemas, Lateralität und Dominanz.

2. Schüler krabbeln über den Fußboden. Wir versuchen, den Bewegungsablauf möglichst exakt zu beschreiben. Wir halten fest, welche motorischen Funktionen/Fähigkeiten Voraussetzung für koordiniertes Krabbeln sind.

3. Wir können die Gleichgewichtsreaktionen im Stand bei uns selbst gezielt sichtbar bzw. spürbar werden lassen: So wird durch Gewichtsverlagerung des Körpers nach hinten eine Tonuserhöhung der gesamten Muskulatur der Körpervorderseite hervorgerufen. Man muss, wenn man das Gleichgewicht nicht verlieren will, das nach hinten gebrachte Körpergewicht durch die Beugung des Kopfes und Rumpfes und durch die Streckung der Arme nach vorne ausgleichen. Zehen und Vorfüße werden von der Unterlage abgehoben, während die Fersen auf der Unterlage bleiben. Die Gewichtsverlagerung nach vorne bewirkt eine Tonuserhöhung der gesamten Muskulatur der hinteren Körperseite.

4. Der Zusammenhang von motorischen, psychischen und kognitiven Faktoren ist bereits in vorherigen Kapiteln betont worden. Auch an verschiedenen Entwicklungsschritten lässt sich dieser Zusammenhang gut verdeutlichen. So bietet etwa das Sitzen die erste aufrechte Position und damit ein ganz anderes Blickfeld, wodurch das Gehirn ganz neue Reize vermittelt bekommt; die Hände sind frei und erhalten neue Möglichkeiten des Greifens. Ähnlich vielfältige neue Erfahrungsmöglichkeiten zur Erforschung der Umwelt sind dann mit dem Krabbeln, dem Stehen und Gehen gegeben. Stellen Sie solche Zusammenhänge heraus.

5. Bei motorischen Störungen/Entwicklungsverzögerungen kommt es in der Folge oft zu Auswirkungen auf die sozial-emotionale und kognitive Entwicklung. Beschreiben Sie auch solche Zusammenhänge am Beispiel des Sitzens, Krabbelns oder Laufen-Lernens.

6. Beobachten Sie ein Kind in Ihrer Umgebung (Familie, Spielplatz, Freundeskreis) und versuchen Sie, ausgewählte Aspekte der beschriebenen Bewegungsentwicklung zu erkennen und die Merkmale zu beschreiben.

7. Die Hand hat eine Bedeutung als Kommunikationsmittel, Handwerkszeug und Sinnesorgan. Suchen Sie zu den Funktionen praktische Beispiele.

8. Wesentliche Bedeutung in der Entwicklung des Kindes haben das Körperschema und der Körperbegriff. Diesen Aspekt überprüfen wir häufig im spielerischen Tun oder sehen die Entwicklung beim Malen. Wir zeigen dem Kind bestimmte Körperteile und wollen uns von dem Kind solche zeigen und benennen lassen. Wir regen das Kind dazu an, „Männchen" zu malen. Einzelne Schülerinnen können die Aufgabe übernehmen, Kinderzeichnungen vorzustellen und über den Entwicklungsstand zu berichten.

9. Filmtipp: Serie über die Entwicklung des Kindes („Unsere tollen Babys") in sechs Teilen, ausgestrahlt beispielsweise durch den WDR 1996/1997 (Teil 2: „Versuche auf zwei Beinen", Teil 3: „Die Welt begreifen").

Praxisbeispiele (12): Körpererfahrung mit Einsatz von Materialien

Die motorische Entwicklung wird in besonderer Weise von der Vielfalt der Körperwahrnehmung und Köpererfahrung geprägt. Ergänzend zu den bereits genannten Übungsbeispielen zur Körpererfahrung (ohne Materialeinsatz) sollen hier Anregungen mit Einsatz von Materialien und Geräten beschrieben werden.

Alltagmaterialien

1. Bewegung mit „Handicap": Wir bewegen uns im Raum. Wir schränken die Bewegungsmöglichkeiten ein und können dadurch die Bewegungs- und Körpererfahrungen intensivieren. Dazu binden wir uns etwa ein Gummiband oder Tesakreppstreifen um die Füße; wir heften uns an einen Partner, z. B. mit Wäscheklammern, fest und bewegen uns gemeinsam fort.

2. Rückenmalen: Wir sitzen paarweise hintereinander; der Hintermann malt seinem Partner eine bestimmte Figur mit dem Finger auf den Rücken; dieser muss die Figur erspüren und auf ein Blatt nachmalen. Zu Anfang ist das Festlegen der Figuren auf einfache geometrische Formen, Zahlen oder Buchstaben sinnvoll. Variationen: Figur mit dem Seilchen nachlegen; wir sitzen mit vier bis fünf Mitspielern hintereinander und geben jeweils das Erspürte an den Vordermann weiter; zwischen Weitergabe an den Vorderen kann ein Laufweg eingelegt werden.

3. „Was ist das?": Wir versuchen, Alltagsgeräte (z. B. Flaschenöffner, Löffel, Sektkorken, Eurostück, Legostein usw.) durch das Ertasten mit verbundenen Augen zu erkennen. Wir sitzen dazu im Kreis und geben die Gegenstände ohne Kommentar zügig an unseren Nachbarn weiter. Wenn alle Gegenstände herumgereicht wurden, nennen wir die erkannten Dinge. Variationen: Im Beutel ertasten und an den Nächsten weitergeben; wir bilden Paare: zwei gleiche Gegenstände sollen aus vielen anderen zugeordnet werden; verschiedene Materialien sollen auf der Haut, z. B. auf dem Handrücken oder Unterarm, erkannt werden, ohne dass sie umfasst werden (Watte, Fell, Zahnbürste, Pinsel, Holz, Plastik).

4. Körperspüren: Ein Partner liegt auf dem Boden und hat die Augen geschlossen, der andere legt bestimmte Materialien auf verschiedene Körperstellen, die der Liegende spüren und/oder benennen soll; sinnvolle Materialien: Bierdeckel, Bleiband, Sandsäckchen u. Ä.

5. Wegstrecke nachtasten: Ein aus Bleiband, Bierdeckeln oder Tesakrepp auf dem Boden gelegter Weg soll durch Abtasten mit der Hand oder dem Fuß nachgefahren werden.

6. „Autowaschanlage": Zwei Gruppen knien sich in einer Reihe gegenüber, jeweils ein Spieler rollt mit dem Rollbrett durch die gedachte „Waschstraße"; dazu können Materialien eingesetzt werden, z. B. Schaumstoff, Tücher, Bürsten, Luftpumpen u. Ä.

7. Fußparcours: Barfuß gehen die Kinder über verschiedene Materialien; zuerst mit geöffneten, dann mit geschlossenen Augen; möglichst variationsreiche Materialien verwenden, z. B. Teppichstücke, Seilchen, Schaumstoff, Stäbe, Igelmatte, Sandsäckchen. Variationen: Materialien werden frei in der Halle verteilt oder z. B. zwischen zwei Bänken hingelegt.

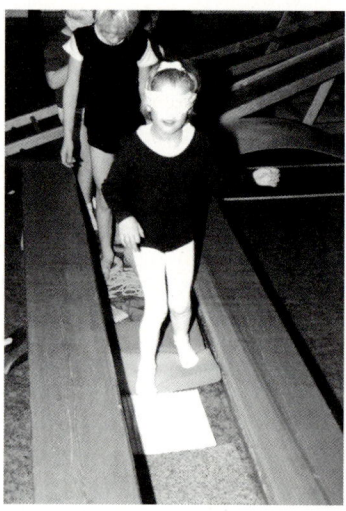

8. Igelballmassage: Ein Teilnehmer liegt entspannt auf den Boden, ein weiterer massiert dessen Körper mit einem Igelball; über den wünschenswerten Druck kann man sich verständigen; nicht über Knochenkanten und Wirbelsäule rollen. Der Ball als Gegenstand lässt Berührung noch zu, wo die Hand als Grenzüberschreitung empfunden würde. Igelbälle gibt es in verschiedenen Größen.

9. Wäscheklammern abnehmen: Einem sitzenden oder liegenden Teilnehmer, der die Augen geschlossen hat, werden Wäscheklammern an die Kleidung geheftet. Dieser versucht, die Wäscheklammern nachher „blind" wieder abzunehmen.

Variation „Igel": Das Verfahren läuft umgekehrt. Einem Teilnehmer, der auf dem Boden kauert oder liegt, werden zu Anfang viele Wäscheklammern an der Kleidung am Rücken festgemacht. Danach versuchen die Mitspieler, dem „Igel" die Klammern abzunehmen, ohne dass dieser etwas merkt. Spürt er etwas, kann er sich z. B. schütteln oder ein Geräusch von sich geben.

10. „Körpermännchen": Wir fertigen ein 16-teiliges Körpermännchen aus Holz oder Pappe an (Kopf, Hals, Hände, Unterarme, Oberarme usw.). Aufgabe ist es dann, das Männchen richtig zusammenzusetzen und eine bestimmte Körperstellung des Pappmännchens mit dem eigenen Körper nachzulegen.

Beispiel Gymnastikreifen

1. Reifen-Duo: Wir befinden uns zu zweit in einem Reifen und bewegen uns durch den Raum. Wir halten den Reifen in Bauchhöhe mit der Hand fest und vereinbaren Richtungs- und Tempowechsel. Variationen: Wir verständigen uns über Richtungswechsel, ohne zu sprechen; wir bewegen uns, ohne den Reifen mit der Hand festzuhalten.

2. „Der heiße Draht": Ein Partner befindet sich in einen Reifen und bewegt sich durch den Raum; der andere hält den Reifen waagerecht und folgt so, dass der Spieler im Reifen davon nicht berührt wird. Erst langsam beginnen und allmählich schneller werden.

3. „Blindenführung": Ein Mitspieler befindet sich im Reifen, hält ihn fest und schließt die Augen. Der Partner zieht den „Blinden" mit Hilfe des Reifens durch den Raum; der „Blinde" bestimmt das Tempo. Variationen: Der Sehende schiebt den „Blinden" durch den Raum, läuft also hinter ihm. Die Sehenden tauschen ihre „Blinden" fortlaufend untereinander aus.

4. Reifentransport: Ein Reifen wird in einer Gruppe weitergegeben, wobei sich die Teilnehmer sich an den Händen festhalten. Die Spieler müssen der Reihe nach durch den Reifen steigen, dabei sollen die Hände nicht losgelassen werden. Variation: Ein zweiter Reifen soll den einen Reifen einholen.

Beispiel Luftballon

1. Einzeln:
- Jeder Mitspieler erhält einen Luftballon und malt mit einem Filzstift sein Gesicht mit bestimmten Merkmalen auf den Ballon. Nun werden die Ballons im Kreis hin und her geworfen, bei einem bestimmten Kommando hält jeder einen Luftballon fest. Wer findet die passende Person zu dem Luftballon?
- Den Luftballon mit der Hand hochschlagen, dabei den Kraftimpuls variieren und beobachten, wie sich das Flugverhalten des Ballons verändert.
- Verschiedene Körperteile zum Hochspielen des Ballons einsetzen: Hand, einzelne Finger, Kopf, Ellenbogen, Fuß, Knie, Unterarm etc.
- Der Ballon soll auf einzelnen Körperteilen balanciert werden. Welche Körperteile eignen sich hierzu besonders gut?
- Wir transportieren den Ballon von einer Hallenseite zur anderen, ohne ihn mit den Händen festzuhalten, z. B. zwischen den Knien einklemmen.

2. Partnerweise:
- Den Ballon mit verschiedenen Körperteilen und in verschiedenen Positionen einander zuspielen.
- Zwei Kinder pressen einen Luftballon zwischen ihren Oberkörper. Nun drehen sie sich einmal gleichzeitig um ihre Körperachse, ohne dass der Ballon zu Boden fällt.
- Wir probieren Möglichkeiten aus, wie wir den Ballon zu zweit transportieren können, ohne ihn mit den Händen festzuhalten.
- „Wabbelball": Ein kleiner Luftballon wird in einen größeren Ballon gesteckt, der kleine Ballon wird mit verschiedenen Materialien (Wasser, Erbsen, Zucker) gefüllt und zugeknotet; der größere wird bis zur normalen Größe aufgeblasen. Wir werfen uns diesen Ball zu.

3. In der Gruppe:
- Eine Fünfergruppe versucht, drei verschiedene Luftballons immer in der Luft zu halten. Variationen: mit oder ohne Handfassung der Gruppenmitglieder; Anzahl der Luftballons wird verändert.
- Die Gruppe liegt sternförmig auf dem Rücken und versucht, einen oder mehrere Luftballons nur mit den Füßen in der Luft im Kreis zu halten.
- Jeder bindet sich einen Ballon an seinen Knöchel, er soll noch auf dem Boden schleifen. Nun wird versucht, die Ballons der anderen Mitspieler zu zertreten und seinen eigenen Luftballon zu retten.

Anregungen und Fragestellungen

1. Wie beurteilen Sie die Einsatzmöglichkeiten der Luftballons für verschiedene Zielgruppen: Kinder, Ältere, Menschen mit Behinderungen?

2. Das Ertasten in den entsprechenden Übungen können wir einschränken, indem z. B. einige Teilnehmer Handschuhe anziehen und nachher ihre Erfahrungen mitteilen.

3. Stellen Sie eine Übungseinheit zusammen, die im Stuhlkreis (mit Rollstuhlfahrern) ohne aufwendigen Materialaufwand durchführbar ist.

9

Ausgewählte kindliche Entwicklungsstörungen

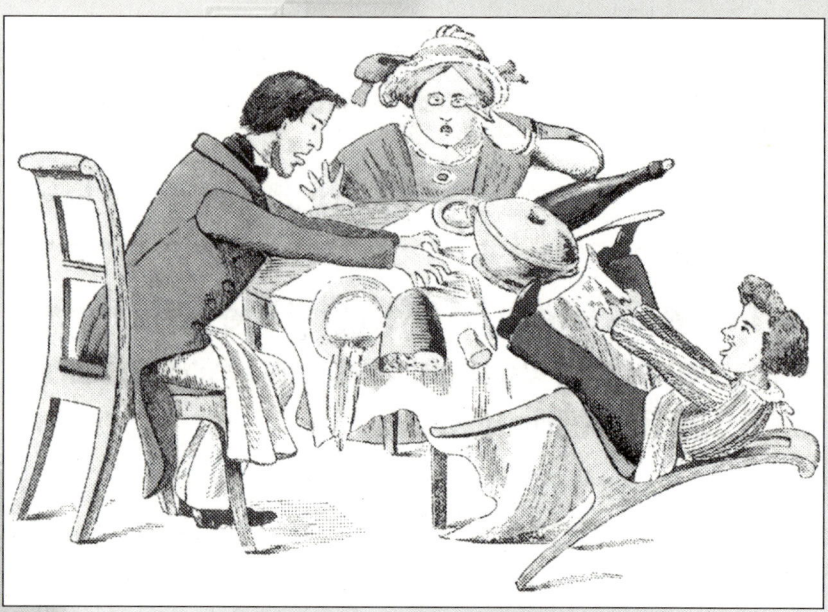

◆ Durch welche Merkmale zeichnet sich hyperaktives Verhalten aus?

◆ Wie zeigt sich ängstliches Verhalten?

◆ Welche Ursachen können für solche Entwicklungsprobleme verantwortlich sein?

◆ Welche grundsätzlichen Prinzipien sind in der Arbeit mit hyperaktiven Kindern zu berücksichtigen? Welche Spiel- und Übungsformen sind besonders geeignet?

◆ Welche methodischen Maßnahmen sind bei der Gestaltung von Bewegungssituationen zu berücksichtigen, um Ängsten entgegen zu wirken?

Praxis

◆ Welche Entspannungs-, Ruhe- und Konzentrationsübungen sind in psychomotorischen Übungsstunden, besonders in der Arbeit mit bewegungsunruhigen Kindern sinnvoll?

9.1   Das hyperaktive Kind

> „Wir alle kennen sie: die quirligen Wirbelwinde, die zappeligen Irrwische, die keinen Moment still halten und ihrem unersättlichen Bewegungsdrang förmlich ausgeliefert zu sein scheinen. Eltern und PädagogInnen berichten, dass sie schon alles versucht hätten, um ihr überaktives Kind dazu zu bringen, dass es wenigstens kurzzeitig seine ungezielten Bewegungsproduktionen unterbricht. Aber es habe den Anschein, dass es ‚Hummeln im Hintern‘ hat oder dass es ‚Ameisen verschluckt‘ hat; so kribbelig und ungestüm sei es. Ihm fehle einfach die Bremse, es sei dauernd ‚Auf Achse‘, stehe dauernd ‚unter Dampf‘. Deshalb seien alle Ermahnungen und sogar Strafen erfolglos geblieben. So resignieren manche Eltern und ErzieherInnen über kurz oder lang und suchen Rat bei MedizinerInnen, PsychologInnen, HeilpädagogInnen und BewegungstherapeutInnen.“ E. J. Kiphard, in: M. Passolt, 1993, 64)

Die nervöse Bewegungsunruhe ist ein pädagogisches Problem von höchster Brisanz, an dem oft Eltern und Erzieher gleichermaßen verzweifeln. Der Zappelphilipp – die tragische Figur aus dem Kinderbuch – sitzt bei immer mehr Eltern ganz real am Mittagstisch.
Aber gerade mit der Diagnose „Hyperaktivität“ oder „ADS (Aufmerksamkeits-Defizit-Syndrom)“ müssen wir sehr vorsichtig umgehen. Die Bewertung der Bewegungsunruhe hat auch viel mit subjektiven Empfindungen zu tun. Der eine kann ein Kind als temperamentvoll, quicklebendig und aktiv bezeichnen, welches ein anderer als zu unruhig, als hyperaktiv, als verhaltensgestört bezeichnen würde. Es ist recht schwierig zu beurteilen, wie viel Zappeln etwa noch normal ist, wie flatterhaft und fahrig ein Kind sich verhalten kann, bevor es als krankhaft unaufmerksam gilt.

Ein Blick in die Fachliteratur bietet eine Vielfalt an Verhaltensweisen, die solche Kinder zeigen. Auch in Berichten von Eltern werden bestimmte Merkmale immer wieder genannt: rastlos, dauernd in Bewegung – Drang zu großräumigen Bewegungen – geringe Feinsteuerung der Bewegungen, besonders bei Körperbalance und Handgeschicklichkeit – innere Unruhe, kann schlecht warten, macht alles schnell und hastig – leichte Ablenkbarbeit, keine Aufmerksamkeitsspanne, Reizselektionsschwäche – ungenaue Wahrnehmung – ungenaues Körperbewusstsein, Körpervorstellung – starke Impulsivität und Erregbarkeit – rasch enttäuscht – mangelnde Handlungsplanung – keine genügende Übersicht – schlechte Eingliederung in der Gruppe, stört oft, spielt den Klassenclown.

> „Nach der international gebräuchlichen Klassifikation von Krankheiten[1] werden unter dem Begriff ‚hyperkinetische Störungen‘ Verhaltensauffälligkeiten mit folgenden charakteristischen Merkmalen verstanden:
> – ein früher Beginn in der Vorschulzeit (gewöhnlich bereits in den ersten fünf Lebensjahren);
> – eine Kombination von überaktivem, wenig gesteuertem Verhalten mit deutlicher Unaufmerksamkeit;
> – ein Mangel an Ausdauer bei Aufgabenstellungen, die einen kognitiven Einsatz verlangen;
> – eine Tendenz, nicht vorhersehbar von einer Tätigkeit zu einer anderen rasch zu wechseln, ohne etwas zu Ende zu bringen;

---

1   Nähere Angaben zu den Merkmalen sind zu entnehmen aus: H. Dilling, W. Mombour, M. H. Schmidt: Weltgesundheitsorganisation: Internationale Klassifikation psychischer Störungen. ICD-10 Kapitel V (F), Bern/Göttingen/Toronto, 1992

– eine desorganisierte, mangelhaft gesteuerte und überschießende motorische Aktivität, die sich sowohl im grobmotorischen Bereich als ständiges Herumlaufen, Aufstehen und Platzveränderung äußern kann als auch im feinmotorischen Bereich in Form von Koordinationsproblemen wie krakeliger Schrift, Problemen bei allen zeichnerischen Tätigkeiten und beim Malen sowie allgemein in der Heftführung. Diese Schwierigkeiten bestehen gewöhnlich während der ganzen Schulzeit und manchmal sogar über das Jugendalter bis in das Erwachsenenalter hinein. Viele Betroffene zeigen allerdings eine graduelle Besserung, insbesondere von Hyperaktivität und Aufmerksamkeitsstörungen.“

(P. Altherr, in: M. Passolt, 1993, 11 f.)

Besondere Bedeutung für uns als Bewegungsfachleute haben die Störungen der Bewegungskoordination. Die meisten hypermotorischen Kinder können ihre Körperbewegungen zwar grob steuern, sie versagen aber bei Aufgaben, die eine Feinsteuerung verlangen. Ihre innere Unruhe und Ablenkbarkeit, ihre Fahrigkeit und Zappeligkeit machen es ihnen unmöglich, ihre Bewegungen genügend präzise zu steuern und zu kontrollieren, beispielsweise beim Balancieren über eine schmale Bank.

„Der geschilderte feinmotorische Kontroll- und Koordinationsmangel hat sowohl eine dynamische als auch räumliche und zeitliche Komponente. Es fehlt einmal an der Fähigkeit zur situationsadäquaten Kraftabstufung und Impulsdosierung der Bewegungsaktionen und -reaktionen. Zum anderen verfehlen konzentrationsgestörte Kinder oft ihr Ziel oder schießen weit darüber hinaus. Aufgrund der ungenauen Wahrnehmung gelingt diesen Kindern die räumliche Zielgenauigkeit nicht in erforderlichem Maße. Sie ecken mit ihrem Körper überall an. Das liegt zum Teil auch an der mangelhaften Körpervorstellung, an dem lückenhaften Körperbild oder Körperschema, das sie von sich haben. Es weist deshalb Lücken und Unvollständigkeiten auf, weil die Kinder, die unter motorischer Unruhe leiden, niemals in der Lage sind, sich zu entspannen und ihren Körper wahrzunehmen.“

(E. J. Kiphard, 1989, 149)

Über die Ursachen gibt es wenig eindeutige und gesicherte Erkenntnisse. Gerade bei dieser Verhaltensauffälligkeit gilt die Aussage von der Bedingungsvielfalt für das Auftreten kindlicher Störungen.

Im Kapitel über Wahrnehmungsstörungen sind Verarbeitungsstörungen der vestibulären oder kinästhetischen Wahrnehmung als eine mögliche Ursache für Bewegungsunruhe genannt.
In diesem Zusammenhang ist auf Untersuchungen hinzuweisen (vgl. P. Altherr, in: M. Passolt, 1993), die als Ursache die Möglichkeit einer neurochemischen Störung im Transmitter-Haushalt des Gehirns favorisieren. Transmitter sind chemische Überträgerstoffe für Nervenimpulse im Gehirn. Diese Funktionsstörung führt wahrscheinlich zu einer Dysbalance von erregenden und hemmenden Zentren im Gehirn, wobei die hemmenden Zentren weniger aktiv sind und dadurch die erregenden Zentren ein Übergewicht bekommen, was sich nach außen im Bild der Hyperaktivität zeigt.
Es gibt auch die These, dass diese Kinder hirnphysiologisch gesprochen untererregt sind und sich durch die Hyperaktivität selbst anregen und stimulieren, um diesen sensorischen Mangel auszugleichen.

Darüber hinaus kann bei einem Teil der Kinder eine genetisch-familiäre Ursache angenommen werden, die sich auf die Beobachtung stützt, dass Eltern und Verwandte solcher Kinder oft ähnliche Störungen zeigen (vgl. P. Altherr, in: M. Passolt, 1993, 16 f.).

Andere Autoren betonen mehr Erziehungsbedingungen, sozio-kulturelle oder zivilisatorische Einflüsse, die mit der Entstehung dieser psychomotorischen Störungen in Verbindung zu bringen sind.

So beschreibt z. B. H. Luckert (in: M. Passolt, 1993, 24–33) Hyperaktivität als Zivilisationsstörung und verdeutlicht dies an neuen ökologischen Belastungen, Veränderungen der Familienverhältnisse, Professionalisierung und Perfektionierung der Erziehung, Veränderungen des Wohnens und Spielens, Veränderungen des Raumerlebens, Mediatisierung der Kinderwelt.

Fördergrundsätze bei Hyperaktivität

Wichtig ist es, Möglichkeiten vielfältiger Bewegungserfahrungen zu bieten, besonders grobmotorische, weiträumige Aktivitäten, wie rollen, drehen, laufen, klettern, springen. Dadurch kann der starke Bewegungsdrang der Kinder befriedigt werden.

Wir müssen uns bemühen, ablenkende Reize zu vermindern, z. B. nicht gebrauchte Geräte, Materialien wegzuräumen und eine gut strukturierte Umgebung zu bieten. Das bewusstere Planen und Handeln der Kinder kann gefördert werden, indem die Planungen und Handlungen durch den Übungsleiter verbalisiert werden oder das Kind selbst zu einem solchen Schritt angehalten wird. Das kann vor, während oder nach der Bewegungshandlung geschehen.

Wiederholungen von Übungen, Spielen, bestimmten Ritualen geben Sicherheit; eine klare Strukturierung der Übungsstunde und ein gleichmäßiger Stundenaufbau helfen bei der Orientierung. Andererseits sollten Bewegungsaktionen variiert und durch unterschiedliche Anforderung gekennzeichnet sein. Auch ein Wechsel von offenen und engeren Unterrichtssituationen ist angebracht, die aber für das Kind klar erkennbar sein müssen. Auch der deutliche Wechsel von Belastungs- und Entspanungssituationen ist gerade für diese Zielgruppe wichtig, damit die Kinder intensiv und bewusst ihren Körper spüren können. Nicht zuletzt ist ein ruhiges und geduldiges Verhalten des Übungsleiters notwendig.

Die Übungs- und Spielformen, die sich aus diesen Grundsätzen ableiten lassen, sollten folgende Schwerpunktsetzungen beinhalten:

◆ vielfältige Fang- und Bewegungsspiele,
◆ grobmotorische Bewegungsaktivitäten/vestibuläre Stimulation,
◆ behutsame Bewegungserfahrungen (langsame, vorsichtige Ausführung),
◆ Ausschalten der visuellen Kontrolle (Übungen mit verbundenen Augen),
◆ Erlernen, Aushalten der Ruhelage,
◆ Brems-, Abstopp-Reaktionsübungen zum allmählichen, vorsichtigen Kanalisieren der ungebremsten Bewegungsaktivität,
◆ Übungen zur Körperwahrnehmung, Körpererfahrung,
◆ Förderung der Feinmotorik, Handgeschicklichkeit,
◆ Übungsformen zur Wahrnehmungsverarbeitung (gezieltes Fühlen, Hören, Sehen, Orientieren).

9.2　Bewegungshemmungen, Ängste

„Angst – auf eine Situation bezogen – kann als ein mit Gefühlserregung verbundener Besorgtheitszustand bezeichnet werden, der durch das Erwarten einer Bedrohung gekennzeichnet ist."
(E. J. Kiphard, 1989, 121)

Hierbei wirken sich negative Vorerfahrungen angstverstärkend aus, indem der Mensch sogar schon vorher Angst vor der Angst haben kann. Dies ist besonders bei anlagebedingter, dispositioneller Ängstlichkeit der Fall. Es handelt sich hierbei um ein situationsabhängiges Persönlichkeitsmerkmal der erhöhten Angstbereitschaft.

Wir können verschiedene Formen der Bewegungsangst unterscheiden:
◆ Angst vor Misserfolg (Angst vor Fehlern, Blamage, Ablehnung, Auslachen o. Ä.),
◆ Angst vor Schmerzen (objekt- und situationsgebundene Verletzungsangst, z. B. beim Ballspielen, Barren, im Wasser, oft durch negative Vorerfahrungen bedingt),
◆ Angst vor Orientierungsverlust (z. B. beim schnellen Drehen, nach unten Hängen, Rotationen um die Körperachse, rückwärtige Drehbewegungen, Übungen mit verbundenen Augen, großen Höhen),
◆ Angst vor dem Unbekannten (z. B. neue ungewohnte Geräte, unbekannte Bewegungs- oder Spielsituationen).

Hochängstliche Kinder versuchen von vornherein, jede ihnen bedrohlich erscheinende Situation zu vermeiden, indem sie z. B. die Übung verweigern. Es ist einleuchtend, dass eine solche Grundhaltung die sportliche Leistungsfähigkeit erheblich einschränkt. Sie tritt nachweislich häufiger bei ungeschickten, tolpatschigen, adipösen, misserfolgsgewöhnten Kindern auf.

Die Reaktionen der Kinder sind nachvollziehbar. Sie versuchen nämlich, in der bedrückenden Situation Misserfolgen auszuweichen, und schützen so ihr Wohlbefinden und ihr schon „angekratztes" Selbstwertgefühl.

Während ein mittleres Angstpotenzial, z. B. als „Lampenfieber" oder „Vorstartzustand" der Mobilisierung aller verfügbaren Kräfte dient, wirken sich hohe Angstpotenziale leistungs- und antriebsblockierend aus. Damit schränken die Ängste die Freude an der Bewegung ein, verhindern Bewegungs- und Spielerfahrungen und dadurch soziale Kontakte zu Gleichaltrigen.

„Dem aufmerksamen Sportpädagogen fallen diese hochgradig ängstlichen Schüler – abgesehen von ihrem Rückzugsverhalten – durch eine Reihe körperlicher und motorischer Ausdrucksphänomene auf. Der Gesichtsausdruck ist ängstlich verkrampft, die Augen sind aufgerissen, die Kinder sehen blass aus, zitterig, der Puls ist beschleunigt, ebenso die Atmung. Ihre Muskeln sind oft bis zur Versteifung starr, der ganze Körper verharrt bewegungslos oder bewegt sich nur ruckhaft, eckig, hölzern und steif. Der leicht rückgeneigte Oberkörper deutet den Konflikt zwischen dem Vorwärtsmüssen und der ängstlichen Zurückhaltung an. Die Schultern werden als Ausdruck der Hilflosigkeit und Ängstlichkeit hochgezogen, die Arme an den Körper gepresst, die Daumen in den Fäusten versteckt."
(E. J. Kiphard, 1989, 121 f.)

Pädagogisches Verhalten

Um Ängsten entgegenzuwirken oder bereits vorhandene Angstreaktionen abzubauen, sind insbesondere folgende methodische Maßnahmen bei der Gestaltung von Bewegungs- und Spielsituationen zu berücksichtigen:

◆ Den Teilnehmern sollte genügend Zeit zum Kennenlernen der Umgebung, der Geräte und Materialien und zum Üben eingeräumt werden, damit Bewegungssicherheit entwickelt werden kann. Es sollte kein Zeitdruck entstehen, auch nicht durch andere Teilnehmer.

◆ Die einseitige Orientierung am Leistungsvergleich und Wettkampfgedanken sollte vermieden werden; auch ist darauf zu achten, dass dieser durch andere Gruppenmitglieder nicht zu sehr in den Vordergrund gerückt wird.

◆ Es können Bewegungsgelegenheiten und Aufgaben gegeben werden, in denen die Gruppenleistung gefordert ist. Oder es werden Bewegungsaufgaben mit gestaffeltem Schwierigkeitsgrad angeboten, damit nicht alle dieselbe Übung machen müssen. Das Vormachen von Einzelnen vor der Gruppe sollte nicht aufgedrängt werden.

◆ Auch geringe Leistungsfortschritte sollten beachtet und verstärkt werden.

◆ Auch das eigene Verhalten sollte kritisch reflektiert werden (Selbstwahrnehmung): Enthalten beispielsweise die Formulierungen diskriminierende Aussagen oder zeigt die Körpersprache vorwurfsvolle oder gar bedrohliche Formen?

Anregungen und Fragestellungen

1. Entwickeln Sie in Kleingruppen zu den genannten Schwerpunkten der Bewegungsarbeit mit hyperaktiven Kindern konkrete Praxisbeispiele.

2. Wenn Sie Kinder kennen, die als hyperaktiv gelten: Beobachten Sie diese Kinder und halten Sie die positiven Verhaltensweisen und Merkmale fest. Befragen Sie Eltern und Erzieher nach solchen Eigenschaften.

3. Wir haben vielleicht selbst viele Spielgelegenheiten kennen gelernt, in denen wir selbst Angst hatten. Welche Situationen waren das? Was war besonders Angst auslösend? Wie haben die Betreuer reagiert? Wie endeten die Situationen?

4. Stellen Sie zu den methodischen Hinweisen konkrete Beispiele für die Arbeit mit ängstlichen Kindern oder Erwachsenen zusammen.

5. Wir können uns nach Absprache im Unterricht mit weiteren kindlichen Entwicklungsstörungen beschäftigen, beispielsweise Autismus, Dyspraxis, Tonusstörungen, Lese-Rechtschreibschwäche. Um Überschneidungen mit anderen Fächern zu vermeiden, soll es hierbei natürlich schwerpunktmäßig um die Möglichkeiten der Bewegungsförderung/Psychomotorik gehen.

Praxisbeispiele (13): Konzentration und Entspannung

Entspannungs- und Ruhe-Übungen bilden einen wichtigen Schwerpunkt in der psychomotorischen Förderung. Und gerade für bewegungsunruhige Kinder ist diese Zielsetzung bedeutsam, aber auch besonders schwierig umzusetzen – denn genau darin haben sie ja ihre Schwierigkeiten, nämlich zur Ruhe und Entspannung zu finden.

Die Teilnehmer sollten vorher genügend Zeit und Gelegenheit gehabt haben, den Bewegungsdrang zu befriedigen. Auch die äußeren Bedingungen sollten geeignet sein, akustische und visuelle Ablenkungen sollten soweit wie möglich verhindert werden.

Wer an den Ruhe-Übungen teilnimmt (freiwillig), sollte bereit sein, eine Ruheposition einzunehmen und während dieser Phase möglichst nicht zu lachen oder zu sprechen und – nach Möglichkeit – die Augen zu schließen.

Es hat sich in der Übungspraxis bewährt, besondere Anforderungen, Aufgaben zu stellen, um die Motivation und Bereitschaft zur Ruhe und Stille, zur Entspannung zu erhöhen.

Beispiele:
- ◆ Entspannungs- und Ruhesituationen werden durch geeignete, entspannende Musik/Kinderlieder begleitet.
- ◆ Entspannung oder Stille-Übungen können in vorherige Aktivitäten einbezogen werden, z. B. kann sich jeder einen bequemen Ruheplatz auf einer aufgebauten Gerätebahn suchen oder wir schließen Schwungtuch-Spiele mit Entspannung unter dem Tuch ab.
- ◆ Es können Entspannungsgeschichten, Märchen- und Fantasiereisen erzählt werden. So können die Teilnehmer sich besser vorstellen, was es heißt, z. B. den Arm anzuspannen und loszulassen.
- ◆ Gezielte Wahrnehmungsanforderungen können gestellt werden: z. B. liegend genau auf das Austrudeln eines Reifens zu hören (Ohr auf dem Boden) oder eine Minute genau auf Geräusche draußen zu achten und nachher erzählen zu lassen. Auch das Erspüren von Materialien auf dem Körper erfordert Ruhe und Konzentration.
- ◆ Wir können gezielte verbale Anforderungen geben, z. B. aus dem Autogenen Training oder der progressiven Muskelentspannung.
- ◆ Entspannung durch Einsatz von Materialien, z. B. einen Igelball über den Körper rollen.

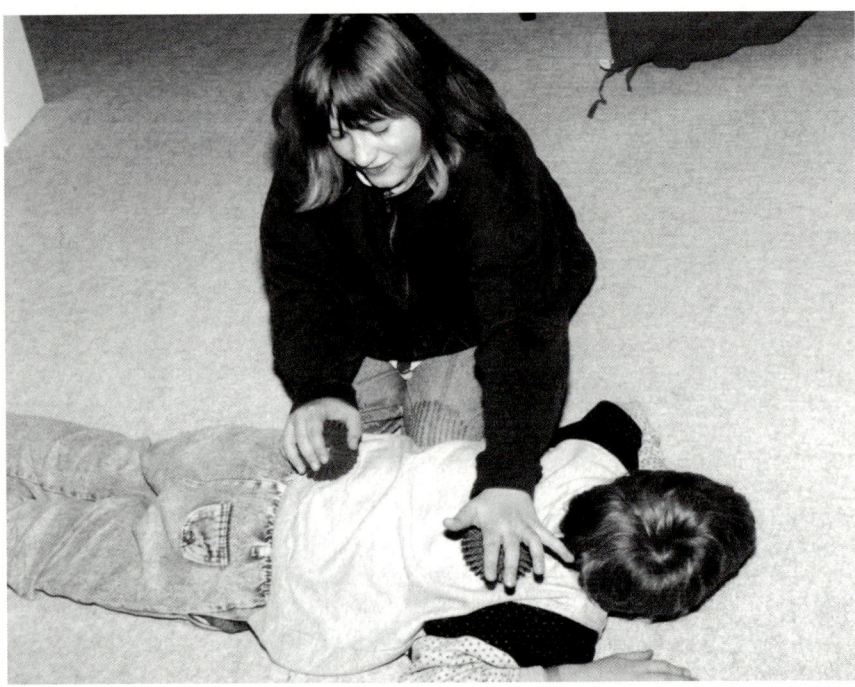

Beispiel Fantasiereisen

Recht bekannt sind die Fantasie- und Märchenreisen von Else Müller. In diesen Vorlesegeschichten sind Elemente, Grundformeln des Autogenen Trainings zur Ruhe, Schwere und Wärme eingebettet. Ziel ist es, dass die körperliche und seelische Entspannung zu einem tiefen, wohl tuenden Erholungszustand und damit zu möglicher Regenerierung führt.

Jede Märchenreise kann mit Ruheformeln eingeleitet werden, damit der Zuhörer seinen Körper bewusster und intensiver wahrnimmt.

> „Du liegst ganz schwer und entspannt auf dem Boden (oder: Bett, Sessel, auf der Liege).
> Du fühlst deinen Körper ganz bewusst und intensiv.
> Du bist ganz schwer, gelöst und ruhig.
> Deine Hände und Arme sind ganz schwer.
> Dein Nacken und deine Schultern sind ganz schwer.
> Deine Füße und Beine sind ganz schwer.
> Dein Gesicht ist ganz entspannt und gelöst.
> Du lässt los.
> Du gibst alle Spannung ab – weg von dir.
> Du bist ganz ruhig und entspannt."
> *(E. Müller, 1987, 32)*

Die Autorin beschreibt etwa folgende Fantasiereisen: Wiese, Insel, Berg, Waldspaziergang, Regentropfen, Floßfahrt.

S. Friedrich und V. Friebel (1989) betonen in ihren Geschichten zur Entspannung (Übungen zur Konzentration und gegen Ängste) die Bedeutung von Merksätzen. Sie halten diese für ein wichtiges Element beim Entspannungstraining für Kinder.

Dabei sollte darauf geachtet werden, dass die Sprüche sich reimen, kurz und knapp und positiv formuliert werden.

Solche Merksätze geben die Autoren in verschiedenen Entspannungsgeschichten an, beispielsweise:

◆ Nicht verzagen, auch was wagen!
◆ Augen wach, ich denk erst nach.
◆ Ruhig und klar, geht's wunderbar.
◆ Ruhig und still, geht's wie ich will.
◆ Konzentriert, geht's wie geschmiert.

An die genannten Vorstellungsbilder und Geschichten können sich dann später gezieltere Übungen, etwa aus der Progressiven Muskelentspannung anschließen. Diese Entspannungstechnik wurde in den 30er Jahren von dem amerikanischen Arzt Jakobsen entwickelt, bei der zunächst systematisch die wichtigsten Muskeln maximal angespannt werden, um danach eine optimale Entspannung des gesamten Organismus zu erreichen. Sie unterscheidet sich vom Autogenen Training hauptsächlich dadurch, dass hierbei keine mentalen Vorstellungen notwendig sind.

Für Kinder bzw. für Anfänger ist es hilfreich, bei der Formulierung mit bildhaften Vergleichen zu arbeiten, um eine gezielte Anspannung zu erreichen. So könnten sich die Teilnehmer beispielsweise vorstellen,

◆ mit der Hand einen nassen Schwamm auszudrücken und dann fallen zu lassen,
◆ mit dem Arm als „Muskelmann" den Bizeps zu zeigen,
◆ mit der Hand ein Loch in den Boden zu drücken,
◆ sich zu ducken und den Kopf einzuziehen, um einen niedrigen Gang entlang zu laufen,
◆ ein Telefon zwischen Ohren und Schultern einzuklemmen,
◆ mit dem Gesicht eine Grimasse zu ziehen,
◆ mit der Stirn zu runzeln und angestrengt über etwas nachzudenken,
◆ mit dem Bauch, der Brust so tief Luft zu holen, als ob die Knöpfe abspringen,
◆ dass sich das Bein in ein Gips- oder Holzbein verwandelt,
◆ dass der ganze Körper steif wie ein Brett wird, dass er weg getragen werden könnte,
◆ dass man daliegt wie ein nasser Sandsack oder sich entspnnt am Kamin einrollt.

Anregungen und Fragestellungen

1. Schüler können einzelne Entspannungsgeschichten, Märchenreisen, ein gezieltes Entspannungstraining vorbereiten und mit der Klasse durchführen. Geeignete Bedingungen werden, soweit es machbar ist, geschaffen.
2. Wir tauschen unsere Erfahrungen mit Entspannungstechniken aus: Wer hat etwa an Kursen zum Autogenen Training teilgenommen? Wer hat verschiedene Techniken in der Arbeit mit Kindern oder behinderten Menschen eingesetzt?
3. Einzelne Schüler können eine Auswahl von Büchern, Kassetten oder CDs mit Anleitungen und Geschichten oder Musik zur Entspannung vorstellen.

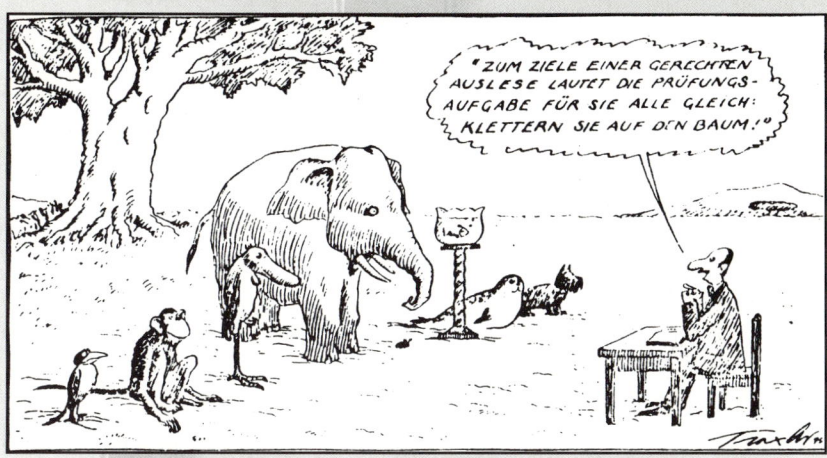

"ZUM ZIELE EINER GERECHTEN AUSLESE LAUTET DIE PRÜFUNGS-AUFGABE FÜR SIE ALLE GLEICH: KLETTERN SIE AUF DEN BAUM!"

◆ Worin liegt die Bedeutung motodiagnostischer Verfahren?

◆ Was macht die Erkenntnisgewinnung schwierig (Ursachenvielfalt)?

◆ Welche Aufgabenstellung sollten Früherkennung, Förderdiagnostik erfüllen?

◆ Welche Vor- und Nachteile haben verschiedene Beobachtungsverfahren?

◆ Welche Aufgabenstellungen haben etwa ausgewählte motorische Testverfahren?

◆ Welche Aspekte untersuchen Elternfragebogen, Entwicklungsskalen?

Praxis

◆ *Der Einsatz von Alltagsmaterialien bietet vielfältige Bewegungs- und Wahrnehmungsgelegenheiten und somit zahlreiche Anlässe zu offener oder gezielter Beobachtung.*

◆ *Welche methodischen Vorgehensweisen sind sinnvoll?*

◆ *Welche Einzel-, Partner- oder Gruppenübungen bieten sich beispielsweise mit der Zeitung, mit Bierdeckeln oder mit dem Bleiband?*

Einstieg

◆ *Welche Problemstellungen der Diagnostik werden mit der Karikatur angesprochen?*

10.1   Aufgabenstellungen der Motodiagnostik

Psychomotorische Entwicklungsförderung kann nur sinnvoll geschehen, wenn das jeweilige Fähigkeits- und Fertigkeitsniveau, das individuelle Leistungsvermögen und der individuelle Entwicklungsstand des Zu-Betreuenden als Ausgangspunkt für die (heil-) pädagogischen Überlegungen berücksichtigt werden. Um diesem Anspruch gerecht zu werden, ist es notwendig, über diagnostische Verfahren entsprechende Informationen zu erheben.

Für die psychomotorische Förderung ist dabei wichtig, nicht nur Informationen über das Bewegungsverhalten zu erhalten, sondern ebenso über das soziale Verhalten, die Bedürfnis- und Interessenlage und emotionale Befindlichkeiten und auch über die Lebenssituation, z. B. im System Familie.

Je nach zeitlichem Einsatz des Verfahrens kann die Bedeutung der Motodiagnostik darin liegen,

◆ die Einleitung einer psychomotorischen Förderung/Betreuung zu begründen, etwa gegenüber Kostenträgern zu legitimieren,

◆ den Maßnahmeprozess zu begleiten, um Inhalte, Ziele, Aufgaben abzustimmen, neu festzusetzen, zu verändern

◆ und die Bedeutung oder Effektivität der Entwicklungsförderung abschließend zu beurteilen, zu bewerten.

Verfahren der Motodiagnostik

In der Motodiagostik bedienen wir uns motometrischer (messender), motoskopischer (das Gesehene beschreibender bzw. kategorisierender) und vereinzelt auch motografischer (z. B. Filmaufnahmen) Verfahren.

In der Motoskopie geht es um die Beschreibung der auf dem Wege der Beobachtung gewonnenen Merkmale, vor allem werden qualitative Merkmale des Bewegungsverhaltens festgehalten und Verhaltensweisen in Beobachtungs- oder Einschätzskalen erfasst. Solche Beobachtungsverfahren sind meist recht einfach zu handhaben und ermöglichen es, komplexe Bewegungs,- Spielabläufe knapp zu erfassen, unterliegen aber einer ganzen Reihe von möglichen subjektiven Verzerrungen.

In der Motometrie geht es um die quantitative Messung der Bewegung. Um Bewegungsleistungen präzise erfassen zu können, sind möglichst objektive und zuverlässige Leistungs-, Fertigkeitstest entwickelt worden, in denen Bewegungsabläufe, Bewegungsausführungen genau erfasst und verglichen werden.

Die Motografie spielt eigentlich nur in der Forschung eine Rolle, da die Technik (z. B. computergesteuerte Videotechnik) sehr aufwendig ist. Bewegungen können dadurch exakt analysiert werden.

Ursachenvielfalt

Während des diagnostischen Prozesses müssen wir uns darüber im Klaren sein, dass die Ursachen nicht immer eindeutig festzustellen sind, oft mehrere Ursachen für bestimmte Auffälligkeiten verantwortlich sind. Je älter die Kinder werden, desto mehr beeinflussen und überlagern sich verschiedene Ursachen und Entwicklungsbedingungen; diese Wirkungszusammenhänge können sowohl eine Verstärkung als auch eine Abschwächung der ursprünglichen Problematik zur Folge haben.

Für die Beurteilung des Einzelfalls sind deshalb vielfältige Beobachtungen und Informationen aus verschiedenen Bereichen erforderlich.

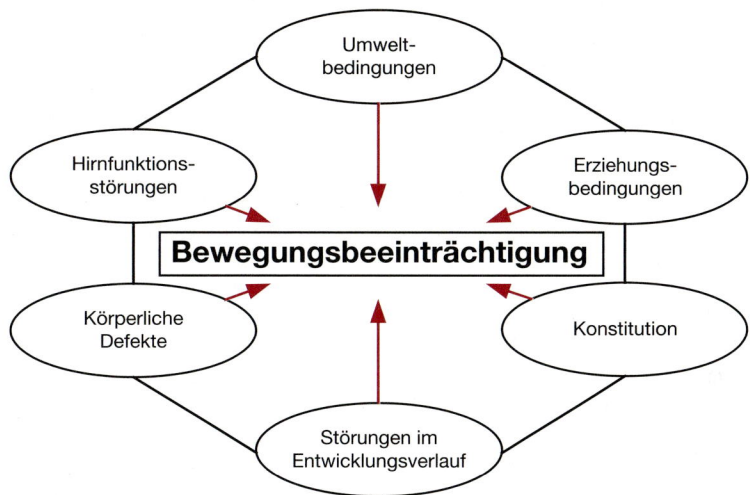

Mögliche Ursachenbereiche der Bewegungsbeeinträchtigung

Folgende Ursachenfelder können für Bewegungsbeeinträchtigungen in verschiedener Stärke und Ausprägung verantwortlich sein und müssen deshalb mit in die Beurteilung und Überprüfung einbezogen werden:

◆ **umweltbedingt:** mangelnde Möglichkeiten für altersentsprechende Spiel- und Bewegungsaktivitäten, einseitige Spielgelegenheiten, Reizüberflutung durch ungeordnete Umwelteinflüsse, wenig kindgerechte Lebensbedingungen,

◆ **erziehungsbedingt:** mangelnde Ermutigung, Überforderung, Bewegungsverbote, übertriebene Fürsorge, Vernachlässigung, Ehrgeiz, Leistungsdruck, Verletzung der Grundbedürfnisse des Kindes nach Geborgenheit, Angenommensein,

◆ **konstitutionsbedingt:** mangelnde Begabung, bestimmte körperliche Eigenschaften, Merkmale, veranlagungsbedingte Temperamentunterschiede,

◆ **körperliche Defekte:** Schädigungen von Wahrnehmungs- und/oder Bewegungsorganen durch Geburt, Unfälle, Krankheit, o. Ä., Unverträglichkeiten bestimmter Nahrungsmittel und Allergien,

◆ **entwicklungsbedingt:** Verzögerungen in der Entwicklung, Störungen des Entwicklungsverlaufs durch äußere Einflusse, z. B. beunruhigende familiäre Problematik oder innere Reifungsvorgänge, z. B. besondere Wachstumsphasen,

◆ **hirnorganisch bedingt:** geringfügige Hirnfunktionsstörung (minimale cerebrale Dysfunktion – MCD), z. B. durch eine komplizierte Geburt, Infektionen mit begleitender Hirnhautentzündung, Unfälle; mangelnde sensorische Integration (Wahrnehmungsverarbeitung).

Früherkennung

Abweichungen von der vorher beschriebenen normalen Entwicklung bedeuten nicht, dass es unausweichlich im weiteren Leben des Kindes zu einer gravierenden Störung oder Behinderung kommen muss. Mit Äußerungen in einer solchen Richtung müssen alle Beteiligten sicher äußerst zurückhaltend umgehen. Andererseits ist es auch nicht angebracht, untätig abzuwarten und zu hoffen, dass sich Probleme von selbst lösen. Wir können und sollen dabei mithelfen, wirkliche Behandlungsbedürftigkeit rechtzeitig zu erkennen, damit sich motorische Störungen nicht verfestigen.

Im Wesentlichen wird es die Aufgabe des Kinderarztes sein, die Früherkennung, z. B. im Rahmen der Vorsorgeuntersuchungen, durchzuführen. Aber auch als (heil-)erzieherische Fachkräfte haben wir die Aufgabe, immer wieder gezielt die uns anvertrauten Personen zu beobachten und unsere Eindrücke zu bewerten und auch mitzuteilen.

> „Dabei kommt es in erster Linie nicht so sehr auf das Erkennen eines Einzelsymptoms als auf die Kenntnis der Bedeutung der Wertigkeit und der Rangfolge der auffälligen Symptome in ihrer Gesamtheit an. Nur diese Kenntnis ermöglicht die Abgrenzung behandlungsbedürftiger Auffälligkeiten gegenüber den zahlreichen oft auffällig wirkenden Normvarianten der individuell gestreuten frühkindlichen Entwicklung. Diese Kenntnis repräsentiert das eigentliche Erfahrungsgut des qualifizierten Untersuchers.".
> *(I. Flehmig, 1990, 43 f.)*

Hier ist es allerdings unmöglich, dem Leser einen umfassenden Überblick über die bestehenden frühdiagnostischen Verfahren zu geben. Es sollen aber einige wesentliche Anzeichen möglicher Störungen zusammengefasst werden, die teilweise schon an anderer Stelle angedeutet wurden.

Abweichungen der motorischen Entwicklung im Säuglingsalter sind z. B. an folgenden Kriterien zu erkennen (vgl. I. Flehmig, 1990, 44–48):

◆ Haltungs- bzw. Muskeltonusveränderungen: Das Kind befindet sich z. B. in Rückenlage in einer verstärkten Beugung oder es überwiegt die Streckung.

◆ Mangelhafte bzw. fehlende Gleichgewichtsreaktionen: Die bei passiver und aktiver Lageveränderung (Bauch- oder Rückenlage, Sitzen, Viefüßlerstand, Stehen) zum Balancehalten ablaufenden muskulären Gegenbewegungen sind nicht altersgemäß zu beobachten.

◆ Persistierende tonische Haltemuster: Reaktionen, die in den ersten Lebensmonaten auszulösen sind und die, wenn sie bestehen bleiben, die weitere Bewegungskoordination verhindern (vgl. auch Kapitel 11 über Körperbehinderungen).

◆ Asymmetrien der Haltung, wenn sie überdeutlich und nach jeder Lageveränderung des Kindes konstant wieder eingenommen werden.

◆ Entwicklungsverzögerungen in allen Fähigkeiten oder in Teilleistungen: Ein Kind, das keine Laute von sich gibt, das keine Reaktionen auf vorgehaltene Gegenstände zeigt und nicht lächelt, wenn es dazu angeregt wird, kann als entwicklungsverzögert gelten.

◆ Verdacht auf Störungen der Wahrnehmung oder der Wahrnehmungsverarbeitung (sensorische Integration): keine sichere Reaktion auf Geräusche, da keine Lokalisation möglich ist, oder überstarke Reaktion auf Geräusche; überempfindliche Reaktionen auf Berührung oder Verlagerung im Raum.

Förderdiagnostik

In den letzten Jahren hat sich eine veränderte Einstellung zu den Zielsetzungen der Diagnostik ergeben. Durch standardisierte Aufgabenstellungen und detailliert festgelegte Untersuchungsbedingungen hoffte man, eine größtmögliche Objektivität der Ergebnisse zu erlangen. Es zeigte sich aber, dass die Aussagefähigkeit solcher Verfahren doch recht gering sein kann. Diese Unzufriedenheit führte in den letzten Jahren zu einer veränderten Auffassung von Diagnostik. Die Kritik richtete sich vor allem auf das beziehungslose Nebeneinander von Diagnose und Förderung und auf die Verwendung der Ergebnisse im Sinne einer Selektion.

Nur selten ließen sich aus der Diagnose Hinweise für anschließende Fördermaßnahmen ableiten. Eine Auswahl etwa von Inhalten oder Methoden war meist weder aus der Diagnose ableitbar noch begründbar. So blieb oft die Funktion die der Legitimation von Aussonderungen eines Kindes, z. B. in die Sonderschule. Diagnostik in diesem Sinne hatte deshalb die Aufgabe der Ermittlung von Störungen, Schwächen und Defekten.

> „Die Förderdiagnostik kann als Gegenpol zu einer solchen ‚Selektionsdiagnostik' verstanden werden; sie vergleicht weniger die individuelle Leistung des Kindes mit dem Mittelwert einer Vergleichsgruppe (‚Normorientierung'), sondern orientiert sich eher an der individuellen Entwicklung eines Kindes und versucht, hier vorgefundene Entwicklungsstrukturen zu beschreiben.
>
> Diagnostik als Entscheidungshilfe für Fördermaßnahmen darf somit nicht als Defizitauslese verstanden werden. Neben den Auffälligkeiten und Störungen gilt es genauso, Fähigkeiten und besondere Stärken des Kindes zu erkennnen und für die Förderung nutzbar zu machen. Die individuellen Möglichkeiten des Kindes und seine besonderen Fähigkeiten sollten ebenso hervorgehoben werden wie Retardierungen und Beeinträchtigungen bestimmter Entwicklungsbereiche, um darauf Förderschwerpunkte aufbauen zu können."
> *(R. Zimmer, 1999, 97)*

Neben der Individualisierung ist die stärkere Betonung qualitativer und eher subjektiver Methoden in der Diagnostik ein wesentliches Merkmal der Förderdiagnostik. Dazu gehören z. B. Beobachtung und Verhaltensbeschreibung, Situationsanalysen.

Doch sollen nicht generell damit alle diagostischen Verfahren und Urteilsbildungen abgelehnt werden, „denn verantwortungsbewusste pädagogische/therapeutische Handlungsweisen bedürfen mit Sicherheit einer Orientierungsgrundlage und einer späteren Bewertung ihrer Wirksamkeit, wobei dann vor allem Methoden der qualitativen Beobachtung, aber auch eine behutsame und verantwortungsvolle Verwendung anderer Verfahren trotz aller berichteten Nachteile ihren Platz haben können" (D. Eggert, 1995, 100).

Bewegungsbeobachtung und mögliche Fehler
Die Bewegungsbeobachtung nimmt in der Motodiagnostik eine zentrale Stellung ein. Sie kann uns vielfältige Informationen über das Bewegungsverhalten und damit über die Persönlichkeit eines Menschen geben.
Dabei können wir allerdings nicht allumfassend aufnehmen, sondern wir sind gezwungen, Verhaltensaspekte auszuwählen, oft auch unbewusst; wir können immer nur ausschnitthaft, also selektiv wahrnehmen.
Auch müssen wir uns darüber bewusst sein, dass die Wahrnehmung und Beurteilung subjektiv sind, d. h., der Auswahl- und Verarbeitungsprozess ist von unseren eigenen Einstellungen, Werthaltungen und Vorerfahrungen geprägt. Auch besteht die Gefahr des vorschnellen Interpretierens.

> „Da wir nicht leblose Gegenstände betrachen, sondern Personen, mit denen wir in mehr oder weniger intensiver Interaktion stehen, wird unser Wahrnehmungsprozess noch zusätzlich erschwert. Wir nehmen nicht nur den äußeren Zustand einer Person oder ihr äußeres Verhalten wahr, wir schließen sofort auch auf die Beweggründe ihres Handelns, versuchen, auf überdauernde Merkmale zu schließen, um eigene Verhaltensweisen zu planen, die der jeweiligen Person gerecht werden könnten.

> Wie eng Beobachten und Interpretieren zusammenhängen, bemerken wir, wenn wir das Bewegungsverhalten einer Person beschreiben sollen. Häufig gelingt es uns sprachlich kaum, beide Vorgänge (Beschreiben und Interpretieren) voneinander zu trennen."
> *(Aktionskreis Psychomotorik, 1983, 7)*

Fehlerquellen, die die Wahrnehmung und Beurteilung verfälschen können, sind beispielsweise:

◆ Der Beobachter neigt dazu, in Skalen hauptsächlich den Mittelbereich anzukreuzen (Fehler der „zentralen Tendenz"). Oder die differenzierte Beoachtung wird erschwert durch die Tendenz, zu gut (Milde-Effekt) oder zu schlecht (Strenge-Effekt) zu sehen bzw. zu urteilen.

◆ Beobachtete Aspekte werden vom Beobachter in ihm vertraute und bekannte Kategorien eingeordnet (Vorurteilsbildung, Stereotypisierung). Der Beobachter hat eine „eigene Persönlichkeitstheorie", er meint, dass bestimmte Merkmale zusammengehören und stets zusammen auftreten (Logik-Fehler).

◆ Von einer sehr positiven oder negativen Eigenschaft oder Verhaltensweise, die besonders hervorsticht, wird auf andere, weniger augenfällige Verhaltensbereiche in gleicher Weise geschlossen (Halo-Effekt).

◆ Erstbeobachtungen können einen größeren Einfluss auf die Bildung eines Gesamteindrucks haben als später gemachte (Primacy-Effekt). Der erste Eindruck kann dazu führen, dass im Folgenden der Blick auf wesentliche Verhaltensweisen verstellt wird.

Um aussagekräftige Daten zu erlangen, müssen wir uns bemühen, möglichst bewusst und gezielt unter einer festgelegten Fragestellung zu beoachten. Wir müssen unser Augenmerk auf wesentliche Informationen lenken. Je präziser wir das festlegen, was wir beobachten wollen, desto genauer können unsere Ergebnisse sein.

Unterscheiden können wir einerseits – je nach Rolle des Beobachters– zwischen

◆ teilnehmender und
◆ nicht-teilnehmender Beobachtung.

Andererseits kann die Beobachtung in

◆ offenen oder
◆ standardisierten Spiel- oder Bewegungssituationen erfolgen mit entweder
◆ freien Aufzeichnungen oder
◆ mit Hilfe festgelegter Kriterien.

10.2 Übersicht über ausgewählte Verfahren

Hier sollen einige Verfahren in einer kurzen Darstellung vorgestellt werden, die für die Praxis relevant sein können. Sie können von (heil-)pädagogischen Fachkräften bei Vorliegen der notwendigen Bedingungen (z. B. Raum, Zeit, Materialien) eingesetzt werden. Mit der Kenntnis der Verfahren können auch entsprechende Ergebnisse in Entwicklungsberichten besser eingeordnet werden.

Beobachtungsbogen/Strukturierte Beobachtung

Prozessskala psychomotorischen Verhaltens (T. Irmischer, E. J. Kiphard)
In dieser Aufstellung werden die häufigsten in der Praxis vorkommenden psychomotorischen und sensomotorischen Störungsmerkmale erfasst. Die listenmäßige Erfassung erfolgt aufgrund eingehender Beobachtung in nicht klar definierten Bewegungs- oder Spielsituationen. Die anzukreuzenden Störungssymptome stellen quantitative und qualitative Mängel innerhalb der Bereiche der Motorik, Perzeption und des sozial-emotionalen Verhaltens dar.

„Diagnostik mit Pfiffigunde", Beobachtung der Wahrnehmung und Motorik, fünf bis acht Jahre (B. Cardenas, 1992)
Um genauere Beobachtungssituationen erfassen zu können, sind offene Spiel- und Bewegungssituationen oft nicht ausreichend. Strukturierte Beobachtungsverfahren helfen hier, da sie bestimmte Vorgaben enthalten und damit eine gezieltere Diagnostik ermöglichen.
In diesem Verfahren sind die Beobachtungssituationen in das Märchen „Abenteuer mit Pfiffigunde" eingebunden. In 31 Situationen können Informationen über den erreichten Stand von Fein- und Grobmotorik, Perzeption, Lateralität, Körperschema und Gedächtnis gesammelt werden.

> „Im Verfahren ‚Diagnostik mit Pfiffigunde' stehen die Aufgaben in einem sinnhaften Zusammenhang, der die kindliche Fantasie anspricht. Die Kinder sind Akteure in einem Märchenspiel mit Drachen, Hexen und Feen. Sie haben Mitstreiter, mit denen sie gemeinsam die Abenteuer bestehen. Dadurch ist der Widerstand gegen ein Mit-Spielen gering.
> Das Beobachtungsverfahren ‚Diagnostik mit Pfiffigunde' soll eine Ergänzung sein zu standardisierten Testverfahren und neurologischen Untersuchungsverfahren, deren Nachteile im motivationalen Bereich liegen, da die Testsituation unnatürlich ist und keine Eigenmotivierung schafft."
> *(B. Cardenas, 1992, 17)*

Klinischer Beobachtungsbogen (G. Kesper/C. Hottinger, 1992)
Hierbei handelt es sich um strukturierte Beobachtungssituationen im Rahmen einer eher klinisch orientierten Beobachtung zur Feststellung von Sensorischen Integrationsstörungen.
Dem Kind (ab drei bis vier Jahre) werden in der Regel an zwei Terminen zu je 60 Minuten 23 Aufgaben gestellt, die beobachtet und ausgewertet werden. Eine zusammenfassende Zuordnung kann für vier Bereiche vorgenommen werden: für den taktil-kinästhetischen Bereich, für den vestibulären Bereich, für die Körperorientierung und für die Bewegungsplanung/Ausführung.

Prozessskala psychomotorischen Verhaltens

Name: Datum:

Insgesamt ....te psychomotorische Übungsbehandlung durch den

Übungsleiter ....

Bewegungsbereich (B)		trifft genau zu	trifft überhaupt nicht zu
B 1. Bewegungsunruhe	(überaktiv, umtriebig, kann nicht stillsitzen)	1 2 3 4 5 6 7	
B 2. Bewegungsverarmung	(„Automatenmotorik", monoton, ausdrucksarm)	1 2 3 4 5 6 7	
B 3. Bewegungsverlangsamung	(reagiert schwach, immer der Letzte)	1 2 3 4 5 6 7	
B 4. Kraftminderung	(„Puddingmotorik", schlaff, muskelschwach)	1 2 3 4 5 6 7	
B 5. Schwerfälligkeit	(tollpatschig, tapsig, plump, steif, ungelenk)	1 2 3 4 5 6 7	
B 6. Gleichgewichtsmangel	(balanceunsicher auf schmalem Standort)	1 2 3 4 5 6 7	
B 7. Hand-Auge-Koordinationsstörung	(z. B. beim Ballfangen und Zielwurf)	1 2 3 4 5 6 7	
B 8. Schreibmotorikstörung	(steife, ausfahrende/zittrige Schrift)	1 2 3 4 5 6 7	
B 9. Sprachmotorikstörung	(schwerfällige Artikulation, Stottern)	1 2 3 4 5 6 7	
Wahrnehmungsbereich (W)			
W 1. Optische Orientierungsstörung	(konzentriert sich schlecht, reagiert verzögert)	1 2 3 4 5 6 7	
W 2.	(nimmt ungenau wahr)	1 2 3 4 5 6 7	
W 3. Tastorientierungsstörung	(unterscheidet und behält Wahrgenommenes schlecht)	1 2 3 4 5 6 7	
W 4. Körper- und Raumorientierungsstörung	(Körperschema, Raumlage und Raumrichtung ungefestigt)	1 2 3 4 5 6 7	
Verhaltensbereich (V)			
V 1. Selbstwertstörung	(fühlt sich minderwertig, ist entmutigt)	1 2 3 4 5 6 7	
V 2. Kontaktmangel	(gehemmt, abgekapselt, gemeinschaftsunfähig)	1 2 3 4 5 6 7	
V 3. Aggressivität	(distanzlos, unverträglich, greift andere an)	1 2 3 4 5 6 7	
V 4. Leistungsflucht	(weicht Aufforderungen aus, kein Willenseinsatz)	1 2 3 4 5 6 7	

Beispiel eines Beobachtungsbogens (vgl. E. J. Kiphard, 1983, 226)

Beobachtungsaufgaben sind zum Beispiel:
◆ Bild ergänzen nach Vorlage (Grafomotorik),
◆ Hautreaktion (taktile Sensibilität),
◆ Punkte lokalisieren und diskriminieren (taktile Wahr-
  nehmung),
◆ Ertasten von Formen (Tastwahrnehmung),
◆ Fingerdifferenzierung (Kinästhesie),
◆ Armstellungen nachahmen und Körperteile benennen
  (Körperschema),
◆ Nachklatschen (Bewegungsplanung),
◆ Reihenfolge erkennen und nachlegen (Bewegungs-
  planung),
◆ Übungen auf dem Rollbrett (Stellungsintegration),
◆ Gehen mit geschlossenen Augen (Raumwahrneh-
  mung, kinästhetische Wahrnehmung, Gleichgewicht),
◆ Einbeinstand (Gleichgewicht),
◆ Hüpfen (Lateralisation).

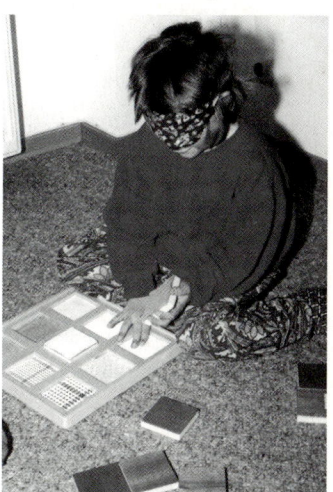

Trampolikoordinationstest für Kinder (TKT) von E. J. Kiphard
Auch dieser Test kann zu den strukturierten Beobachtungsverfahren gerechnet werden;
weitere Angaben siehe in Kapitel 3, Trampolin.

Elternfragebogen
Im Rahmen der Diagnostik können Gespräche mit Eltern oder Befragungen eine bedeutsame Rolle einnehmen. Durch die Eltern können wir Informationen über den Entwicklungs-
verlauf des Kindes und Einblicke in seine familiäre Situation erhalten. So kann seine
aktuelle Situation besser verstanden werden.

Der Elternfragebogen von G. Kesper und C. Hottinger (1992, 66–69) beinhaltet insgesamt
64 Fragestellungen zur Entwicklung und zum Verhalten des Kindes. Im ersten Elternge-
spräch erhalten die Eltern diesen Fragebogen, den sie zu Hause lesen und beantworten
sollen.
Die Beobachtungen bzw. Antworten können nach fünf Bereichen geordnet und ausgewertet werden:
◆ taktile Wahrnehmung,
◆ kinästhetische Wahrnehmung,
◆ vestibuläre Wahrnehmung,
◆ Körperorientierung,
◆ Praxie (Handlungsplanung).
Dieser Fragebogen unterstützt im Rahmen der Elternarbeit die oben dargestellte klinische
Beobachtung zur Überprüfung einer Sensorischen Integrationsstörung.

Entwicklungsskalen
Das Sensomotorische Entwicklungsgitter wurde von E. J. Kiphard („Wie weit ist ein Kind
entwickelt?", Dortmund 1975) für Kinder bis zum vierten Lebensjahr erarbeitet.
Eine Erweiterung wurde durch die Kinderärztin Dr. Gertrud Ohlmeier bis zum Alter von sie-
beneinhalb Jahren vorgenommen („Frühförderung behinderter Kinder", Dortmund 1983).

Nr. Tab	Nr	...	B. Handgeschick	C. Körperkontrolle	
7J 6M	69		Schneidet Figur aus	Nimmt 2 Stufen auf einmal	
	68		Fährt Labyrinth nach	Je 10 Einbeinhüpfer vorwärts	
	67		Ballhochwurf u. Fang. 1 m	Standweitsprung, 1 m	
7J	66		Daumen trifft Fingerkuppen	Steigt frei auf 50-cm-Bank	
	65		Zeichnet Rhombus ab	Einbandsprung, 10 cm	
	64		Malt 10 Buchstaben ab˙	Standhochsprung, 30 cm	
6J 6M	63		Prellt Ball 3 × fortl.˙	Auf Fersen gehen, 5 m	
	62		Zeichnet Mann, 8 Teile˙	Seiltänzergang rückwärts, 1 m˙	
	61		Bindet Knoten um Stift	Zehenballenstand, 10 Sekunden	
6J	60		Wickelt Faden auf Spule	Je 5 Einbeinhüpfer vorwärts	
	59		Zeichnet Haus, Baum, Sonne	Einbandstand, 10 Sekunden	
	58		Zieht sich allein an˙	10 Schlußsprünge vorwärts	
5J 6M	57		Schlagballweitwurf, 4 m	30 m Schnellauf, 10 Sekunden	
	56		Fängt zugeprellten Ball˙	Standhochsprung, 20 cm˙	
	55		Schüttelt Maus in Falle	Seiltänzergang vorwärts, 1 m˙	
5J	54		Fädelt Nadel ein	Gerades Aufstehen über Sitz	
	53		Schereschneiden an Linie	2 Hüpfer auf einem Bein˙	
	52		Tut 10 Perlen in Flasche	Je Bein 5 Sekunden balancieren	
4J 6M	51		Zeichnet Kreuz ab˙	Standweitsprung, 50 cm	
	50		Schmiert Brot allein	5 × Seitensprünge über Linie	
	49		Legt Z mit 3 Hölzern	30 m Schnellauf, 15 Sekunden˙	
4J	48		Schneidet mit Schere	Frei treppab, Fußwechsel	
	47		Knöpft auf und zu˙	Schlußsprung von Couch	
	46		Linie zwischen 2 Punkten	5 fortlauf. Schlußsprünge	
	45		Knetet Kugel und Schlange	1 Hüpfer auf einem Bein˙	
	44		Schraubt, dreht Schlüssel	Je Bein 2 Sek. balancieren	
	43		Wäscht und trocknet Hände˙	Geht mit Armschwung	
3J 6M	42		Hält Stift mit Fingern	Frei treppauf, Fußwechsel	
	41		Zeichnet Kreis ab˙	Springt 20 cm weit, 5 cm hoch˙	
	40		Baut Turm aus 8 Würfeln˙	Geht 3-m-Streifen entlang	
	39		Wickelt Bonbon aus	Trägt Wasserglas 3 m weit	
	38		Öffnet Zündholzschachtel	Kickt Ballon aus der Luft	
	37		Zieht Kleidung an˙	Fährt Dreirad, Gocart˙	
3J	36		Malt Rundformen	Beidbeinsprung von Treppe	
	35		Gießt von Becher zu Becher	Anlaufsprung über Strich	
	34		Faltet Papier˙	Rennt 15 m ohne Hinfallen	
	33		Holt Bonbon mit Rechen	Fußschlußstand, Augen zu	
	32		Reiht Perlen auf Draht	Frei treppab, nachgesetzt	
	31		Steckt Kette ins Rohr	Geht 3 m auf Zehenballen	
2J 6M	30		Baut Turm aus 4 Würfeln˙	Beidbeinsprung am Boden	
	29		Ißt allein mit Löffel˙	Geht balancesicher	
	28		Wirft Ball überkopf zu˙	Ersteigt 3 Leitersprossen	
	27		Kippt Perle aus Flasche	Treppab mit Geländer	
	26		Steckt Stock ins Rohr	Frei treppauf, nachgesetzt	
	25		Blättert Buchseiten um˙	Spielt in Kauerstellung	
2J	24		Zieht Kleidung aus˙	Fußballstoß ohne Umfallen˙	
	23		Kritzelt auf Papier˙	Ersteigt Stuhl, faßt Lehne	
	22		Tut Rosine in Flasche	Treppauf mit Geländer˙	
	21		Öffnet Reißverschluß	Geht rückwärts˙	
	20		Baut Turm aus 2 Würfeln	Rennt 5 m ohne Hinfallen	
	19		Steckt Scheiben auf Stab	Hebt gehockt Dinge auf	
1J 6M	18		Packt Eingewickeltes aus	Treppenkrabbeln auf Bauch	
	17		Trinkt allein aus Tasse˙	Steht ohne Hilfe auf	
	16		Wirft Dinge weg	Hebt im Bücken Dinge auf˙	
	15		Zeigt mit Zeigefinger	Steht allein, geht allein˙	
	14		Räumt Dinge aus und ein	Schiebt Kinderwagen	
	13		Schlägt Dinge aneinander˙	Geht mit Halt an Möbeln	
1J	12		Daumen-Zeigefinger-Griff˙	Kniet aufrecht	Krabbelt allein
	11		Schüttelt Gegenstand	Sitzt gut im Stuhl	Setzt sich allein auf
	10		Befühlt, untersucht Dinge˙	Steht an Möbeln˙	Zieht sich zum Stand˙
	9		Gibt Ding von Hand zu Hand˙	Sitzt länger allein˙	Robbt auf Bauch
	8		Nimmt 2 Dinge vom Tisch˙	Vierfüßlerstand	Rollt in Bauchlage
	7		Greift und läßt los	Beine tragen Körper˙	Tänzelt auf Schoß
6M	6		Steckt Dinge in den Mund	Hebt Kopf in Rückenlage	Zieht sich zum Sitz
	5		Langt in Richtung Objekt˙	Handstütz in Bauchl.˙	Rollt auf Rücken
	4		Spielt mit den Händchen˙	Im Sitz Rücken gerade˙	Schwimmbew. i. Bauchl.˙
	3		Zupft an seiner Kleidung	Unterarmstütz in Bauchl.	Aktiv beim Baden˙
	2		Armbeuge- u. Strekbewegung	Kopfkontrolle auf Arm	Gleichseit. Strampeln
	1		Schließt Hand um Objekt	Kopfheben in Bauchlage˙	Fußstöße gegen Druck

*Ausschnitt aus dem Sensomotorischen Entwicklungsgitter
(vgl. G. Ohlmeier, 1997, 162)*

Die Angaben jenseits des vierten Lebensjahres haben für die Entwicklungsdiagnostik nicht mehr den Aussagewert wie diejenigen der ersten vier Jahre. Sie dienen vielmehr als Anhaltspunkt und Anregung zur weiteren Entwicklungsförderung.

Besonderes Merkmal dieser Skala ist, dass es sich nicht um Durchschnittswerte handelt, sondern die Alterswerte gelten für Spätentwickler, d. h., 90 % der Kinder erfüllen die genannten Aufgaben.

Wenn ein Kind in einem der Funktionsbereiche diese Mindestanforderungen nicht erfüllt, so signalisiert das den ernst zu nehmenden Verdacht auf einen Entwicklungsrückstand.

In dem Entwicklungsgitter werden die Angaben für einen Abstand von einem bzw. mehreren Monaten für folgende Bereiche angegeben: optische Wahrnehmung, Handgeschick, Körperkontrolle, Sprache, akustische Wahrnehmung, Sozialkontakt.

Kurzbeschreibung motorischer Testverfahren

Verhaltens- und Bewegungsbeobachtungen können recht aufschlussreich und umfangreich sein. Wie erwähnt, ist damit aber immer ein hoher Anteil an Subjektivität verbunden. Deshalb werden motorische Testverfahren angeboten, die ein hohes Maß an Objektivität und Zuverlässigkeit der Erfassung motorischer Merkmale für sich beanspruchen.

Der **Körperkoordinationstest für Kinder (KTK)** von E. J. Kiphard und F. Schilling ist eines der bekanntesten Testverfahren. Es kann benutzt werden für Kinder im Alter von fünf bis vierzehn Jahren. Er enthält vier Testaufgaben, deren Ausführung genau vorgeschrieben ist. Für die Bewältigung der Aufgaben werden Punkte/Werte vergeben. Die Auswertung der Rohwerte ergibt einen Motorik-Quotienten, der eine Klassifikation (hoch, gut, normal, auffällig, gestört) erlauben soll. Die geringe Anzahl der Aufgaben ist für den Praktiker sicherlich ein wichtiges Kriterium. Die Aufgaben umfassen:

◆ rückwärts Balancieren über einen schmalen Balken,
◆ monopedales Überhüpfen von Schaumstoffplatten,
◆ seitliches Hin- und Herspringen mit beiden Beinen,
◆ seitliches Umsetzen eines Brettchens und anschließend des Körpers.

Der **Motoriktest für vier bis sechsjährige Kinder (MOT 4–6)** von R. Zimmer und M. Volkamer beinhaltet insgesamt 18 Bewegungsaufgaben, deren Ausführung genau vorgegeben ist. Aufgaben sind z. B. Balancieren, seitliches Überspringen, Stab auffangen, Zielwurf, durch einen Reifen winden, Tennisring auffangen, Hampelmannsprung, Rollen, Drehsprung u. Ä.

Der Test ist zur Diagnose der motorischen Fähigkeiten und des motorischen Entwicklungsstandes vier- bis sechsjähriger Kinder erstellt, bei Entwicklungsretardierten und Bewegungsbeeinträchtigten kann das Alter der Kinder höher sein. Der Test beinhaltet vor allem Spiel- und Bewegungsaufgaben, die den Interessen jüngerer Kinder entsprechen, er ist somit auf deren Bedürfnisse nach variationsreichen Bewegungsmöglichkeiten abgestimmt.

Insgesamt besteht der Test aus 18 Aufgaben, die zum Teil quantitativ, zum Teil aber auch qualitativ ausgewertet werden. Für jedes Item können bis zu zwei Punkte vergeben werden. Die Summe der in den einzelnen Aufgaben erzielten Werte ergibt den Gesamtrohwert. Mit Hilfe einer Tabelle können Normwerte ermittelt werden, dadurch ist die Einordnung der individuellen Leistung des Kindes in seine Altersgruppe möglich. Testnormen liegen für normal entwickelte vier- bis sechsjährige Kinder in Halbjahresstufen vor.

Die Testdurchführung sollte – wenn möglich – außerhalb der Gruppenübungsstunde stattfinden. Nach Erfahrung der Autorin hat es sich als sinnvoll erwiesen, wenn zwei Kinder gemeinsam an dem Motorik-Test teilnehmen.

Die 18 Aufgaben des Tests können unterschiedlichen Dimensionen der Motorik zugeordnet werden:

◆ gesamtkörperliche Gewandtheit und Koordinationsfähigkeit,
◆ feinmotorische Geschicklichkeit,
◆ statisches und dynamisches Gleichgewichtsvermögen,
◆ Reaktionsfähigkeit,
◆ Sprungkraft,
◆ Bewegungsgeschwindigkeit,
◆ Bewegungsgenauigkeit und Steuerungsfähigkeit.

> Durch die Zuordnung der einzelnen Testaufgaben zu den jeweiligen motorischen Bereichen ist auch eine qualitative Auswertung der Testergebnisse eines Kindes möglich, die eine Identifizierung besonderer motorischer Schwächen zulässt, genauso aber auf besondere Stärken des Kindes hinweist."
> *(R. Zimmer, 1999, 117 f.)*

Anregungen und Fragestellungen

1. In welcher Form hatten Sie bisher in (heil-)erzieherischer Praxis mit diagnostischen Verfahren zu tun? Schildern Sie Ihre Erfahrung.
2. Mit einem ausgewählten Verfahren können wir uns im Unterricht intensiver beschäftigen. Einzelne Schüler können ein Verfahren exemplarisch vorstellen.
3. Wir greifen Aufgabenstellungen aus den genannten Beobachtungsbögen oder Messverfahren heraus und versuchen zu beurteilen, welche Fähigkeiten genau damit gemessen werden. Wir vergleichen mit den Angaben der jeweiligen Autoren.
4. Wir nehmen z. B. Kontakt mit einer Frühförderstelle oder mit einem Kinderarzt auf und informieren uns über die Untersuchungsverfahren zur motorischen Entwicklung bei Säuglingen und Kleinkindern.
5. Wir nehmen Kontakt mit Mitarbeitern des Gesundheitsamtes auf und informieren uns über Verfahren und Ergebnisse von Schuleingangsuntersuchungen. Welche Aspekte der Motorik beinhaltet die Schulreife?
6. Wie schätzen Sie für Ihren zukünftigen Arbeitsbereich die Relevanz und Aussagekraft messender und beobachtender Verfahren ein?
7. Wir verdeutlichen uns unsere unterschiedliche subjektive Wahrnehmung. Wir beantworten folgende Fragen: Was löst bei mir die Vorstellung eines kleinen Kätzchens aus? Was bewirkt bei mir eine dicke Spinne, ein dicker Frosch? Was empfinde ich bei der Beobachtung eines Kindes oder Erwachsenen, aus dessen Mund Speichel läuft? Was bewirkt bei mir ein lachendes und hüpfendes Kind?

Praxisbeispiele (14): Übungen mit Alltagsmaterialien

Neben den Sport- und Psychomotorikgeräten bieten auch die so genannten Alltagsmaterialien (die eigentlich nicht zur Bewegungserziehung hergestellt wurden, sondern anderen alltäglichen Zwecken dienen) viele Spiel- und Bewegungsmöglichkeiten und Gelegenheiten zum Experimentieren, Variieren, Kombinieren und Gestalten. Auch bieten sich hierbei diagnostische Gelegenheiten und zahlreiche Anlässe zur unstrukturierten oder gezielten Beobachtung. Mögliche Alltagsmaterialien, die wir im Bewegungsunterricht und in der Förderung einsetzen können, sind beispielsweise: Zeitung, Pappteller, Papprollen,

Bierdeckel, Wäscheklammern, Pappkartons, Filmdosen, Zollstöcke, Schaumstoffringe, Korken.

Es ist sinnvoll, die methodische Vorgehensweise nach folgenden Grundsätzen auszurichten: Wir bieten anfangs offene Aufgabenstellungen, dann greifen wir Ideen Einzelner auf und regen zum Nachahmen an. Wir ermöglichen zunächst individuelle, dann soziale Erfahrungen. Wir setzen zunächst das Material isoliert ein, dann nehmen wir zusätzliche Materialien hinzu.

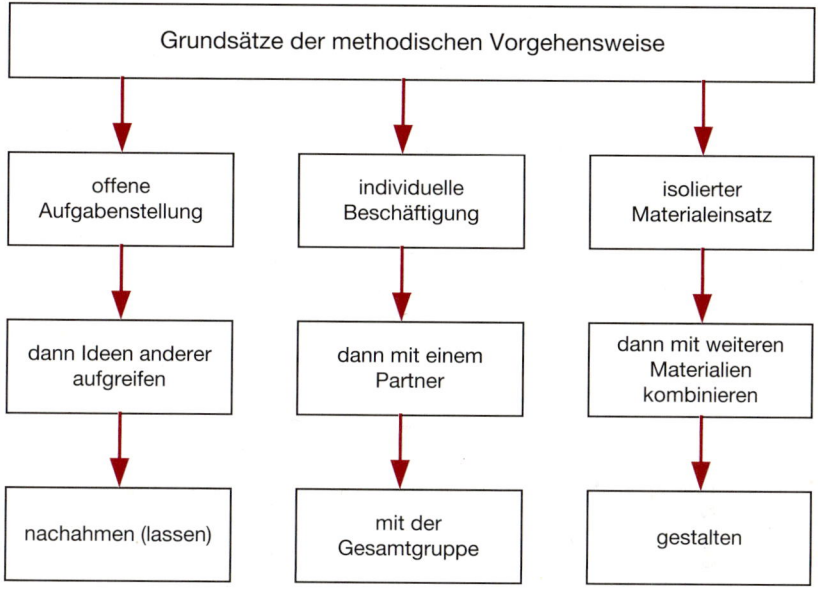

Methodisches Vorgehen mit Alltagsmaterialien

Alltagsmaterialien sind vielfältig einsetzbar, da ihre Funktionsweise für Bewegungen und Spiele ja in keinster Weise vorgegeben ist. Deshalb lassen sich auch viele Inhalts- und Zielbereiche damit verfolgen: tragen und balancieren – werfen und fangen, zielwerfen – Körperwahrnehmung: fühlen, ertasten und spüren – sehen und hören – Fangspiele, Gruppenspiele – Reaktion – Fantasie – Pantomime, Rollenspiele – Handgeschicklichkeit, Feinmotorik – Raumorientierung – Entspannung u. a.

Zu ausgewählten Materialien, die leicht zu beschaffen sind, sollen im Folgenden jeweils exemplarisch einige Spiel- und Übungsformen angegeben werden.

Beispiel Zeitung
1. Zeitungslauf: Wir versuchen, mit dem Zeitungsblatt zu laufen, ohne es mit der Hand festzuhalten.
2. Fangspiele: Ein Fänger ohne Zeitung versucht, die anderen (mit Zeitung) abzuschlagen. Der Abgetroffene muss die Zeitung übergeben und die Rolle des Fängers übernehmen. Variationen: Der Fänger bleibt bestehen, der Abgeschlagene muss sich auf die Zeitung setzen, er kann aber von den anderen z. B.

erlöst werden, wenn ihm ein anderer Spieler die eine Hälfte der Zeitung gibt oder wenn er selbst eine Hälfte der Zeitung abgibt.

3. Transport: Wir versuchen, bestimmte leichte Materialien (z. B. Luftballons) mit der Zeitung zu transportieren.

4. Fußgymnastik: Wir greifen die Zeitung barfuß im Sitzen mit den Füßen und machen einige Übungen, z. B. falten, drehen, zerreißen.

5. Wurfspiele: Wir knüllen die Zeitung zusammen und machen Wurfspiele.

6. Balancieren: Wir rollen aus der Zeitung eine Art Stab und kleben das Ende fest. Damit können wir balancieren oder das folgende Gruppenspiel durchführen.

7. Platz erhaschen: Wir setzen uns im Kreis auf einen Stuhl. In der Mitte steht ein Papierkorb mit dem Zeitungsstab. Ein Spieler ohne Stuhl versucht nun, mit dem Zeitungsstab einen sitzenden Spieler abzuschlagen und den Stab schnell wieder in den Papierkorb zu legen oder zu werfen. Der „Angeschlagene" muss versuchen, den Stab zu ergreifen und den „Schläger" damit abzuschlagen, bevor dieser den freien Sitzplatz eingenommen hat.

8. Zeitungstanz: Wir bewegen uns zu zweit nach Musik auf einem Zeitungsblatt; jeweils auf Musikstopp wird die Zeitung halbiert. Aufgabe ist es, dabei nicht den Boden zu berühren.

9. Pantomime: Wir suchen uns in Kleingruppen interessante Zeitungsmeldungen (Überschriften) heraus, die wir vor der Gesamtgruppe pantomimisch darstellen; die Gesamtgruppe versucht, die Zeitungsmeldung in etwa zu erraten.

10. Entspannung: Wir bedecken uns mit den Zeitungen, dazu lassen wir eine Entspannungsmusik laufen.

Beispiel Bierdeckel

Hier werden Beispiele für Partner- und Gruppenübungen angegeben:

1. Bewegung eingeschränkt: Der eine Mitspieler bedeckt seinen Partner mit fünf (die Anzahl kann variiert werden) Bierdeckeln, so dass seine Fortbewegung eingeschränkt ist. Die Bierdeckel müssen über eine festgelegte Strecke transportiert werden.

2. „Doppelklebeband": Wir stellen uns die Bierdeckel als „Doppelklebeband" vor. Ein Mitspieler klebt beide Hände seines Partners mit jeweils einem Bierdeckel an zwei verschiedenen Körperstellen fest. Eine Fortbewegung soll noch möglich, aber eingeschränkt sein. Variation: Wir „verkleben" uns zu zweit oder mit mehreren als Kleingruppe und bewegen uns gemeinsam fort. Können wir uns so „verkleben", dass keine Fortbewegung mehr möglich ist? Ein Teilnehmer „verklebt" eine Gruppe von fünf bis sechs Mitspielern, z. B. als „Riesentier".

3. Körperstellen wahrnehmen: Ein Partner legt sich auf den Boden und schließt die Augen. Der andere legt einige Bierdeckel auf den Körper ab. Die gespürten Stellen soll der Liegende zeigen oder benennen.

4. „Waage": Der eine Mitspieler setzt sich auf den Boden und „spielt eine Waage", indem er seine beiden Hände zur Seite ausstreckt, er schließt die Augen. Der andere legt Bierdeckel (jeweils 5er-Packen) auf die Hände ab. Dieser soll erspüren, auf welcher Seite mehr Bierdeckel liegen, bzw. die Anzahl sagen.

5. Bierdeckelentspannung: Der eine Partner wird von seinem Mitspieler in entspannter Position und bei entspannender Musik mit Bierdeckeln belegt.

Beispiel Bleiband

1. „Als Vorturner": Zur Hinführung und Einstimmung macht der Übungsleiter mit dem senkrecht gehaltenem Bleiband als „gedachtem Männchen" Bewegungen vor (zur Seite, nach oben und unten, drehen, in der Mitte vor und zurückbewegen, oben nach vorn oder zur Seite bewegen). Diese Bewegungen sollen die Schüler mit dem eigenen Körper nachmachen, z. B. das Bein zur Seite schwingen, in die Hocke gehen, den Oberkörper nach vorn oder hinten beugen, den Kopf nach vorn oder zur Seite beugen. Musik soll die Motivation fördern und den Rhythmus unterstützen.

2. Zu zweit verbunden: Die Schülerinnen sollen sich zu zweit mit dem Bleiband in der Aula bewegen. Dazu können sie das Bleiband in der Länge nach eigenen Vorstellungen variieren, bei entgegenkommenden Paaren können sie über das andere Band steigen oder hindurchkriechen. Weitere Aufforderungen können sein: das Band möglichst straff halten.

3. Vertrauen: Ein Partner hat die Augen geschlossen und wird mit Hilfe des Bleibandes durch den Raum geführt. Variationen: mit oder ohne sprachliche Verständigung.

4. Körperweg beschreiben: Der Spieler soll Körperstellen mit geschlossenen Augen zeigen oder benennen, auf denen sein Partner sein Bleiband abgelegt hat. Es kann auch ein „Weg" auf den Körper gelegt werden, z. B. vom rechten Fuß bis zur linken Hand.

5. Körperlänge abschätzen: Mit der Länge des Bleibandes soll auf dem Boden die eigene Körperausdehnung abgeschätzt und gelegt werden.

6. Reaktionsspiel: Ein Spieler lässt das senkrecht gehaltene Bleiband fallen, sein Mitspieler hat seine Hand in der Nähe des Bandes gehalten und versucht, das fallende Bleiband mit der Hand zu erwischen.

7. (Ziel-)Werfen: Aufgabe ist, das Band in verschiedenen Variationen zu werfen und wieder aufzufangen; Variationen: zielwerfen auf eine Matte, in einen Reifen.

8. Weg nachfolgen: Auf Wegen oder Straßen, die mit dem Bleiband gelegt werden, balancieren wir vorwärts oder rückwärts. Variation: Den Weg des Bleibandes mit geschlossenen Augen auf den Boden mit Händen oder Füßen nachverfolgen.

9. Figuren nachlegen: Ein Spieler legt mit dem Bleiband eine Figur auf den Boden. Der Partner betrachtet die Form oder ertastet sie bei geschlossenen Augen mit den Händen und legt sie dann mit dem eigenen Bleiband nach.

Anregungen und Fragestellungen

1. Einzelne Schüler können weitere Spiel- und Übungsbeispiele mit den genannten Materialien zusammenstellen und der Gesamtgruppe vorstellen.

2. Auch können weitere Alltagsmaterialien durch einzelne Schüler der Gruppe vorgestellt werden. Wir werten die Verwendungsmöglichkeiten aus.

3. Zu den genannten Inhalts- und Zielbereichen stellen wir Übungsbeispiele mit ausgewählten Alltagsmaterialien zusammen. Nennen Sie beispielsweise Übungsbeispiele zum Bereich „Körperwahrnehmung, Körperschema", die Sie mit den Alltagsmaterialien Wäscheklammern, Bierdeckel und Bleiband durchführen können.

4. In Gruppen sollen mit Zeitungen verschiedene Aufgabenstellungen bearbeitet werden: Wir stellen einen aufkommenden Sturm, ein Gewitter dar. Wir stellen ein Musik-Orchester dar. Wir zeigen eine Modenschau. Wir kleben ein Schwungtuch.

Psychomotorik bei Kindern mit Körperbehinderungen

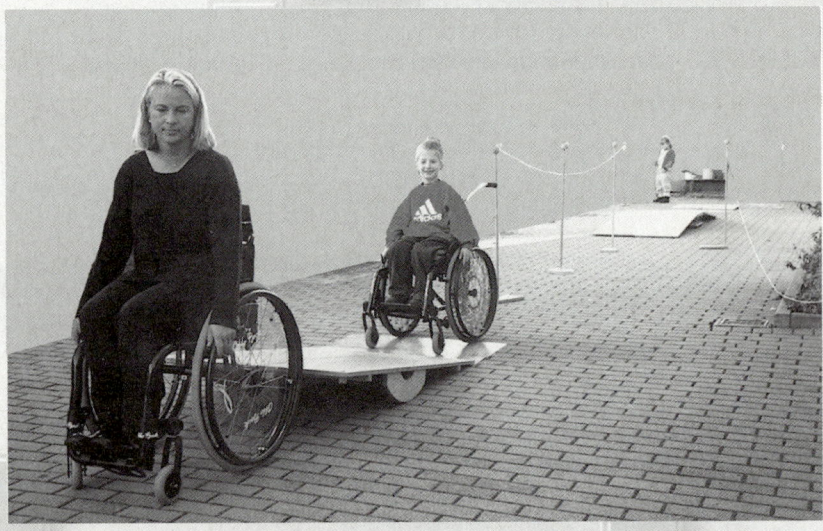

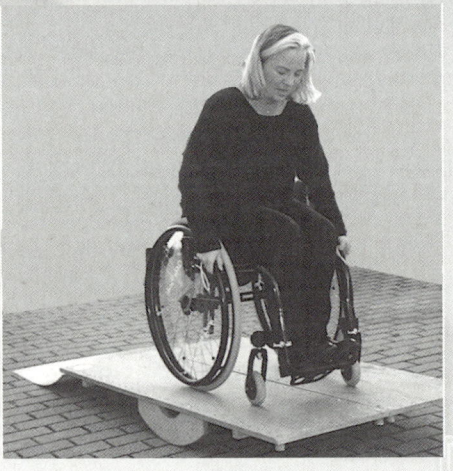

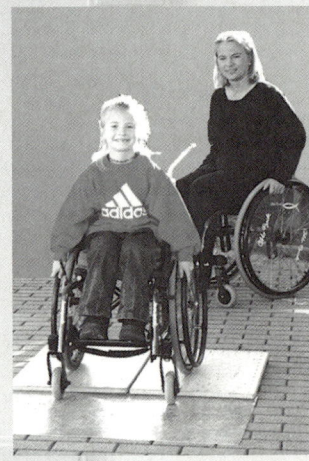

◆ Welche Formen der cerebralen Bewegungsstörung gibt es und durch welche Merkmale zeichnen sich diese aus?

◆ Welche besonderen methodischen Vorgehensweisen sind bei Bewegung und Spiel zu berücksichtigen?

Praxis

◆ *Welche Übungen zur Förderung der Körperwahrnehmung sind für diese Zielgruppe sinnvoll?*

◆ *Wie können wir den Umgang mit dem Rollstuhl fördern?*

◆ *Welche anderen Materialien und Geräte sind sinnvoll einsetzbar?*

> „Je stärker ausgeprägt eine Behinderung ist – dies gilt vor allem für cerebral geschädigte Kinder – desto eher kann psychomotorische Aktivität zur Gratwanderung zwischen Anregung zu spontaner Bewegungsfreude und Vermeidung pathologischer Bewegungsmuster werden ... vielleicht macht die Vermittlung zwischen diesen beiden Polen die ‚Kunst‘ psychomotorischer Arbeit mit Körperbehinderungen aus.“
> *(B. Hachmeister, 1997, 90)*

Für die psychomotorische Arbeit mit körperbehinderten Kindern ist es besonders wichtig, das Kind und seine motorischen Möglichkeiten genau zu kennen. Dazu gehört z. B. das Wissen um spezifische Besonderheiten bestimmter Krankheitsbilder, um Fehlbelastungen möglichst zu vermeiden (z. B. Überanstrengung von Kindern mit progressiver Muskeldystrophie, Förderung pathologischer Bewegungsmuster bei cerebral bewegungsgestörten Kindern).

11.1   Erscheinungsformen der cerebralen Bewegungstörung

> „Jeder Laie kennt heute den Begriff ‚Spastiker‘ und meint damit einen Menschen, der sich irgendwie nicht richtig bewegt. Der ‚Spasti‘ ist unter Schulkindern sogar zu einer Art Schimpfwort geworden, das nicht nur mit einer Bewegungsstörung, sondern auch mit mangelnder Intelligenz in Verbindung gebracht wird. Wir Therapeuten können nicht oft genug darauf hinweisen, dass die klinische Bezeichnung ‚Spastik‘ mit Dummheit oder Klugheit nichts zu tun hat, sondern einen muskulären Spannungszustand ausdrückt.“
> *(P. Zinke-Wolter, 1994, 102 f.)*

Für die frühkindliche Hirnschädigung besteht eine gewisse Begriffsverwirrung. Missverständlich ist der Begriff „Cerebralparese“ (wörtlich übersetzt: das Gehirn betreffende Lähmung), denn von einer Lähmung kann selbst bei einem extrem niedrigen Muskeltonus nicht gesprochen werden. Genauer ist schon der Begriff der cerebralen Bewegungsstörung, da er auch nur die Erscheinungsebene beschreibt oder der weniger gebräuchliche Begriffe der sensomotorischen Koordinations- oder Tonusregulationsstörung (vgl. I. Flehmig, 1990, 95).

Beim körperlich behinderten Kind hemmen häufig folgende Erscheinungen die Bewegungsentwicklung (vgl. A. Fröhlich, 1995, 46–48, und P. Zinke-Wolter, 1994, 102–104):

◆ Bei der Hypotonie ist die gesamte Muskelspannung außerordentlich niedrig, Bewegungen sind daher sehr energieaufwendig und anstrengend; das Kind schafft wenig Bewegungen gegen die Schwerkraft, z. B. kurzes Kopfheben, Abstemmen des Oberkörpers mit den Armen; beim Hochziehen zum Sitz hängt der ganze Körper an den Armen, eine eigene muskuläre Beteiligung am Aufrichtungsprozess ist kaum zu beobachten; diese Hypotonie wirkt sich häufig auch sozialkommunikativ negativ aus, weil die Kinder brav und müde erscheinen und somit oft unterstimuliert werden, man begegnet ihnen vorsichtig und leise, möchte sie nicht stören.

◆ Bei der Hypertonie ist demgegenüber der gesamte Muskeltonus erheblich erhöht, das Kind wird steif und bewegungsarm. Die Bewegungen sind sehr anstrengend, da sie gegen den eigenen Muskelwiderstand durchgeführt werden müssen, es kommt auch hier zu einer Bewegungsreduzierung. In sozialkommunikativer Hinsicht besteht die Tendenz, die Haltung des Kindes als Abwehr zu interpretieren. Für das Kind selbst wird es schwierig, sich von der Unterlage zu lösen und sich mit dem eigenen Körper in einer entspannten Bewegungsaktivität zu beschäftigen.

Auch tonische Reaktionen während der frühkindlichen Entwicklung können, wenn sie längere Zeit bestehen bleiben, weitere motorische Entwicklungsschritte behindern oder blockieren:

◆ Beim tonischen Labyrinthreflex (TLR) zeigen sich je nach Position zur Schwerkraft generalisierte Bewegungs- und Haltemuster beim Kind. In Rückenlage überwiegt eine totale Streckung, in Bauchlage eine weitgehende Beugung. Dies bedeutet, dass in Rückenlage der Kopf nicht angehoben werden kann, dass auch eine Beugung der Arme fast unmöglich ist. Die Beugung in Bauchlage bewirkt z. B., dass der Kopf nicht nach vorn und später nach oben gebracht werden kann. So kann zwischen Händen und Gesicht keine aktive Beziehung hergestellt werden, die insbesondere zum Spielen und Erkunden unabdingbar ist. So wird auch ein Aufrichten aus der Rückenlage verhindert, indem der Kopf zurückgehalten wird und somit keine Kopfkontrolle ermöglicht wird. Da die Hüfte nicht gebeugt werden kann, ist ein Sitzen mit Gleichgewicht unmöglich.

◆ Beim symmetrisch-tonischen Nackenreflex (STNR) bewirkt die Stellung des Kopfes zum Rumpf eine Veränderung der gesamten Körperhaltung. Bei Beugung des Kopfes nach vorn kommt es zu einer Streckung der Beine und zu einer Beugung der oberen Extremitäten. Bei Streckung des Kopfes werden die Arme gestreckt, während es zu einer Beugung der Beine kommt. Dies macht z. B. ein Aufrichten in den Vierfüßlerstand außerordentlich schwierig, ebenso ist das selbstständige Sitzen fast unmöglich bzw. stets sehr gefährdet. Das Kind droht aus dem Vierfüßlerstand auf das Gesicht zu fallen, sobald es nach unten schaut, weil seine Arme sich reflexartig beugen.

◆ Der asymmetrisch-tonische Nackenreflex (ATNR) hat folgende Auswirkungen: Eine asymmetrische Kopfhaltung bewirkt eine Streckung der Extremitäten auf der Gesichtsseite und eine Beugung auf der Hinterkopfseite. Dies lässt sich in beide Richtungen beobachten, meist wird aber eine Seite bevorzugt. Das Kind ist dann nicht in der Lage, Gegenstände z. B. zu ergreifen, die es sieht, da ja die Hand gestreckt, d. h. offen ist. Das Umfassen (Beugen) gelingt nur, wenn es den Kopf abwendet. Auch dadurch ist das Erkunden und Spielen erheblich eingeschränkt bzw. unmöglich.

Als Hauptsymptom der Spastik wurde der dauernd erhöhte Muskeltonus angegeben, wodurch alle Bewegungen gehemmt, verlangsamt werden, möglicherweise bis zur „Rigidität", der völligen Muskelstarre und Bewegungslosigkeit.

Da die Spastik Ausdruck einer Schädigung der Großhirnareale ist, finden wir je nach Lokalisation der Schädigung verschiedene Bilder:

◆ die Hemiparese (hemi = halb, Parese = Teillähmung) ist eine halbseitige Bewegungsbeeinträchtigung, Störung einer Körperseite,

◆ die Diparese (di = zwei), eine Störung hauptsächlich der unteren Körperhälfte und der Beinmotorik bei weitgehend symmetrischer Verteilung, die Arme sind weniger betroffen,

◆ die Tetraparese (tetra = vier), eine Störung aller vier Extremitäten, zeigt außerdem die Beeinträchtigung der Rumpfmotorik bei oft ungleicher Verteilung auf die Körperhälften,

◆ mit der Monoparese (mono = eins) wird die Störung eines Armes oder eines Beines bezeichnet, sehr selten anzutreffen (vgl. P. Zinke-Wolter, 1994, 104).

Die Einteilung ist sicher hilfreich, wird aber in der konkreten Betreuungsarbeit den vielen unterschiedlichen Symptomatiken nur begrenzt gerecht. Zum Beispiel sind die Folgen einer Tetraplegie aufgrund des sehr unterschiedlichen Ausmaßes sehr verschieden. Sie reichen von Kindern, die gehen, relativ deutlich sprechen und relativ selbstständig werden können, bis zu schwerstbehinderten Kindern auch mit einer geistigen Behinderung.

Hauptursachen für diese unterschiedlichen Ausprägungsarten können sein:
◆ Zeitpunkt, Ort und Ausmaß der Hirnschädigung
◆ Beginn und Umfang der notwendigen Fördermaßnahmen
◆ Fähigkeit und Bereitschaft, vorhandene Beeinträchtigungen ausgleichen zu können bzw. zu wollen.

11.2   Methodische Hinweise

Viele Übungen und Spiele aus der psychomotorischen Praxis setzen ein Maß an Mobilität, an Beweglichkeit voraus, das bei körperlichen Behinderungen oft nicht erfüllt wird. Dabei sind die motorischen, kognitiven und sozial- emotionalen Voraussetzungen oft zudem recht verschieden. Deshalb müssen die vielen Ideen und Praxisangebote modifiziert und auf Personen mit Körperbehinderungen übertragen werden. Diese Arbeit kann einem keine Fortbildung und schon gar kein Buch abnehmen, sondern die individuellen Möglichkeiten und Grenzen müssen in der praktischen Arbeit erfahrbar werden.

Für eine Realisierung der psychomotorischen Grundidee ist es wichtig, die spontane Bewegungsfreude, die auch schwerstbehinderten Kindern zu eigen ist, zu mobilisieren. Diese kann sich zwar oft in stereotypen Bewegungen oder pathologischen Bewegungsmustern ausdrücken. Aber: Spontane Bewegung bedeutet Aktivierung und Erhöhung des Wachheitsgrades. Da eine Therapie mit dem Ziel der Heilung bei schweren Behinderungen oft ausgeschlossen ist, müssen pathologische Bewegungsmuster in Kauf genommen werden. Eine ständig exakte Kontrolle der Bewegungen und das Ausschalten pathologischer Bewegungen würde ansonsten manche spontane Bewegung unmöglich machen.

In der Kommunikation mit körperlich schwerstbehinderten Kindern ist ein Austausch, ein Dialog nur über den Körper möglich. Dabei gilt es, das Bewegungsverhalten, die Gestik und Mimik des Kindes wahrzunehmen, zu interpretieren, um darauf reagieren zu können.
Das Erkennen und Bewerten der non-verbalen Signale des körperlich schwer behinderten Menschen ist häufig allerdings auch recht schwer.

Zeichen für das „Sich-Öffnen", für eine Dialogbereitschaft können z. B. sein: körperliche Entspannung, tiefes Einatmen, entspannter Gesichtsausdruck, leichtes Öffnen von Mund und Augen, angedeutete Körperwendung zu Ihrer Seite.
Anzeichen für das „Sich-Verschließen" können sein: unruhig werden, schwitzen, erröten, Anspannung zeigen, Verschließen der Augen und des Mundes, abwenden, grimmiger Gesichtsausdruck. Diese Reaktionen können individuell recht unterschiedlich, ja widersprüchlich sein. Eine Anspannung z. B. kann auch in bestimmten Situationen durchaus ein positives Signal sein.

Deshalb ist in diesem Zusammenhang die Beobachtung wichtig, aus welcher vorherigen Situation heraus die beobachtete körperliche Reaktion erfolgte. Wie hat sich das Kind vorher verhalten und wie waren die situativen Bedingungen?

Anregungen und Fragestellungen

    1. Nach Absprache können wir uns im Unterricht mit bestimmten Formen der Körperbehinderung bei Kindern intensiver beschäftigen, z. B. Muskeldystrophie, Athetose, Ataxie, Spina bifida. Einzelne Schüler können die Behinderungsbilder vorstellen.
    2. Wir tauschen in der Kleingruppe unsere Erfahrungen aus: An welchen Hinweisen haben wir in unserer Betreuungsarbeit das „Sich-Öffnen" (Dialogbereit-

schaft) oder das „Sich-Verschließen" erkannt? Wir tragen die Ergebnisse zusammen und werten sie aus.

3. Wir beschäftigen uns mit Therapieangeboten für körperbehinderte Personen; z. B. mit dem Behandlungskonzept des Ehepaares Bobath oder der neurophysiologischen Behandlung nach Vaclac Vojta (geeignete Zusammenfassungen in: Bundesverband für Körper- und Mehrfachbehinderte e. V., 1999, 3–21); zunehmende Bekanntheit erfährt in Deutschland die konduktive Förderung nach Andras Petö (in Annette Fink, 1998); eine mit psychomotorischen Grundgedanken erweiterte „Doman-Therapie" bietet Christel Kannegießer-Leitner, 1998). Schüler können in Kleingruppen die entsprechenden Methoden der Gesamtklasse vorstellen.

Praxisbeispiele (15): Förderung der Körpernahsinne

B. Hachmeister (1997) betont auch bei Körperbehinderungen den engen Zusammenhang zwischen Wahrnehmung und Bewegung und stellt besonders die Relevanz der Körpernahsinne heraus (vgl. auch Kapitel 7.2, „Wahrnehmung"). Dementsprechend beschreibt er Schwerpunkte der Psychomotorischen Förderung:

Taktile Wahrnehmung (Fühlen mit Händen und Füßen, aber auch der ganzen Körperoberfläche);
Beispiele:
◆ Körperkontakt zu anderen Kindern oder Erwachsenen,
◆ Spüren der Oberflächenbeschaffenheit unterschiedlicher Materialien, Unterlagen; Abreiben mit verschiedenen Materialien,
◆ Massage des Körpers oder einzelner Bereiche oder Körperteile,
◆ „Matschen" mit verschiedenen Materialien vom Kleisterbild bis zur Cremerutsche,
◆ Einrollen oder Bedecken des Körpers in oder mit verschiedenen Materialien.

> „Bei der taktilen Wahrnehmung ist im Besonderen Einfühlsamkeit gefordert, die Kinder dürfen nicht überfordert oder überstimuliert werden. Jede Form von Stimulation (Massage, Abreiben etc.) muss der Kontrolle der Kinder unterliegen, d. h., dass die Kinder aufgefordert werden, Zustimmung und Ablehnung, Wünsche, Vorlieben etc. zu äußern, vor allem aber heißt es, Ablehnung zu respektieren."
> *(B. Hachmeister, 1997, 94)*

Die **vestibuläre Wahrnehmung** kann als Herausforderung mit der Notwendigkeit von Ausgleichsbewegungen oder als Stimulation ohne Ausgleichsbewegungen erfolgen, z. B.:
◆ verschiedene Schaukelkonstruktionen (vor und zurück, seitwärts, drehen),
◆ Auf- und Abbewegungen auf dem Airtramp oder Trampolin,
◆ aktives Fahren oder passives Gefahren-Werden mit dem Rollbrett,
◆ „Wackelmatte", auf der verschiedene Körperpositionen eingenommen werden können und die auch aktiv bewegt werden kann,
◆ Rollen, Rutschen auf der schiefen Ebene,
◆ Balanceübungen in verschiedenen Positionen auf dem Therapiekreisel, der Bank oder dem Physioball.

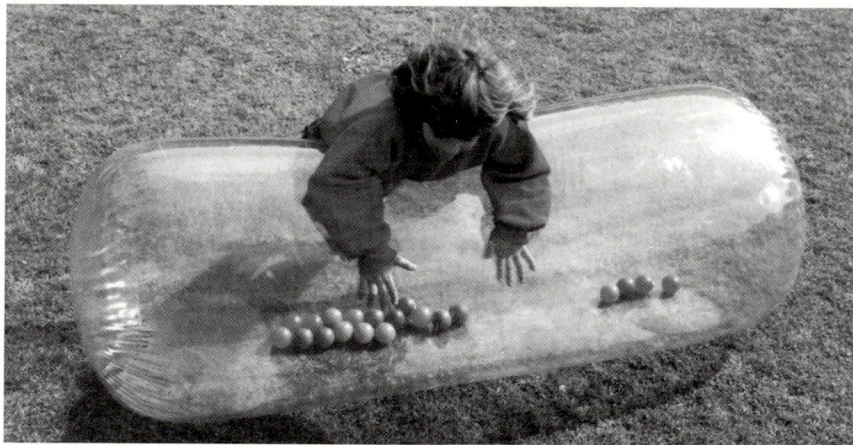

Kinästhetische Reize, also die Erfahrung von Druck und Zug an Muskeln und Gelenken, sind an den meisten Angeboten zur Körpererfahrung beteiligt, z. B.:

◆ Medizinball- oder Igelballmassage,
◆ Auflage von Gewichten auf einzelne Körperteile,
◆ Kinder liegen zwischen (Weichboden-)Matten,
◆ Kinder werden in Knautschsäcke hineingedrückt,
◆ zwei Personen drücken sich gegenseitig weg,
◆ Heraufziehen auf einer schiefen Ebene an einem Tau,
◆ Karusellfahren an einem Seilchen oder Stab auf dem Rollbrett,
◆ mit den Händen am Reck, an den Ringen, am Tau oder am Barren hängen und schaukeln.

Ein besonderer Aspekt in der Bewegungserziehung von Kindern mit Körperbehinderungen ist sicherlich **die Auseinandersetzung mit dem Rollstuhl**. Manche Kinder sind dauerhaft auf den Rollstuhl angewiesen, können sich ohne ihn nicht fortbewegen und benötigen ihn für eine gesicherte Körperposition. Andere benötigen den Rollstuhl nur zum Zurücklegen größerer Strecken oder für eine Position am Tisch.
Nicht zuletzt für die Bewältigung des täglichen Lebens (auch später als Erwachsener) ist eine möglichst gute Beherrschung des Rollstuhls notwendig. Auf verschiedenen Stufen kann das Rollifahren geübt werden

„Die Bewältigung von Kanten und Bordsteinen, das Kippen, Fahren auf zwei Rädern, aber auch das Ein- und Aussteigen sind nicht nur Fähigkeiten, die Spaß bringen und die eigenen Möglichkeiten aktuell erweitern, sie dienen der späteren Lebensbewältigung und sind daher unbedingter Bestandteil motorischer Förderung. Das Training dieser Fähigkeiten kann innerhalb der Therapie und in den entsprechenden Lebenssituationen geübt werden, es kann und sollte aber auch Bestandteil psychomotorischer Förderung sein.
Ein Rollstuhlführerschein, bei dem verschiedene Fähigkeiten geübt und individuell die Möglichkeiten des einzelnen Kindes (möglicherweise auch im Vergleich nach bestimmten Zeitabständen) festgehalten werden können, bietet einerseits Anreiz, aber auch Kontrolle und damit die Möglichkeit zur Selbsteinschätzung."
(B. Hachmeister, 1997, 100 f.)

Mit dem Rollstuhl sind auch viele Ballspiele oder Sportspiele möglich. Für das „normale" Basketballspiel hängt zwar oft der Korb zu hoch und das gesamte Regelwerk ist zu kompliziert, aber in irgendeiner Form ist es fast allen Kindern möglich, den Ball in einen Behälter zu befördern. Demnach sind geeignete Regelvereinfachungen und Veränderungen vorzunehmen. Das Gleiche gilt für das Fußballspiel, das z. B. mit einem größeren Ball gespielt werden kann.

Gymnastik oder etwa Übungen und Spiele mit den **Sandsäckchen** oder dem **Schwungtuch** sind weiterhin meist gut durchführbar.
Auch einfache **Geräteaufbauten** zum Rollen, Rutschen, Krabbeln, Ziehen sind für körperbehinderte Kinder eine sinnvolle Herausforderung.[1]

> „Alle Aufbauten ermöglichen ein intensives Erleben über die Körpersinne, vor allem die kinästhetische und vestibuläre Wahrnehmung sind angesprochen. Die Aufbauten unterscheiden sich in der Verweildauer auf dem Gerät. Auf dem Airtramp, der Schaukel und dem Trampolin werden die Kinder länger bleiben, die Motivation, von diesem Gerät wieder hinunterzugehen, ist gering. Eine Bahn, auf der es rutschend, rollend, fallend oder fahrend abwärts geht, beinhaltet die Notwendigkeit, wieder aufzusteigen. Dies ist für die Kinder als auch für die Anstrengung der Erwachsenen nicht unerheblich. Es geht in jedem Falle auch darum, nach dem Prinzip des Dialogs darauf zu achten, wie jedes einzelne Kind das Angebot erlebt, es gilt herauszufinden, wodurch sich ein Kind besonders angesprochen fühlt oder wobei Unwohlsein, Ängste oder Verwirrung entstehen können. Dazu sind neben der intensiven Auseinandersetzung mit dem einzelnen Kind vor allem Pausen notwendig, in denen das Kind beobachtet wird, es Gelegenheit hat, eigenaktiv zu werden, in denen mit dem Kind überlegt werden kann, was eventuell zu verändern ist (Lagerung oder Position, Intensität, Richtung)."
> *(B. Hachmeister, 1997, 130–132)*

Anregungen und Fragestellungen
1. Wir überprüfen ausgewählte Übungsbereiche oder Materialien (aus den bisherigen Praxiskapiteln) auf ihre Anwendungsmöglichkeiten für körperbehinderte Menschen. Welche Ballspiele, welche Übungen können wir etwa mit dem Schwungtuch oder mit Sandsäckchen im Sitzkreis mit Rollstuhlfahren durchführen?
2. Falls wir Rollstühle besorgen können (oder wir in eine entsprechende Einrichtung fahren können), probieren wir das Rollstuhlfahren sowie Übungen und Ballspiele mit Rollstühlen aus. Rollballspiele können wir als Alternative auch auf dem Rollbrett ausprobieren.

---

1 *Weitere Beispiele siehe unter den entsprechenden Praxiskapiteln*

Bewegungsarbeit mit Älteren

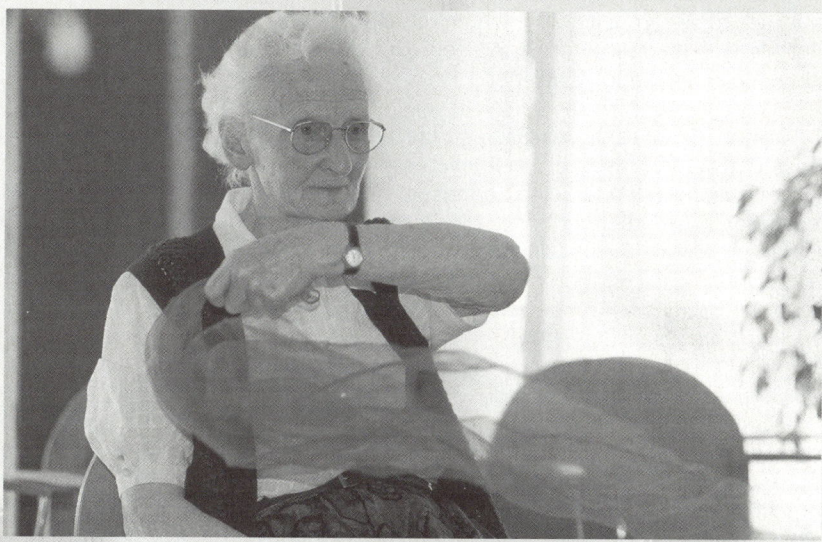

◆ Durch welche Merkmale ist das Bewegungsverhalten älterer Menschen gekennzeichnet?

◆ Wie lassen sich Grundprinzipien der Psychomotorik auf die Bewegungsarbeit mit älteren Menschen beziehen (Konzept der Motogeragogik)?

Praxis

◆ *Welche einfachen Bewegungsformen und Spiele lassen sich etwa mit dem Sandsäckchen durchführen?*

◆ *Welche Darstellungsspiele können dabei helfen, kreative Ausdrucksweisen anzuregen, zu fördern oder zu erhalten?*

Einstieg

„Sport und Bewegung ist doch nichts mehr für mich! Das ist was für junge Leute."

„Ich kann das nicht mehr. Ich will mich ja auch nicht blamieren!"

◆ Stellen Sie Gründe dafür zusammen, die ältere Menschen davon abhalten, an Bewegungsangeboten teilzunehmen.

◆ Entwickeln Sie ein Informationsblatt, um ältere Menschen zu einer Gymnastikstunde mit dem Sandsäckchen oder dem Schwungtuch (oder ein anderes ausgewähltes Bewegungsangebot) zu gewinnen.

12.1   Kennzeichen der Altersmotorik

Es soll keine genaue Altersdefinition für die Zielgruppe der alten Menschen angegeben werden. Bezeichnungen wie Senioren, ältere Mitbürger usw. sind sicherlich wenig präzise, aber es ist wenig sinnvoll, bestimmte Altersbereiche voneinander abzugrenzen, in denen der Mensch alt oder älter ist. Alt sein (gemäß dem kalendarischen Alter) und sich alt (oder jung) fühlen sind auch zweierlei.

Das Charakteristische des Bewegungsverhaltens im Alter soll im Folgenden näher herausgestellt werden. Das Alter ist, ähnlich wie die Kindheit und im Unterschied zum relativ stabilen Erwachsenenalter, eine Lebensperiode, in der der Körper kontinuierlichen und großen Veränderungen unterworfen ist, die sich wiederum auf das Bewegungsverhalten auswirken. Es wurde bereits dargestellt, dass Bewegung Grundlage jeglicher Handlungs- und Kommunikationsfähigkeit ist, und so bedeuten auch im Alter Veränderungen der Motorik Veränderung der Handlungskompetenz, ist die motorische Entwicklung mit der Persönlichkeitsentwicklung insgesamt verknüpft.

Zu berücksichtigen ist, dass das Altern bei verschiedenen Individuen in unterschiedlicher Weise und in unterschiedlicher Geschwindigkeit vor sich geht. Somit fällt es nicht leicht, das Typische einer Altersmotorik zu beschreiben. Es besteht auch die Gefahr, außer altersbedingten Abbau- und Verschleißerscheinungen auch Veränderungen aufgrund eines krankhaften Geschehens mit einzubeziehen. Es sind dies vor allem chronisch-degenerative Erkrankungen wie Arthrose der Knie- und Hüftgelenke sowie der Lendenwirbelsäule. So wird nicht ganz zu verhindern sein, dass im Bild der Altersmotorik auch Krankheitswertiges hier und da einfließt.

Biologische und physiologische Veränderungen im zunehmenden Lebensalter führen zu Organveränderungen und zu Funktionsveränderungen. Diese Veränderungen wirken sich auch auf das Bewegungsverhalten aus und sind daher auch Kennzeichen der motorischen Entwicklung im Alter (vgl. M. Philippi-Eisenburger, 1990, 42 f. und E. J. Kiphard, 1989, 72 f.):

◆ Abnahme des maximalen Herzleistungsvermögens, Erhöhung des Blutdrucks aufgrund Veränderung der Gefäßwände;
◆ Abnahme der maximalen Sauerstoffaufnahmekapazität, Verringerung der Atemleistung, z. B. durch Verfestigung der Gewebestrukturen der Lunge;
◆ Abnahme der Muskelmasse, Versteifung der Gelenke, Nachlassen der Elastizität von Sehnen und Bändern bewirken einen Verlust an Muskelkraft, vor allem der Schnellkraft; dadurch Einschränkung der gesamten Bewegungsfähigkeit und Gelenkigkeit;
◆ Abschwächung der Impulstätigkeit und Abbauprozesse im Gehirn können – zusammen mit psychisch bedingter Bewegungsunlust, allmähliche Verringerung spontaner Bewegungsproduktionen – eine zunehmende Bewegungs- und Ausdrucksarmut zur Folge haben;
◆ verminderte Nervenleitgeschwindigkeit führt zu verzögerten Reaktionszeiten auf Wahrnehmungsreize, Sinnesleistungen lassen nach, dadurch ist eine Erschwerung der situativen Orientierung und Anpassung gegeben;
◆ Nachlassen der Bewegungskontrolle bei feineren Präzisionsbewegungen, insbesondere dann, wenn sie nicht ständig geübt werden.

„Ein weiteres wichtiges Merkmal des Bewegungsverhaltens ist das Nachlassen der Kombinations-Bewegungen bzw. der allmähliche Verlust der Fähigkeit zur Simultan-Koordination. Die Koordination gleichzeitiger Bewegungsabläufe, selbst wenn jede für sich hochgeübt ist, fällt zunehmend schwerer. Wenn zwei alte Menschen zusammen spazieren gehen, bleibt häufig der eine oder andere stehen, wenn sie miteinander ins Gespräch kommen. Will sich ein alter Mensch beim Gehen Handschuhe anziehen, bleibt er stehen. Eine Kombination und Verknüpfung von verschiedenen Bewegungsabläufen oder Richtungsänderungen auszuführen ist im Alter erschwert und zusätzlich durch Tempoverzögerungen geprägt, so dass insgesamt von einer verlangsamten Motorik ausgegangen werden muss. Die bewusste cerebrale Steuerung von Bewegungen bzw. deren Kombination als Ausgleich zur nicht mehr automatisch ablaufenden Koordination erfordert zusätzlich Zeit."
(M. Philippi-Eisenburger, 1990, 49)

Hier sei auch noch einmal betont, dass die genannten Kennzeichen mögliche Veränderungen sind, die nicht zwangsläufig, nicht in dem Ausmaß erfolgen müssen und zu verschiedenen Zeitpunkten auftreten können; von daher müssen sie nicht bei jedem Individuum und nicht auf der gleichen Altersstufe auftreten. So ist auch die Leistungsfähigkeit des Herz-Kreislauf-Systems prinzipiell bis ins hohe Alter aufrecht zu erhalten, vor allem bei regelmäßigem (Ausdauer-)Training und gesunder Lebensweise. Das Erscheinungsbild der Altersmotorik muss also grundsätzlich differenziert betrachtet werden. Das Bewegungsverhalten kann durch Unlust, Starrheit, Stereotypität gekennzeichnet sein, es muss nicht zwangsläufig monoton, abgehackt und schwunglos werden. Dabei können verschiedene andere Persönlichkeits- und Situationsvariablen wesentlich prägender sein als die Altersvariable.

„Bei der Haltung sind – neben biomechanischen Aspekten – letztlich immer auch psychosomatische Anteile wirksam. Innerer Halt und äußere Haltung interagieren. Insofern lässt sich über das Emotional-Affektive bis zu einem gewissen Grad Einfluss nehmen auf die Ganghaltung auch des älteren Menschen. Denn es steht außer Frage, dass eine ‚innere Aufrichtung' auch eine äußere Aufrichtung zur Folge haben kann. Grenzen sind naturgemäß durch Gelenk- und Bänderhemmungen sowie durch krankhafte Skelettveränderungen gegeben.
Emotionale Faktoren spielen sicher eine prägende Rolle des unverwechselbar individuellen Erscheinungsbildes eines Menschen beim Gehen."
(E. J. Kiphard, 1989, 76)

Alle Altersveränderungen sind somit individuell unterschiedlich ausgeprägt. Sie sind durch entsprechend dosiertes Bewegungstraining positiv zu beeinflussen. Dadurch kann die Leistungsfähigkeit des Organismus besser und länger erhalten bleiben, die Abbauprozesse erfolgen langsamer und insgesamt auf einem höheren Niveau.

Ein Ansatzpunkt der Übertragung der psychomotorischen Grundideen auf Ältere ist die Motogeragogik, die Persönlichkeitsförderung durch Bewegung im Alter (vgl. M. Philippi-Eisenburger, 1991). Einige methodisch-didaktische Aspekte dieses Konzeptes sollen hier erläutert werden.

12.2 Konzept der Motogeragogik

„Dass die Altersmotorik Bewegungsdistanz, Koordinationserschwerung, Bewegungseinschränkungen und Tempoverzögerungen mit sich bringt, kann leicht dazu führen, auch geistig und psychisch zu ‚verlangsamen' und sich so sehr von der Welt und vom Leben zu distanzieren, dass das Alter nur noch ein freudloses Dahinleben – ein Aushalten und nicht ein Gestalten des Lebens ist.

Diesen Kreislauf: Bewegungsdistanz – Bewegungsunlust – Bewegungsmangel – Bewegungseinschränkung – etc. zu durchbrechen und dem Menschen die Möglichkeit zu geben, sich mit der Altersmotorik und seinem sich verändernden Körper zurechtzufinden und an der Welt teilzuhaben muss Anliegen bewegungsgeragogischer Maßnahmen sein."

(M. Philippi-Eisenburger, 1990, 49 f.)

Im Vordergrund der Bemühungen steht die Stabilisierung, Erhaltung oder Wiedergewinnung der Handlungsfähigkeit zur Bewältigung der anfallenden Lebensaufgaben im Bereich der Ich-, Sach- und Sozialkompetenz.

Beweglichkeit und Verfügbarkeit über den Körper sind Grundlage der Handlungsfähigkeit und damit der Selbstständigkeit und Unabhängigkeit, Zufriedenheit und Kompetenz im Alter. Bewegungseinschränkungen erschweren demgegenüber die Bewältigung der alltäglichen Aufgaben, schränken die Mobilität ein. Diese Bewegungsunsicherheit kann sich negativ auf das Selbstvertrauen auswirken.

Übergeordnetes Ziel der Bewegungsarbeit mit Älteren ist deshalb die Förderung einer stabilen und harmonischen Entwicklung der Persönlichkeit, und zwar in Bezug auf

◆ körperliche Beweglichkeit (tätige Auseinandersetzung),
◆ psychische Beweglichkeit (Ausgeglichenheit von Gefühlen und Empfindungen),
◆ geistige Beweglichkeit (Interesse an Ereignissen, Dingen),
◆ soziale Beweglichkeit (Wunsch nach sozialen Kontakten).

M. Philippi-Eisenburger (1991) hat ein solches Konzept entwickelt. Für die Praxis bietet sie verschiedene Inhaltsbereiche an und verdeutlicht diese durch konkrete Stundenthemen.

1. Körpererfahrung: z. B. Körperschema-Parcours, Körperkenntnis, Füße,
2. Wahrnehmungsdifferenzierung: Reaktionsvermögen, Wahrnehmung und Körperkontrolle, Parcours,
3. materielle Erfahrung: z. B. mit Zeitung, Seidentüchern, Rollobjekten, Alltagsgegenständen,
4. Bewegungsgestaltung: z. B. Übungen mit dem Doppelband, Bewegungs- und Musiktheater, Rhythmik,
5. Alltagsmotorik: Grundfähigkeit Gleichgewicht, Koordination, Geschicklichkeit,
6. Körperbildung: Circuit, Gymnastik,
7. Sozialerfahrung: z. B. darstellendes Spiel, Tanzen, Pantomime,
8. Spannung und Entspannung: Entspannungsfähigkeit.

Zu den Prinzipien und Methoden der Stundenplanung gibt M. Philippi-Eisenburger (1991, 14–19) wichtige Hinweise, die das motogeragogische Handeln ausmachen.

Die Motogeragogik hat dabei keine neuen Inhalte erfunden, sondern verwendet in spezifischer Weise Elemente aus den unterschiedlichen Bewegungsbereichen wie Motopädagogik, Gymnastik, Rhythmik, kleine Spiele, Seniorensport, Tanz, Pantomime, darstellendes Spiel oder New Games, krankengymnastische Übungen oder Elemente aus Körpertherapien und verschiedenen Entspannungsverfahren.

In dieser Vielfalt sieht M. Philippi-Eisenburger den Vorteil der Motogeragogik. So können die ausgewählten Themen variabel nach den Bedürfnissen der Teilnehmer eingesetzt werden und es können auch die Vorlieben bzw. Stärken des Übungsleiters berücksichtigt werden. Auf der anderen Seite bedeutet gerade diese Freiheit die besondere Schwierigkeit in der praktischen Arbeit: die jeweilige Auswahl der Bewegungsrichtung, der daraus entnommenen Elemente und die konkrete Umsetzung in Aufgaben und Übungsformen. Denn die Auswahl und Umsetzung sollten nicht zufällig sein.

> „Nicht das Aneinanderreihen vielfältiger Übungsformen, sondern die thematische Strukturierung und Zuordnung machen motogeragogische Bewegungsarbeit aus."
> *(M. Philippi-Eisenburger, 1991, 18)*

Grundsätzlich steht die gesamte Themenauswahl zur Verfügung. Die konkrete Auswahl für eine Stunde erfolgt im Hinblick auf die (geäußerten) Bedürfnisse der Teilnehmer. Darüber hinaus achtet der Leiter auf die Notwendigkeit, bestimmte Bereiche besonders zu fördern, und auf die Ausgewogenheit und Variabilität der Themen. Bei der Auswahl der Inhalte, Methoden und Übungsformen gilt also die anspruchsvolle Aufgabe, für die Teilnehmer die richtige Balance zu finden zwischen Vertrautem und Neuem, zwischen Gefordertem und Machbarem. So ist das Wiederentdecken vertrauter, aber vergessener Erfahrungen sicherlich ein günstiger Ansatzpunkt.

Anregungen und Fragestellungen

1. Alterstypische Bewegungsmerkmale können gut beim Gehen beobachtet werden. Wir versuchen, das „normale" Gangbild zu beschreiben und demgegenüber die Abweichungen des Gangmusters, wie sie bei älteren Menschen vorkommen können.

2. Wir versuchen, in Kleingruppen schematisch darzustellen, durch welche Faktoren das Bewegungsverhalten im Alter beeinflusst wird. Wir vergleichen unsere Ergebnisse.

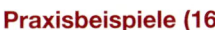 **Praxisbeispiele (16)**

Wir spielen oder üben mit Sandsäckchen

Das Sandsäckchen soll an dieser Stelle vorgestellt werden, da es ein geeignetes Gerät ist, um Bewegungshandlungen von älteren Menschen anzuregen. Es ist recht leicht zu greifen und zu handhaben.

Säckchen gibt es in unterschiedlicher Größe und mit unterschiedlichem Gewicht und auch mit verschiedenartigen Füllungen (z. B. Sand, Reis, Mais, Knöpfe u. Ä.). Sie können über Sportartikelkataloge bestellt oder auch selbst hergestellt werden.

Einzelübungen: Wir werfen und fangen das Sandsäckchen in unterschiedlicher Art und Weise: einhändig oder beidhändig; von einer Hand in die andere Hand werfen; auffangen nach einer Drehung des Körpers oder nach Klatschen mit den Händen; Sandsäckchen auf den Fuß legen, hochschleudern und auffangen; das Säckchen um den Körper herumreichen und das Säckchen von einer Hand in die andere übergeben, z. B. vor dem Bauch, hinter dem Rücken, zwischen den Beinen; zielwerfen in eine Kiste, in einen Reifen; Gegenstände von der Bank oder vom Tisch abwerfen; balancieren und tragen, dabei z. B. hinsetzen und wieder aufstehen.

Partnerübungen: Wir werfen uns das (die) Sandsäckchen zu: ein oder zwei Säckchen, hintereinander oder gleichzeitig; zielwerfen, z. B. einer der Spieler hält ein Hütchen mit der offenen Seite nach oben; das Säckchen aus Tüchern herausschleudern; zu zweit gegenüber stellen und einer der Spieler versucht, mit geschlossenen Augen ein zugeworfenes Sandsäckchen aufzunehmen; das Sandsäcken zwischen Körperteilen einklemmen (z. B. Stirn, Schulter, Hüfte) und gemeinsam fortbewegen; Sandsäckchen auf dem Körper des Partners (mit geschlossenen Augen) ablegen und zeigen oder sagen lassen, wo es liegt, gelegen hat.

Gruppenspiele: Wir bilden zwei Mannschaften, die sich an den gegenüber liegenden Seiten der Halle befinden. Aufgaben können sein: Zielwerfen auf eine Matte in der Mitte, in einen Reifen oder einen Kasten; Kegel oder Bälle von in der Mitte gestellten Bänken abwerfen; einen großen Gymnastikball durch Bewerfen an die gegnerische Wand rollen lassen (dabei auch Einschränkung möglich: jeder hat nur einen Wurf).

Darstellungsspiele/Pantomime

Auch Darstellungsspiele sind für den Einsatz in der Motogeragogik geeignet. Sie beinhalten meist eine recht geringe körperliche Belastung, sie bieten die Möglichkeit kreativer Ausdrucksweisen und fördern Sozialkontakte. Es besteht allerdings auch die Gefahr, dass Hemmungen das Vormachen erschweren.

1. Bewegungsbilder: Wir bilden Gruppen, diese haben die Aufgabe, zu bestimmten Situationen (die sie sich selbst ausdenken oder vorgegeben bekommen) Bewegungshandlungen pantomisch darzustellen. Nach einer Zeit des Ausprobierens spielt jede Gruppe ihr „Bild" vor, die anderen Mitspieler sollen den dargestellten Ort erraten. Orte können sein: Bahnhof, Fußballstadion, Flughafen, Schlachthof, Großmarkt, Operationssaal, Zoohandlung, Zirkusmanege.

2. „Wir reichen was weiter": Wir bilden Gruppen. Jede Gruppe stellt die Weitergabe eines bestimmten ausgedachten oder vorgegebenen Gegenstandes dar. Die anderen Mitspieler versuchen, den Gegenstand zu erraten. Gegenstände können beispielsweise sein: Eimer Wasser mit kleinen Löchern; großer Schneeball, der schmilzt; Teller voll heißer Suppe; ein zappelndes Kaninchen; Sack Zement oder Kartoffeln; schlafender Säugling.

3. „Eingefrorenes Bild": Wir bilden Kleingruppen. Jede Gruppe denkt sich zu einem bestimmten Thema ein gestelltes Bild aus. Nach einer Probierphase wird das gestellte Foto den anderen vorgestellt, diese versuchen, die Situation zu erraten. Solche Standbilder können z. B. sein: Wohnungsrenovierung, Stau, auf dem Markt, im Zoo, Autounfall, Überfall, am Strand, Schlachthof, Versteigerung, Kartoffelernte.

4. Serienpantomime: Einige Mitspieler verlassen den Raum. Die anderen Teilnehmer einigen sich auf eine Tätigkeit, die dem ersten hereingerufenen Spieler pantomimisch vorgespielt wird. Der nächste Mitspieler wird hereingerufen, sein Vorgänger spielt ihm die von ihm vermutete Tätigkeit vor. Der letzte sagt dann, was er bei der Tätigkeit erkannt hat. Mögliche Tätigkeiten: Autowaschen, morgendliche Pflege im Bad, Reifenflicken am Fahrrad.

5. Gegenstände verfremden: Wir legen beispielsweise einen Stab in die Mitte unseres Kreises. Mit dem Stab kann jeder pantomimisch eine bestimmte Tätigkeit darstellen, die die anderen erraten sollen. Eine Hilfe kann sein, bestimmte

Kategorien vorzugeben, z. B. Haushaltsgeräte (Zahnbürste, Besen, Staubsauger), Musikinstrumente (Geige, Flöte), Werkzeuge (Hammer, Spaten), Sportgeräte (Säbel, Speer).

6. Redewendungen: Wir bilden Paare. Jedes Paar bekommt eine Redewendung mitgeteilt (mündlich oder auf einem Zettel), die anderen Paare sollen dies nicht mitbekommen. Jedes Paar stellt nun diese Redewendung vor den anderen dar; diese müssen versuchen, die Redewendung zu erraten. Mögliche Redewendungen: Jemanden den Rücken herunterrutschen, jemandem schöne Augen machen, übers Ohr hauen, über den Tisch ziehen, um die Ecke bringen, auf den Arm nehmen, Honig um den Mund schmieren, in die Pfanne hauen, in die Ecke treiben, das Fell über die Ohren ziehen, jemanden festnageln.

7. Tierpantomime in Dreiergruppen: Ein Teilnehmer in der Mitte des Kreises zeigt auf einen Mitspieler und nennt ein Tier. Dieser muss mit seinem rechten und linken Nachbarn jeweils das genannte Tier in einer vorgegebenen Weise darstellen. Wer dabei eine falsche Bewegung macht, wechselt in die Mitte. Es kann z. B. dargestellt werden:

- Elefant: der mittlere Spieler bildet mit seinen Armen den Rüssel, die beiden Nachbarn deuten mit ihren Armen die großen Ohren an;
- Nashorn: der mittlere Spieler deutet mit gestrecktem Arm das Horn an, die anderen beiden scharren jeweils mit einem Fuß;
- Ente: der mittlere Spieler bildet mit seinen beiden Händen einen Schnabel, die beiden Nachbarn wackeln mit der Hüfte hin und her;
- Affe: der mittlere Spieler deutet das Essen einer Banane an, die anderen Mitspieler kratzen sich mit den Händen an den Achseln.

  Variationen: Auch Haushaltsgeräte können dargestellt werden:

- Toaster: die beiden äußeren Spieler halten beide Arme waagerecht zueinander gestreckt, wobei sie den mittleren Spieler zwischen sich nehmen; sie deuten damit den Toaster an. Der mittlere Spieler stellt dabei das Toastbrot dar und hüpft einmal kurz hoch.
- Mixer: der mittlere Spieler streckt beide Arme schräg nach oben und zeigt dabei mit den Fingern auf die Köpfe der benachbarten Mitspieler; diese drehen sich um die eigene Achse.

Anregungen und Fragestellungen

1. Wir stellen in Kleingruppen eine Übungsstunde mit dem Sandsäckchen für eine Gruppe von älteren Menschen zusammen; dabei sind verschiedene Vorgaben möglich: nur im Stuhlkreis, Fortbewegung im Gehen möglich, Hinzunahme auch weiterer Materialien möglich. Wir stellen die Ergebnisse der Gesamtgruppe vor.

2. Welche besonderen Ziele werden mit den Darstellungsspielen angestrebt? Welche besonderen Probleme sind mit solchen Aufgaben verbunden? Mit welchen Gruppen können wir diese Übungen durchführen, mit welchen Gruppen eher nicht? Welche pantomimischen Spiele können Sie selbst noch ergänzen?

3. Wir stellen aus den anderen Praxisbeispielen geeignete Übungen und Spiele für ältere Menschen nach inhaltlichen Schwerpunkten zusammen (z. B. Grundfähigkeit Koordination, Körperschema, Bewegungsfantasie, Reaktion).

4. Einzelne Schüler informieren sich bei örtlichen Sportvereinen über das bestehende Sport- und Bewegungsangebot für Ältere und stellen das Programm vor.

5. Einzelne Schüler stellen exemplarisch ein Stundenbild der Motogeragogik (vgl. M. Philippi-Eisenburger, 1991) vor; wir führen die entsprechenden Übungen im Unterricht durch und werten unsere Erfahrungen aus.

13 Entwicklungsbegleitung von Menschen mit geistiger Behinderung

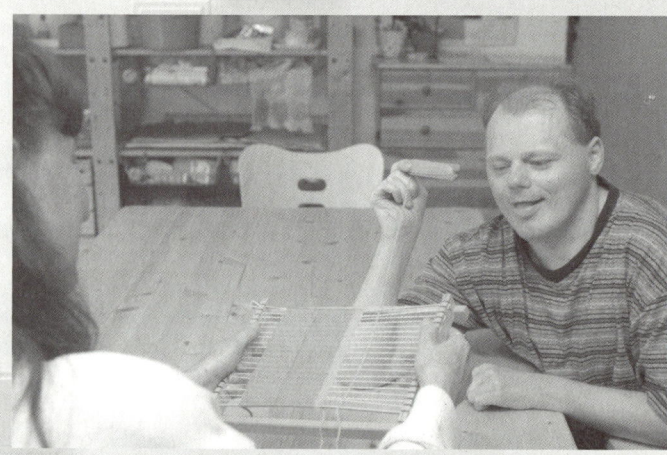

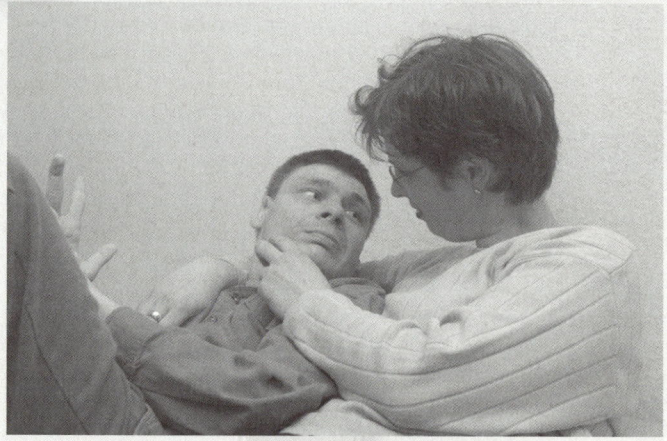

◆ Durch welche besonderen Merkmale zeichnet sich das Bewegungsverhalten von Menschen mit geistiger Behinderung aus?

◆ Welche Bedeutung haben die Ziele „Integration und Normalisierung" im Bereich Freizeit- und Wettkampfsport?

◆ Welche methodischen Besonderheiten sind in der Bewegungsarbeit zu berücksichtigen?

Praxis

◆ *Welche Spiele kann ich etwa im Stuhlkreis durchführen? Sie setzen in der Regel keine hohen Bewegungsfertigkeiten voraus.*

◆ *Das Medium „Wasser" bietet auch vielfältige Bewegungserfahrungen, viele Einrichtungen der Behindertenhilfe besitzen ein eigenes Schwimmbecken. Einfache Bewegungsspiele werden vorgestellt.*

13.1 Merkmale des Bewegungsverhaltens

Die Vielfalt der Behinderungen im Jugend- und Erwachsenenalter kann hier auch nicht annähernd dargestellt werden. Die Einschränkungen, Störungen und Beeinträchtigungen der körperlichen, psychischen und sozialen Funktionen sind in sehr unterschiedlicher Ausprägung möglich. Diese hängen vom Schweregrad der geistigen Behinderung, dem Zeitpunkt und dem Verlauf der Schädigung ab.

Jede Anwendung motopädagogischer oder mototherapeutischer Angebote setzt eine möglichst genaue Kenntnis der individuellen Andersartigkeit des geistig behinderten Menschen sowohl in der Bewegungsleistung als auch in anderen Verhaltensbereichen voraus.

E. J. Kiphard (1981, 143–151) berichtet von folgenden Kriterien, die die motorische Andersartigkeit begründen können:
◆ schlechter funktionierende Körperkoordination und Auge-Hand-Kontrolle,
◆ weniger Kraft und schlaffere Muskulatur,
◆ schnellere Ermüdung,
◆ Gleichgewichtsprobleme, geringere Körperbalance,
◆ Schwierigkeiten bei Körperschema- und Orientierungsübungen,
◆ Mangel an Wirbelsäulenbeweglichkeit,
◆ Mangel an Bewegungsgeschwindigkeit.

Weiter beschreibt er mögliche Probleme im Lernen und in der Wahrnehmungsverarbeitung.

A. Vermeer (1984, 107) beschreibt das Bewegungsverhalten geistig Behinderter, indem er nicht nur die negativen Faktoren erwähnt, sondern auch angibt, was positiv auffällt:
◆ Die zur Erfüllung einer Aufgabe nötige Zielstrebigkeit ist vorhanden (gut). Das Bewegungsverhalten ist dabei angemessen. Allerdings werden wir in vielen Fällen Anfangs- und Schlüsselmomente des Auftrags deutlicher strukturieren müssen.
◆ Der geistig Behinderte kann nicht nur zielgerichtet handeln, er kann auch spielen. Er ist aber schlecht in der Lage, ein auf der Grundlage komplexer sprachlicher Regelungen konstruiertes Spiel zu spielen.
◆ Einem bestimmten Rhythmus zuzuhören, ist für den geistig Behinderten nicht ohne Bedeutung. Es löst etwas in ihm aus und führt oft zu tänzerischen Bewegungen.
◆ Die Bewegungen mancher geistig Behinderter stellen uns vor Rätsel und sind schwer nachvollziehbar. Das Bizarre und Stereotype macht uns zum Außenstehenden.
◆ Die Dynamik der Bewegungen erweckt einmal den Eindruck von Zögern, ein anderes Mal den eines plötzlichen Durchbruchs. Die Bewegungen sind einerseits abschweifend, andererseits aber auch gut auf die Sache bezogen.
◆ Die Antizipation ist gut. Der geistig Behinderte ist in der Lage, die Flugbahn eines von der Wand zurückprallenden Balles zu antizipieren. In einer Spielsituation kann er manchmal seine Position klug wählen.
◆ Die Kombination von Einzelhandlungen zu einem Bewegungsablauf erfolgt oft nicht ununterbrochen. Z. B. das Fangen eines Balles wird nicht bestimmt durch einen anschließenden Wurf, die Haltung beim Stoppen eines anrollenden Balles ist meistens nur auf das Stoppen und nicht auf das anschließende Aufnehmen und Werfen gerichtet.
◆ Es fällt auf, dass Arme, Beine und Rumpf kaum integral funktionieren. Beim Werfen und Fangen arbeiten Beine und Rumpf fast nicht mit.
◆ Der Erfolg, das Erreichen eines Ziels, das Treffen eines Balles, das Erzielen eines Korbes sind für sich allein keine Stimulanz für eine Wiederholung. Erfolg wird oft kaum bemerkt. Es geht dem geistig Behinderten um das Tun an sich. Er sucht das Momentane.

Alle Kennzeichen, Merkmale, Beeinträchtigungen sind individuell recht unterschiedlich ausgeprägt und im Ausmaß sehr verschieden. Sie sind auch abhängig von Art und Umfang der Anreize und Anregungen, die im Kindes- und Jugendalter gegeben wurden. Sie sind auch noch später durch eine entsprechend dosierte Bewegungsförderung positiv zu beeinflussen; Fähigkeiten können dann besser und länger erhalten bleiben.

Anregungen und Fragestellungen

1. Wir beobachten geistig Behinderte bei Bewegungshandlungen und versuchen, diese möglichst exakt zu beschreiben.

2. Wir konzentrieren uns bewusst auf die Stärken und Fähigkeiten des Behinderten und versuchen, diese zu beschreiben.

13.2   Integration und Normalisierung im/durch Sport

Zwei bedeutsame Begriffe sollen erörtert werden, die innerhalb der Diskussion der (Behinderten-)Pädagogik immer wieder aufgegriffen werden und auch in der Bewegungserziehung und -förderung Berücksichtigung finden (müssen): Normalisierung und Integration/integratives Lernen.

Einerseits stehen im Rahmen der (sonderpädagogischen) Psychomotorik die individuelle Hilfe und eine effektive Förderung im Vordergrund. Im Sinne des Normalisierungsprinzips geht es andererseits auch darum, dass Bewegung als ein Mittel angesehen wird, mit dem auch geistig behinderte Menschen am „normalen" Alltagsleben teilnehmen können.
Die Vorstellung, dass jeder Behinderte eine Erziehung, eine soziale Umwelt für sich haben sollte, die so nah wie irgendwie möglich am normalen Leben in der gesellschaftlichen Gemeinschaft liegen sollte, ist die Zielsetzung der Normalisierung.
Das in den 50er Jahren in Skandinavien entstandene Prinzip der Normalisierung setzt bei dem Normalitätsverständnis an und möchte Verbesserungen in den Lebensbedingungen für behinderte Menschen erreichen. Anfangs ging es z. B. hauptsächlich darum, die als unwürdig empfundenen Lebensverhältnisse geistig Behinderter in großen, von der Umwelt weitgehend abgeschlossenen Einrichtungen radikal zu ändern.
Normalisierung will behinderte Menschen nicht in „normale Menschen verwandeln". Es geht nicht um Normalmachung, eine Anpassung behinderter Menschen an gesellschaftliche Standards des alltäglichen Lebens und Verhaltens. Normalisierung bedeutet die Annahme des Menschen samt seiner Behinderung in der „normalen" Gesellschaft.
Indem behinderte Menschen so früh und so umfassend wie möglich am gesellschaftlichen Leben beteiligt werden, sollen Stigmatisierungsprozesse und ablehnende Verhaltensweisen gegenüber den individuellen Erscheinungsweisen von behinderten Menschen um so eher vermieden werden.
Normalisierung soll in allen Bereichen des öffentlichens Lebens stattfinden, also auch im Sport. Es war vor allem A. Vermeer (1988), der diese Zusammenhänge zwischen Sport und Normalisierungsprinzip beschrieben hat.

Der Sport besitzt in unserer Gesellschaft einen hohen Stellenwert, deshalb erscheint er nach Ansicht von A. Vermeer besonders als ein Mittel sowohl zur Steigerung der persönlichen Kompetenz als auch zur Aufwertung des sozialen Ansehens von geistig behinderten Menschen geeignet.

Sport bietet danach die Möglichkeit, eine für die Umgebung sozial bedeutsame Position zu erreichen. Sport erhöht die persönlichen Kompetenzgefühle auf motorischem Gebiet, Einflüsse auf die emotionale, kognitive und soziale Kompetenz werden angenommen.

> „Es gibt Anzeichen dafür, dass Sport zur körperlichen Gesundheit der teilnehmenden geistig Behinderten und ihrer motorischen Entwicklung beiträgt. Weiter gibt es Hinweise darauf, dass die Teilnahme an Sportaktivitäten und Sportveranstaltungen eine positive Auswirkung auf das Selbstwertgefühl des Teilnehmers und seiner Eltern und auf die Emanzipation des geistig Behinderten als soziale Randgruppe hat."
> *(A. Vermeer, 1988, 17)*

Die Zielsetzungen des Sports für Behinderte liegen nach A. Vermeer somit einerseits in der Verbesserung der motorischen Kompetenz des Betroffenen selbst, andererseits auch in der Verbesserung der sozialen Stellung in der Gruppe. Und der Sport kann einen wertvollen Beitrag zur generellen Akzeptanz behinderter Menschen in der Gesellschaft liefern.

Im Normalisierungsprinzip liegen auch die Wurzeln des Integrationsgedankens.

Zur Verwirklichung integrativen Lernens kann die Psychomotorik eine unbestritten wichtige Rolle spielen – viele Prinzipien und Grundideen sind identisch bzw. ohne weiteres übertragbar. Im Gegensatz dazu ist die Rolle des (Wettkampf- oder Leistungs-)Sports in der Integration widersprüchlicher.
Einerseits kann der Sport Situationen der Kommunikation und Kooperation im Sinne der Intergration herstellen, andererseits ist Sport unter dem Leistungsaspekt eine stark aussondernde Maßnahme, dann nämlich, wenn Behinderte ihr Nichtkönnen im Vergleich mit guten Sportlern erleben.
Im Leistungskonzept wird zwangsläufig der integrative Aspekt vernachlässigt werden müssen. Dort aber ist der Aspekt der erfahrenen Kompetenz und der positiven Leistungsbewertung – wie oben erwähnt – für den Aufbau eines stabilen positiven Selbstkonzepts bei den Behinderten außerordentlich wichtig.

> „Das Dilemma liegt auf der Hand: Zum Aufbau eines stabilen Selbstkonzepts gehört die Leistungserfahrung und der Erfolg im Wettstreit mit anderen, dieses ist aber nicht in einer integrativen Umgebung möglich, sondern vorwiegend in der Subkultur der Behinderten.
> Fasst man diese Überlegungen zusammen, so muss man gerade in Bezug auf Sport zu der Ansicht gelangen, dass es nur ein mehr oder weniger, nie aber ein Vollständiges an Integration geben wird. Die Schwierigkeit der pädagogischen Zielsetzung liegt darin, einerseits zum Aufbau stabiler Selbstkonzepte subkulturelle segregative Situationen mit positiver Leistungsbewertung und dem Erleben erfahrener Kompetenz zu schaffen, und andererseits ist möglichst viel an gemeinsamen Lernsituationen im integrativen Schul- und Freizeitsport zu ermöglichen. Zur Schaffung der Voraussetzungen dazu ist aber das Teilnehmen an behindertenspezifischen Fördermaßnahmen wiederum unverzichtbar, die an sich aber eher segregativ anzusehen sind."
> *(D. Eggert, 1995, 89 f.)*

Von vielen Bewegungsfachleuten wird allerdings eine Priorität des nicht-wettkampforientierten Breiten- und Freizeitsports gesehen, der den Anforderungen des Konzepts der Normalisierung und Integration am ehesten entsprechen kann.

So formulieren Brettschneider und Rheker als Kriterien für die Chancen und Möglichkeiten des Integrationssports:

> „Integrationssport ist in erster Linie Freizeitsport ... Freizeitsport steht hier für einen Sport, der sich vom traditionellen Sport mit seinen Prinzipien der Spezialisierung, der Überbietung und der Auslese (höher – schneller – weiter) deutlich unterscheidet.
> Integrationssport ist ein Angebot für alle.
> Beim Integrationssport vollzieht sich ein wechselseitiger Lernprozess.
> Im Integrationssport haben in Bezug auf die Inhalte des Sportangebots die Bedürfnisse und Interessen der Teilnehmer Vorrang.
> Im Integrationssport sind die Gruppen heterogen.
> Im Integrationssport gibt es keinen Leistungs-, Erfolgs- und Konkurrenzzwang.
> Integrationssport sucht Lebensnähe."
> *(vgl. Brettschneider und Rheker, 1996, 20)*

Anregungen und Fragestellungen

1. Wie stehen Sie zu den Möglichkeiten und Grenzen des Freizeit- oder Wettkampfsports im Zusammenhang mit Integration und Normalisierung?

2. Diese Fragestellung kann weitergeführt werden bis zu der Abwägung des Für und Wider einer eigenen Olympiade für behinderte Menschen.

3. Wir informieren uns bei örtlichen Sportvereinen, Bildungseinrichtungen über (integrative) Sport- und Bewegungsangebote für geistig behinderte Menschen. Wir stellen die Ergebnisse vor.

13.3   Methodisch-didaktische Hinweise

Der Großteil der genannten Zielsetzungen, Inhalte, Prinzipien und Methoden der Psychomotorik treffen sicherlich ebenso für behinderte Menschen verschiedenen Alters zu. Auch die Art der Behinderung stellt die meisten Ausführungen nicht prinzipiell in Frage, sondern begründet eher einen graduellen Unterschied.

Das Institut für Sportwissenschaften der Universität Würzburg führte im Rahmen des Forschungsprojektes „Bewegungserziehung und Sport für geistig und mehrfach Behinderte im Erwachsenenalter" ein Pilotprojekt in einer Werkstatt für Behinderte in Würzburg durch (Peter Kapustin/Nives Ebert/Volker Scheid, 1992).

Dieses Praxisprojekt beruft sich nicht ausdrücklich auf psychomotorisches Ideen- und Gedankengut, enthält aber trotzdem viele solcher Aspekte.

Für den Sportunterricht mit den geistig behinderten Erwachsenen in der Werkstatt fasst N. Ebert (1992, 84 f.) folgende methodische Besonderheiten zusammen:

◆ Vom Einfachen zum Schweren, an Bekanntes anknüpfen, kleine Lernschritte, jeden Lernschritt festigen.

◆ Die Lehrmethode kann strukturiert (durch eine methodische Reihe) oder offen (durch Bewegungsaufgaben) sein.

◆ Der äußere Rahmen sollte vorteilhafte Vorgaben berücksichtigen, etwa bekannte Räumlichkeiten, Regelmäßigkeiten des Stundenablaufs, Vertrautheit der Lehrkraft.

◆ Klare Vorgaben hinsichtlich der Unterrichtsgestaltung dienen den Teilnehmern als Orientierungshilfe:
  ▨ Ritualisierung (bezüglich Stundenablauf, Informationsvermittlung, Konfliktlösung),
  ▨ Strukturierung (bezüglich Stundenaufbau, Geräteaufbau),
  ▨ Differenzierung (im Gesamtprogramm und innerhalb der Stunden),
  ▨ Gruppenunterricht und Individualisierung,
  ▨ Integration (der Schwachen, aber auch der Starken).
◆ Diese Prinzipien können erreicht werden durch den durchdachten Einsatz verschiedener Lernhilfen: Die Art der Informationsvermittlung kann erfolgen: verbal, z. B. als Bewegungsanweisung oder -beschreibung; visuell, z. B. als Bewegungsvorbild; taktil, z. B. durch Bewegungsführung: vom Bewegtwerden bis zum selbstständigen Bewegen. Durch Klatschen und Sprechen können Bewegungen verbal oder rhythmisch begleitet werden.
  Die Verwendung von Musik kann die Motivation fördern (Verstärkung der Bewegungsimpulse und der Empfindungen). Die räumliche Gestaltung und der Geräteaufbau können einen hohen Aufforderungscharakter haben.
◆ Die notwendigen Sicherheitsmaßnahmen werden erreicht durch eine durchdachte Unterrichtsorganisation, vor allem beim Geräteaufbau, und durch aktive Hilfestellung oder Sicherheitsstellung.

Das Prinzip der Variation wurde bereits als wesentlich für die psychomotorische Arbeit beschrieben. Diese Absicht der Bewegungserziehung, Bewegungsmuster auch in Situationen verfügbar zu machen, die von der ursprünglichen Lernsituation abweichen, erweist sich in der Praxis als schwierig. Denn eine neu erlernte Bewegung soll ja erst dann variiert werden, wenn sie genug geübt ist und wenn sie bereits in sich gefestigt ist. Andererseits ist eine Bewegung, wenn sie sehr hoch geübt ist, auch sehr stark automatisiert und sie ist so schwieriger variierbar und damit in anderen Situationen anwendbar.

> „Den Spielraum zwischen ausreichender Übungsfrequenz und zu hoher Übungsfrequenz herauszufinden ist bei geistig Behinderten ausgesprochen schwierig.
> Leider hat die Bewegungsforschung uns dazu bisher kaum Hinweise gegeben. Dem Praktiker verbleibt es, durch genaue Beobachtung festzustellen, mit welcher Übungszahl das einzelne geistig behinderte Kind eine recht hohe Sicherheit bei der Bewegungsausführung erreicht hat, ab wann die optische Kontrolle der Bewegungsausführung bei gleich bleibender Leistung vernachlässigt wird, ab wann es bereit ist, zunehmende Aufgabenerschwerung anzunehmen.
> Von diesem, oft nur vage festzustellenden Zeitpunkt ab kann die ursprüngliche Lernsituation variiert werden. Dabei ist darauf zu achten, dass die neue Lernaufgabe sich nur gering von der originären unterscheidet und erst bei zunehmender Sicherheit stärker abweicht. Um die erlernte Bewegung in möglichst vielen Lebenssituationen einsetzbar zu machen, bemühen wir uns, die Lernumstände zu variieren, indem wir z. B. ein Hindernis aus der Raummitte an den Rand stellen, den Raum wechseln, die Materialien in ihrer Farbe, Beschaffenheit, Größe, Zusammenstellung verändern etc. Dabei können wir den sozialen Bezugsraum mehr oder weniger mit einbeziehen. ...
> Das vorgestellte Prinzip der Variation ist dasjenige, das die Bewegungserziehung mit geistig Behinderten am deutlichsten prägen sollte."
> (T. Irmischer, 1990, 181 f.)

Wie sehen nun konkret Möglichkeiten in der Betreuungspraxis z. B. des Heilerziehungspflegers für den Bereich Bewegungserziehung, -förderung aus?

Einerseits ist (Mit-)Arbeit im Rahmen regelmäßiger, räumlich und zeitlich fest organisierter Angebote möglich und sinnvoll:
- Mithilfe bei Angeboten der Bewegungsförderung oder Therapie von anderen Fachkräften (Krankengymnastik, Ergotherapie, Motopädie);
- Mithilfe bei den Sport-, Freizeitangeboten, die durch Sport-, Gymnastiklehrer durchgeführt werden;
- eigenverantwortliche Leitung psychomotorisch orientierter Spiel- und Bewegungsangebote, auch in Zusammenarbeit mit örtlichen (Behinderten-)Sportvereinen.

Andererseits bieten sich mehr spontane, nicht regelmäßig stattfindende Aktivitäten im Rahmen alltäglicher Handlungen an: Bewegungs- und Wahrnehmungserfahrungen bei Freizeitbeschäftigungen, in der Förderpflege, bei hauswirtschaftlichen Tätigkeiten.
Die Gruppenbetreuer spielen dabei auch eine enorm wichtige (Motivations-)Rolle.

> „Die für die Behinderten wichtigsten Bezugspersonen sind die Gruppenleiter. Deren Einstellung spiegelt sich im Verhalten der Behinderten wider. Gruppenleiter, die mit viel Freude und Engagement selbst an den Bewegungsstunden teilnehmen, weisen die höchste Anwesenheitsrate auf (selbst wenn sehr problematische Behinderungen vorliegen). Schickt dagegen ein Gruppenleiter seine Leute eher beiläufig hinunter in die Gymnastikhalle, sinkt in den Augen der Behinderten der Wert der Angebote – die Beteiligung geht zurück."
> (N. Ebert, 1992, 126)

Fragestellungen und Anregungen

1. Können Sie über eigene Erfahrungen in der Bewegungsförderung von Behinderten berichten (etwa aus dem Praktikum). Wie wurde Bewegung eingeschätzt? Welche konkreten Umsetzungsmöglichkeiten bestanden in der Praxis? Haben Sie die Möglichkeit erhalten, an Bewegungsangeboten teilzunehmen?

2. Bei der eigenständigen Leitung einer Psychomotorik-Fördergruppe ist sicherlich eine zusätzliche Übungsleiterausbildung/psychomotorische Zusatzqualifikation oder entsprechende Erfahrung als Übungsleiter sinnvoll. Informationen zu Aus- und Fortbildungen können über Fachverbände/Sportorganisationen erfragt werden (geeignete Adressen siehe am Buchende).

3. Obwohl theoretisch die Bedeutung von Bewegung meist hoch eingeschätzt wird, stößt die Realisierung in der Praxis häufig an (vermeintliche) Grenzen. Wir diskutieren mögliche Hinderungsgründe. Welche Möglichkeiten, welche Grenzen und Hindernisse sehen Sie selbst als zukünftiger Heilerziehungspfleger?

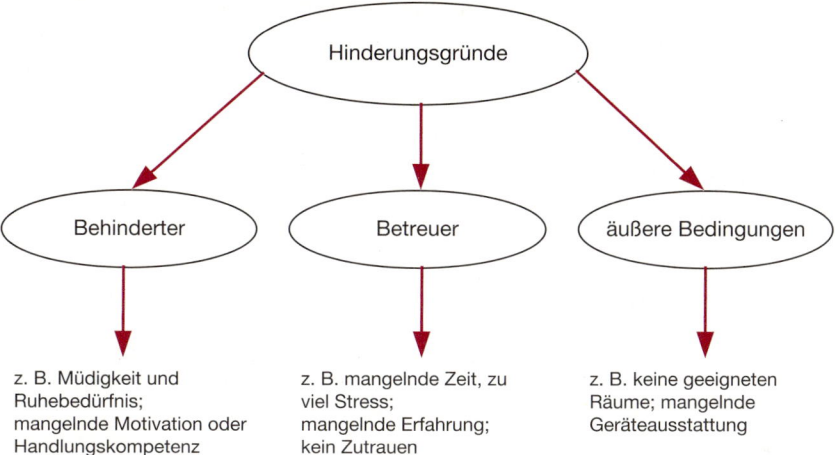

Abb. 20: Mögliche Hinderungsgründe der Realisierung von Bewegungsangeboten

 Praxisbeispiele (17)

Psychomotorik im Wasser

Ein Großteil der psychomotorischen Praxis findet zwar in Sport- oder Gymnastikhallen statt. Dort gibt es die entsprechenden Geräte und Materialien und man ist wetterunabhängig. Zu häufig vergisst man aber, dass Bewegungs- und Wahrnehmungserfahrungen gut unter anderen Umfeldbedingungen stattfinden können. Viele der dargestellten Erfahrungsmöglichkeiten der Psychomotorik treffen auch für den Aufenthalt im Wasser zu (oder auch z. B. in der Natur, vgl. letzte Praxiskapitel).

Auch in der psychomotorischen Entwicklungsbegleitung von Menschen mit geistiger Behinderung ist das Schwimmbad sicherlich ein attraktiver Ort. Erschwerend wirken dabei jedoch wegen der Gefährdungen im Wasser die gesonderten Bestimmungen zur Aufsichtspflicht (etwa Nachweis Rettungsschwimmschein). Auch wenn (Heil-)Erzieher die Übungsstunden deswegen nicht verantwortlich leiten können, so können sie dennoch als Bezugsperson für die Teilnehmer helfend und unterstützend wirken.

Im Wasser spielen verschiedene Faktoren eine Rolle. Die wichtigsten sind der hydrostastische Druck, die Auftriebskraft und die Temperatur des Wassers. Diese Faktoren wirken sich positiv auf den Körper aus. Der Körper ist im Wasser nicht der Schwerkraft ausgesetzt. Die Muskulatur kann sich entspannen und die Wirbelsäule wird entlastet.

Für körperbehinderte Menschen kann der Aufenthalt im Wasser eine gute Möglichkeit sein, sich ohne große Hilfe selbstständig zu bewegen, die Haltemuskulatur und die Wirbelsäule werden entlastet, Bewegungsabläufe sind ohne große Gefährdung möglich.
Es werden im Folgenden allerdings keine Schwimmtechniken und auch keine vorbereitenden Übungsformen dazu vorgestellt, sondern solche Spiele oder

Übungen, die Körper-, Material- und Sozialerfahrungen im Sinne der Psychomotorik ermöglichen.

1. Spiel mit Rasierschaum im Duschraum: Eine Dose mit Rasierschaum wird in einer kleinen Runde von Spieler zu Spieler weitergereicht. Bei dem Kommando „Stopp" des Übungsleiters darf derjenige, der die Dose Rasierschaum dann in seiner Hand hält, seinem rechten Nachbarn zwei Punkte Schaum auf den Körper sprühen. Wenn alle Teilnehmer etliche Punkte auf dem Körper haben, kann man sich gegenseitig mit dem Schaum etwas einreiben; anschließend abduschen.

2. Vormachen/Nachmachen: Die Gruppe nimmt eine freie Aufstellung im Wasser ein; jeder bewegt sich im Wasser so wie der Übungsleiter an Land: vorwärts, rückwärts, seitwärts gehen, große Schritte, kleine Schritte; Arme drehen, pendeln lassen; linken oder rechten Fuß vor, zurück, seitwärts bewegen; Variation: in Kleingruppen in oben genannten Variationen gehen.

3. Fangspiele: Gerade zum Aufwärmen sind Fangspiele auch im Wasser zu Beginn einer Übungsstunde ganz sinnvoll, da diese in der Regel mit viel Bewegung verbunden sind. Ein längeres Ausscheiden (sitzen oder stehen bleiben) sollte vermieden werden. Auch ist es wichtig, dass der/die Fänger jeweils deutlich erkennbar ist/sind bzw. erkennbar gemacht werden z. B. durch Bänder, Mützen, Abschlagmaterialien u. Ä. Sinnvolle Spiele im hüfthohen Wasser sind z. B. „Jäger und Hase", Tuchfangen im Kreis, Kettenfangen, „Schwarz und Weiß" (siehe Kapitel 2).

4. Werfen und Fangen: Verschiedene Materialien (Bälle, Schwämme) können wir uns gegenseitig zuwerfen und mit den Händen auffangen (oder z. B. auch in umgedrehten Begrenzungshütchen). Oder ein Spieler in der Mitte eines Paares oder eines Kreises hat die Aufgabe, den Ball abzufangen.

5. Mit Luftballons: Jeder kann verschiedene Möglichkeiten mit den Ballons im Wasser ausprobieren. Die Ballons können wir festhalten und damit Gleit- oder Schwimmbewegungen machen; wir versuchen, uns auf die Ballons zu setzen, die Ballons ins Wasser zu drücken, durch die Ballons auf den Schwimmbadboden zu schauen (durchsichtige Luftballons), uns die Ballons zu zweit zuzuspielen; als Mannschaftsspiel: die eigene Hälfte des Beckens möglichst von den Ballons freihalten, nach einer festgelegten Zeit werden die Ballons abgezählt.

6. „Gasse": Durch eine „Menschengasse/Kanal" (im Abstand von ca. einen Meter stehen sich zwei Gruppen gegenüber) wird ein Teilnehmer liegend gezogen.

7. „Kreisel": Alle Spieler laufen im Kreis mit Handfassung; dann nimmt jeder zweite Teilnehmer die Beine hoch (Variation: dabei die Augen schließen).

8. Ziehkampf: In Kleingruppen mit Handfassung: in der Mitte liegen mehrere Luftballons oder ein Ball; jeder versucht, den anderen Mitspieler so zu ziehen, dass er vom Luftballon oder Ball berührt wird.

9. „Blindenführung": Ein Mitspieler, der die Augen schließt, wird vom Partner durch das Wasser geführt; Variationen: mit Handfassung, Schulterfassung, ohne Berührung nur mit verbaler Anweisung.

10. Mit dem Schwungtuch: Die Gruppe hält das Tuch straff über die Wasseroberfläche; wir können die Plätze unter dem Tuch tauschen; die gesamte Gruppe läuft mit dem Tuch im Kreis („Kreisel"), einer kann sich dabei auch auf das Tuch setzen. Je einer gleitet über das im Wasser gespannte Tuch von Seite zu Seite in verschiedenen Fortbewegungsarten. Wir schwingen das Tuch gemeinsam hoch und schließen die Luft ein (Schwungtuchkuppel). Abwechselnd können Mitspieler unter diese Kuppel gehen, auf diese Kuppel kann ein Spieler vom Beckenrand springen.

11. Mit Gymnastikmatten: Alle Teilnehmer legen ihre Matte so an den Beckenrand, dass diese zur Hälfte ins Wasser hängen und setzen sich darauf; Matte als „Schwimmhilfe", dabei auf die Matte legen und mit den Armen und Füßen „paddeln"; ein Spieler legt sich auf die Matte, ein anderer schiebt oder zieht die Matte durch das Becken; die Matte wird auf die Hälfte verkleinert, dann auf ein Viertel und jeder probiert verschiedene Fortbewegungsmöglichkeiten damit aus.

Variationen: „Rodeoreiten": Die Matte wird zu einer Rolle zusammengerollt, dann wird versucht auf die Matte „aufzusteigen" und zu „reiten". Gruppenspiel: Alle Teilnehmer stellen sich am Beckenrand auf, auf Kommando „reiten" alle zum anderen Ufer.

„Inselbau": Die Matten werden zu einer Insel aufeinander gelegt. Danach steigt einer auf diese Matteninsel und wird von der Gruppe durchs Becken gezogen. Auch können zwei Personen gleichzeitig auf die Matte klettern und versuchen zu stehen, zu sitzen oder zu knien. Zum Schluss stürmen alle Mitspieler die Insel.

„Brückenbau": Die Matten werden vom Beckenrand an überlappend hintereinander gelegt, so dass eine stabile Brücke zur Beckenmitte hin entsteht. Nun versuchen einzelne Teilnehmer, möglichst weit über die Brücke zu laufen.

Kreis-(Stuhl-)spiele

Kreisspiele sollen an dieser Stelle gesondert genannt werden, da diese Spielorganisation für Menschen mit Behinderungen besonders geeignet ist. Die Belastung ist nicht so sehr hoch, da die Teilnehmer sich wenig vom Ort weg bewegen müssen. Es ist eine einfache Grundaufstellung, die schnell eingenommen und für viele Spiele beibehalten werden kann; so muss der Spielleiter nicht bei jedem Spiel eine neue Organisationsform zeitaufwendig erklären. Trotzdem können Spiele im Kreis auch sehr abwechslungsreich sein.

Viele der in bisherigen Praxiskapiteln beschriebenen Spiele und Übungen sind in einer Kreisform durchführbar. Einige sollen hier noch zusätzlich genannt werden.

1. Sitzball: Wir bilden einen Stuhlkreis, jeder Mitspieler hat ein Tor, und zwar zwischen den beiden vorderen Stuhlbeinen. Ein Schaumstoffball wird leicht hin- und hergeschossen, und jeder versucht, den Ball (oder auch zwei Bälle) möglichst häufig in die Tore der Mitspieler zu schießen. Variation: Wir bilden mit den Stühlen zwei Parteien, die sich gegenüber sitzen.

2. „Prinzessin": Eine „Prinzessin" sitzt mit verbundenen Augen auf einem Stuhl, an beiden Seiten sind jeweils zwei bis drei Plätze frei. Die anderen Mitspieler versuchen, die freien Plätze geräuschlos zu besetzen. Erkennt die „Prinzessin" ein Geräusch, kann sie mit einem „Zauberstab" die betreffende Person „versteinern". Das Spiel endet, wenn alle Plätze besetzt sind oder alle „versteinert" sind.

3. Gegenstände aufzählen: Wir bilden einen Stuhlkreis. Der Spielleiter (oder ein Mitspieler) geht in die Mitte und schließt die Augen. Die Spieler im Kreis geben einen Ball von Hand zu Hand weiter. Wenn der Spielleiter in der Mitte „Stopp" sagt und dabei einen bestimmten Buchstaben nennt, soll derjenige, der gerade den Ball hält, fünf Gegenstände aufzählen, die mit dem angesagten Buchstaben beginnen. Während des Aufzählens wird der Ball im Kreis weitergegeben.

Kommt der Ball beim Sprecher wieder an, bevor er seine Aufzählung beendet hat, geht dieser in den Kreis.

4. „Müllers Fritz": Im Stuhlkreis beginnt der Spielleiter mit einer Tätigkeit. Er sagt „Müllers Fritz macht immer so" und stampft beispielsweise mit dem Fuß auf. Alle anderen Mitspieler machen es ihm nach. Der Nächste im Spielkreis spricht ebenfalls den Satz und dreht zusätzlich zum Stampfen mit dem Handgelenk. Alle machen es wieder mit. Weitere Mitspieler machen weitere Bewegungen wie mit dem Kopf schütteln, blinzeln, auf dem Stuhl hin und her wackeln usw. Wie viele Tätigkeiten schaffen wir hintereinander? Danach kann der Nächste wieder mit einer einzigen Bewegung beginnen.

5. Herbeiblinzeln: Die Hälfte der Gruppenmitglieder setzt sich im Stuhlkreis, wobei ein Platz frei bleibt; die anderen stellen sich jeweils hinter einen Sitzenden. Der Mitspieler, der hinter dem leeren Stuhl steht, versucht, jemanden für seinen Stuhl zu gewinnen, indem er sitzende Mitspieler anblinzelt. Diese müssen dann versuchen, zum freien Stuhl zu gelangen. Dies versucht allerdings der stehende „Hinterspieler" zu verhindern, indem er den „Ausreißer" rechtzeitig festhält.

6. Sitzrollball: Alle Mitspieler sitzen auf einer gedachten Kreislinie auf dem Boden und haben ein Hütchen (eine Keule) vor sich stehen. Aufgabe ist es, durch gezieltes Rollen des Spielballes das Hütchen eines Mitspielers zu treffen. Variation: Es können mehrere Bälle ins Spiele gebracht werden.

Anregungen und Fragestellungen

1. Wir überlegen uns weitere Fangspiele und vor allem geeignete Erlösungsformen für die besonderen Bedingungen im Wasser.

2. Welche Materialien sind im Wasser sinnvoll einsetzbar, welche sind weniger geeignet? Welche haben wir im Rahmen unserer Betreuungsarbeit kennen gelernt?

3. Wie erleben wir selbst Übungen und Spiele im Wasser? Warum beteiligen wir uns gerne bzw. weniger gerne?

4. Wir beschäftigen uns mit den besonderen Sicherheitsbestimmungen/Regelungen zur Aufsichtspflicht im Wasser. Wir informieren uns bei den örtlichen Rettungsschwimmgruppen (DLRG).

5. Wir stellen in Kleingruppen aus den anderen Praxiskapiteln eine Übungsstunde mit einfachen Spielen zusammen, die wir mit geistig behinderten Menschen im Stuhlkreis durchführen können. Wir stellen unsere Ergebnisse vor.

Angrenzende Förderansätze

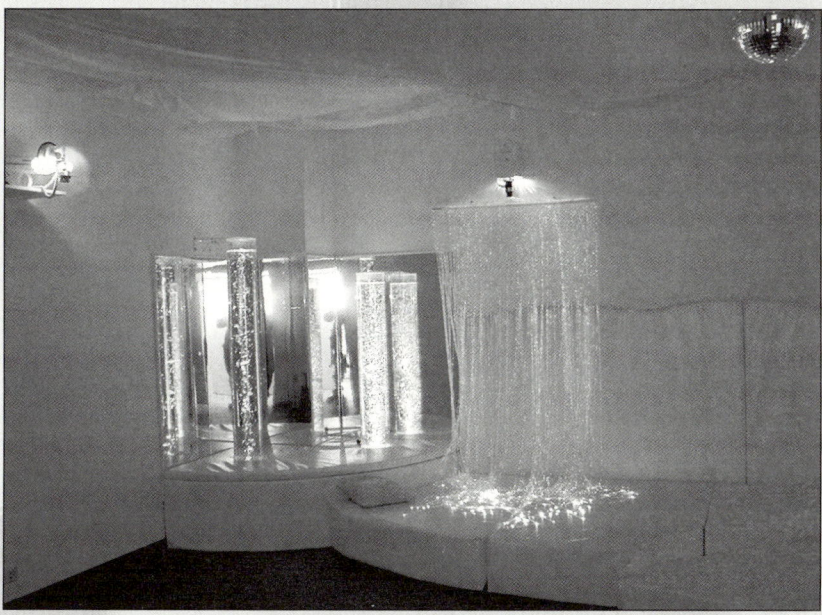

◆ Welche Förderansätze und Therapieformen werden häufig mit der Psychomotorik in Verbindung gebracht, weil große Ähnlichkeiten der Ziele und Vorgehensweisen vorhanden sind?
In den ausgewählten Methoden geht es hauptsächlich um Bewegung und Körperwahrnehmung.

◆ Welche besonderen Merkmale zeichnen die folgenden Ansätze aus:
   ▪ Sensorische Integrationsbehandlung
   ▪ Basale Stimulation
   ▪ Snoezelen
   ▪ Erlebnispädagogik
   ▪ Therapeutisches Reiten und Behindertensport?

Praxis　　◆ *Die Natur ist ein geeigneter Wahrnehmungs- und Bewegungsraum. Welche Übungen und Spiele können wir dort beispielsweise durchführen?*

Hier sollen noch einige Ansätze der Bewegungs- oder Wahrnehmungsförderung beschrieben werden, die für sich eigenständige Methoden darstellen, häufig aber auf Grund großer Ähnlichkeit der Ziele oder Vorgehensweisen mit der Psychomotorik in Verbindung gebracht werden. Es werden hauptsächlich die „Original"-Autoren in der Beschreibung „ihres Konzepts" zu Wort kommen. Eine Diskussion mit Bewertung (Vor- und Nachteile, Übertragbarkeit auf verschiedene Zielgruppen, Bedeutung für die psychomotorische Arbeit u. Ä.) muss deshalb besonders auch im Unterricht vorgenommen werden.

14.1 Sensorische Integrationsbehandlung

Dieses Förderkonzept wurde bereits von einigen Seiten beleuchtet (siehe Kapitel 4.4 und 7.2). Hier wird es als eigenständige Behandlungsform nochmals aufgegriffen, da diese Therapie im engeren Sinne eigentlich kein Verfahren der Psychomotorik ist, sondern ihren Ursprung in einer ganz anderen, eher medizinisch-naturwissenschaftlichen Richtung hat und sich eher Ergotherapeuten als die Vertreter der sensorischen Integrationstherapie verstehen.

Trotzdem hat diese Arbeitsweise hohe aktuelle Bedeutung in der Theorie und Praxis der Psychomotorik.

Sensorische Integration wurde als Prozess des Ordnens und Verarbeitens sinnlicher Eindrücke beschrieben, so dass das Gehirn sinnvolle Wahrnehmungen, Gefühlsreaktionen und Gedanken erzeugen kann und eine geeignete Reaktion stattfinden kann.

Sensorische Integration ist keine Sache des „Entweder-oder". Man hat nicht eine vollständig gute sensorische Integration oder aber gar keine. Niemand von uns ordnet seine Empfindungen perfekt. Wenn das Gehirn die sinnliche Wahrnehmung schlecht verarbeitet, führt dieser Umstand zu den verschiedensten Schwierigkeiten im Verhalten des betreffenden Menschen. Er muss sich mehr anstrengen und hat häufiger Probleme als andere und andererseits trotz aller Bemühungen auch weniger Erfolgserlebnisse.

Was passiert nun hauptsächlich in der Behandlung?

> „Die leitende Vorstellung der Behandlung ist, Sinneseinwirkungen zu schaffen und richtig zu dosieren, und zwar besonders Sinneseinwirkungen seitens des Gleichgewichtssystems, der Muskeln und Gelenke – also der Tiefensensibilität – und der Haut – also des Tastsinns – und zwar in einer solchen Weise, dass das Kind spontan Anpassungsreaktionen an diese Reize bildet, die zu einer Integration der dabei erlebten Empfindungen in das Nervensystem führen."
>
> *(A. Jean Ayres, 1984, 195 f.)*

Einige Beispiele zu den genannten Förderbereichen:

◆ So erzeugen Bürsten, Reiben oder Eincremen kräftige Hautreize, die an viele Stellen des Gehirns gelangen.

◆ Tiefe Druckempfindungen helfen bei einem taktil abwehrenden, hyperaktiven oder leicht ablenkbaren Kind oft, sich besser zu organisieren.

◆ Wir schaffen die Möglichkeit für tiefe Druckempfindungen, indem wir das Kind zwischen zwei Matten legen und ihm sagen, wir machen einen „Sandwich oder Hamburger" mit ihm.

◆ Während anderer Behandlungstätigkeiten presst der Therapeut die Extremitäten in ihren Gelenken zusammen oder manchmal zieht er an diesen Extremitäten, um die Gelenke zu strecken, wodurch die Rezeptoren in den Gelenken gereizt werden.

◆ Ein ausgezeichneter Weg, um die Sinnesrezeptoren in den meisten Körpergeweben, besonders aber in denen, die mit den Knochen verbunden sind, zu stimulieren, stellt die Vibration dar.

Die Reaktionen des Kindes auf Reizeinwirkungen sind eine gute Richtschnur zur Beurteilung, in welchem Ausmaße das Gehirn in der Lage ist, Reizeindrücke vollständig aufzunehmen. Der Therapeut muss jedes Kind sehr aufmerksam beobachten, um den Effekt der Reizsetzung zu sehen.

Anregungen zur Praxis

Zwei Standardgeräte, die bei der sensorischen Integrationsbehandlung angewendet werden, sollen hier kurz erwähnt werden, da diese auch in der Psychomotorik eine besondere Bedeutung haben: das Rollbrett und die Schaukel.

Das Rollbrett hat eine hohe Attraktivität und führt in der Regel bei Kindern zu vielfältigen Bewegungsaktionen. Häufig liegen die Kinder in Bauchlage auf dem Rollbrett und fahren damit am Fußboden entlang oder auch eine schräge Ebene herunter. Dabei müssen sie die beiden Körperenden entgegen der Schwerkraft anheben und eine gestreckte Körperhaltung einnehmen. Auch das schnelle Fahren mit einem Rollbrett stellt eine gewisse Herausforderung dar und bereitet den meisten Personen viel Vergnügen.

> „Die Bauchlage ist diejenige Stellung, in welcher gesunde Kinder viele der Haltungs- und Bewegungsreaktionen ausbilden, die zum Stehen, Gehen und anderen sensomotorischen Handlungen des späteren Lebens führen. Den Körper in Bauchlage mit seinen Körperenden vom Fußboden hochzuhalten ist für ein vier bis sechs Monate altes Kind ein wichtiger Schritt zur Entwicklung sensorischer Integration. Die Fähigkeit, diese ‚Flugzeughaltung' ohne große Anstrengung beibehalten zu können ist ein Test zur Überprüfung der Wirksamkeit des Gleichgewichtssystems.
> Die Kräfte, welche einem Säugling die Entwicklung dieser Fähigkeiten ermöglichen, sind auch bei älteren Kindern wirksam, und deshalb haben wir während der Behandlung das Bestreben, viele Dinge in Bauchlage vorzunehmen. Glücklicherweise haben die meisten Kinder Vergnügen an der Bauchlage.
> Bestimmte Schwerkraftrezeptoren werden in Bauchlage stimuliert. Wenn das Kind eine schiefe Ebene mit seinem Rollbrett herabrollt, werden von den dabei auftretenden Beschleunigungskräften andere Schwerkraftrezeptoren und ebenso die Sinnesorgane in den Bogengängen des Innenohrs in Erregung versetzt."
> *(A. Jean Ayres, 1984, 201 f.)*

Die gepolsterte Schwebeschaukel kann das Kind im Liegen benutzen, wobei es seine Arme und Beine herunterhängen lässt. Es kann sich auch auf die Schaukel setzen, kann dabei an den Seilen ziehen und damit die Schwebeschaukel hin- und herbewegen oder aber der Therapeut setzt die Schaukel in Bewegung.

Wenn sich das Kind am Polster anklammert, bekommt es von dem Polsterüberzug zahlreiche Berührungsreize über die Haut, ferner propriozeptive Stimulation von den Muskeln, die angespannt werden müssen, damit sich das Kind festhalten kann. Weitere Stimulationen entstehen in den betreffenden Gelenken und eine starke Gleichgewichtserregung wird durch die Schaukelbewegung ausgelöst.

Der Therapeut kann sich gemeinsam mit dem Kind auf die Schaukel setzen und dabei die Schwebeschaukel bewegen. Er hält das Kind an den Hüften fest, damit es nicht herabfallen kann.

Der Therapeut muss sehr gut beobachten und genau erfühlen, wie gut das Kind sein Gleichgewicht halten kann. Wenn sich die Gleichgewichtsreaktionen verbessern, lockert er langsam den Griff an der Hüfte des Kindes und überläßt es ihm allmählich, sich selbst zu kontrollieren. Das Kind muss seine Unabhängigkeit schrittweise lernen, und dafür braucht es die richtige Unterstützung zur rechten Zeit.

Anregungen und Fragestellungen

1. Wir fahren in der Halle mit dem Rollbrett: Welche der beschriebenen Empfindungen, Reaktionen spüren wir an uns selbst?

2. Wer die Möglichkeit hat, Kinder beim Rollbrettfahren zu beobachten, trägt die Reaktionen und Verhaltensweisen der Gesamtgruppe vor.

3. Wir berichten, welche Schaukelgelegenheiten wir in der Einrichtung für die Kinder, für die Behinderten zur Verfügung haben bzw. welche wir noch bauen könnten.

4. Schüler nehmen Kontakt mit einer Praxis für Ergotherapie auf, in der im Sinne der Sensorischen Integrationstherapie gearbeitet wird, und stellen die Arbeitsweise vor. Wir halten Gemeinsamkeiten und Unterschiede zur Psychomotorik fest.

14.2   Basale Stimulation

Die Basale Stimulation (A. Fröhlich, 1995) wendet sich an Menschen mit schwersten Behinderungen. Das Verdienst von A. Fröhlich ist es, dass diese Personengruppe in das Blickfeld sonderpädagogischer Bemühungen verstärkt aufgenommen wurde.

Menschen mit schwerster Behinderung

Schwerstbehindert im Sinne A. Fröhlichs ist immer eine komplexe Beeinträchtigung des ganzen Menschen in all seinen Erlebnis- und Ausdrucksmöglichkeiten. Emotionale, kognitive und körperliche, aber auch soziale und kommunikative Fähigkeiten sind erheblich eingeschränkt oder verändert. Schwerste Behinderung stellt eine Beeinträchtigung für alle beteiligten Interaktionspartner dar, sie erschwert auch die elementare Begegnung zwischen zwei Menschen.

A. Fröhlich stellt klar, dass jeder Mensch, und sei er in jeglicher Hinsicht extrem in seiner Entwicklung behindert, dennoch eine gewisse Ansprechbarkeit in drei grundlegenden Wahrnehmungsbereichen hat bzw. eine entsprechende Stimulation benötigt:

◆ vestibuläre Wahrnehmung: Bewegung und Lageveränderungen, Erfahrungen mit Schwerkraft und Bewegung im Raum,

◆ vibratorische Wahrnehmung: Schwingungen, Schallwellen,

◆ somatische Wahrnehmung: Wahrnehmungsmöglichkeiten der Haut (taktile Wahrnehmung), der Muskulatur, der Gelenke (Propriozeption, Kinästhetik).

Bedeutung von Stereotypien

In diesem Zusammenhang sind auch Stereotypien zu beurteilen. A. Fröhlich versteht „Stereotypien als Notlösung", mit der der behinderte Mensch sich dieses Mindestmaß an sensorischer Anregung selbst organisiert. Sensorische Deprivation, d. h. eine länger andauernde Unterversorgung mit sensorischen Angeboten, kann in Isolation führen. Diese wird als bedrohlich und desorientierend erlebt. Menschen ohne Behinderung finden Möglichkeiten, sich im Austausch mit der Umwelt immer wieder die Reize sensorischer Art zu besorgen, die aktuell nötig sind.

> „Das Repertoire schwerstbehinderter Menschen ist so limitiert, das die freie und zielgerichtete sensorische Erfahrung oft nicht möglich ist. Hinzu kommen deprimierende Umweltbedingungen, die ein zusätzliches Erschwernis darstellen. Um nun nicht vollständig sensorisch zu verarmen, organisiert sich das Individuum selbst solche Reizsituationen:
> Schaukeln mit dem Oberkörper, heftige Bewegungen des Kopfes als vestibuläre Angebote, visuelle Sensationen durch Bohren mit den Fingern in den Augen bzw. durch schnelle Bewegung der gespreizten Hand vor den Augen. Taktile Eindrücke vermittelt das Drehen von Haaren, das Einschmieren der Hände mit Speichel. Hände, die in den Mund gesteckt werden oder am Mund und den Zähnen hin und her gerieben werden, vermitteln eine intensive Mund-Hand-Erfahrung, die offensichtlich psycho-emotional stabilisierend wirkt. Hierbei werden dann häufig Intensitätsgrade benötigt, die sich auf den Betreffenden selbst dann schädigend auswirken (Gehirnerschütterung, Aufbeißen der Hand, Schlagen etc.)."
> *(A. Fröhlich, 1995, 32)*

Mit dieser Betrachtungsweise können solche Bewegungen nicht länger als unerwünschte Verhaltensweisen beschrieben werden, die es lediglich abzutrainieren gilt. Dennoch muss festgestellt werden, dass solche Verhaltensweisen einer weiteren Entwicklung durchaus im Wege stehen. Sie zeigen wenig Eigendynamik, sie weiten die Kompetenz die betreffenden Individuums kaum aus, ihre Wiederholung bringt selten einen „Fortschritt" in dem Sinne, dass auf einem höheren Niveau sich neue Strukturen entwickeln. Insofern hält A. Fröhlich Stereotypien bzw. Autostimulation und auch selbst schädigende Verhaltensweisen für Signale des Individuums, dass es in den Austauschprozessen mit seiner Umwelt, auch mit seinem eigenen Körper, noch keine angemessene Strategie entwickeln konnte.

Methodische Hinweise

Für die Arbeit mit schwerstbehinderten Menschen hat A. Fröhlich die Möglichkeiten und Formen der Basalen Stimulation entwickelt.

> „Unter basaler Stimulation sollen Methoden einer intensiven und ganzheitlichen Förderung schwer- und schwerstbehinderter Menschen verstanden werden. ... Durch einfachste, gewissermaßen ‚voraussetzungslose' sensorische Angebote versucht man dem betreffenden Menschen zu helfen, sich selbst und den eigenen Körper zu entdecken. Durch den eigenen Körper werden erste Beziehungen zur sozialen und materialen Umwelt aufgenommen.

> Basale Stimulation und die von ihr abgeleiteten Anregungsformen sind von ihrem Selbstverständnis her keine ‚Behandlungs'-Methoden. Damit ist ausgedrückt, dass nicht alle Aktivität beim Therapeuten/Pädagogen liegt und das Kind oder der Jugendliche passiv einer Behandlung ausgesetzt ist, sondern es handelt sich um gemeinsame Aktivitäten, die allerdings zu Beginn beim schwer behinderten Menschen ‚Mikroaktivitäten' sein können, Aktivitäten, die vom ungeschulten Beobachter kaum wahrgenommen werden können. Durch basale Stimulation wird versucht, die gesamte Wahrnehmung des betreffenden Menschen anzuregen und zu orientieren."
> *(A. Fröhlich, 1995, 135)*

Es kommt dabei zu intensiven Wechselbeziehungen zwischen Betreuer und dem schwer behinderten Menschen. Dazu ist eine ausgeprägte Sensibilität erforderlich, um die feinen Aktionen und Reaktionen des behinderten Partners zu erspüren und darauf einzugehen. A. Fröhlich nennt sie „Orientierungsreaktionen", die ein ganz wichtiger Indikator in der Interpretation des Verhaltens schwerstbehinderter Menschen sein können: Herzschlag, Atmung und Hautreaktionen und deren Veränderung zeigen die Aufnahme neuer Reize und Impulse an. Aber auch andere weniger auffällige Verhaltensweisen signalisieren, dass Angebote aufgenommen wurden. Am häufigsten ist die kurze Unterbrechung einer Stereotypie, seien es große Körperbewegungen, Bewegungen der Hand, Blinzeln mit den Augen oder Zähneknirschen (vgl. A. Fröhlich, 1995, 42).

Basale Stimulation und die damit verbundene Aktivitätsförderung wurde über Jahre hin bei Kindern entwickelt und erprobt. Auch die Anwendung fand zunächst fast ausschließlich bei Kindern und jungen Menschen statt. Aus diesem Grund hat sich der Eindruck gebildet, dies sei eine ausschließlich kindorientierte Fördermöglichkeit. Es fällt natürlich auch wesentlich leichter, körpernah, zärtlich und zugewandt mit einem Kind zu arbeiten, ihm elementare Wahrnehmungsmöglichkeiten zu bieten. Die kulturellen Traditionen erlauben es uns wesentlich seltener, gegenüber Erwachsenen eine solche Nähe und Zuwendung zu zeigen. Genau genommen ist diese Nähe auf einige wenige Personen beschränkt, mit denen man eine besonders intensive Beziehung hat.

Anregungen zur Praxis
Für eine bedürfnis- und entwicklungsangemessene Förderung wird die Basis der aktiven Wahrnehmungsmöglichkeiten zugrunde gelegt. Dabei handelt es sich um die bereits genannten drei Bereiche:
◆ somatische, den ganzen Körper einbeziehende Anregungen,
◆ vestibuläre, das frühentwickelte Lage- und Gleichgewichtssystem anregende,
◆ vibratorische, auf Schwingungsempfinden hinzielende Stimulation.

Diese drei Bereiche stellen die Grundlage der Förderung schwerstbehinderter Menschen dar. Es kann davon ausgegangen werden, dass hier elementarste und früheste Erfahrungen vorhanden sind, an die man als relativ sichere Primärerfahrung anknüpfen kann. Die drei Bereiche sollen durch Praxisbeispiele konkretisiert werden.

Vestibuläre Anregung: Raumlageveränderungen, rhythmisches Schwingen, Auf- und Abbewegungen gehören in diesen Bereich. Wichtig ist hier besonders, eine Überstimulierung zu vermeiden.

Sanfte Schaukelbewegungen um die Körperlängsachse scheinen am gewohntesten und einfachsten für die Kinder zu sein. Eine Tonne ist z. B. für diese Art von Bewegung günstig, da seitlicher Halt und ein tiefer Schwerpunkt das notwendige Gefühl von Sicherheit und Stabilität geben. Weitere Gelegenheiten ergeben sich durch das Aufhängen einer Hängematte.

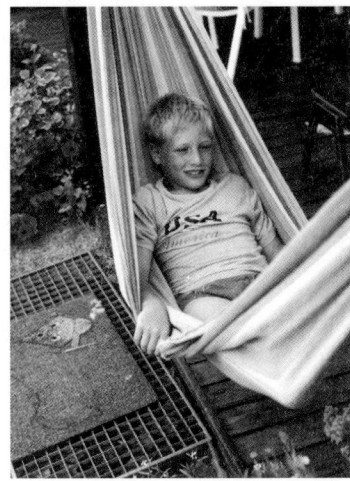

Eine einfache Hängeschaukel bietet die Möglichkeit, verschiedene Bewegungsrichtungen zu kombinieren.

Ähnlich kurze Auf- und Abbewegungen lassen sich auch auf einem Trampolin erzeugen. Es sollte sich dabei aber für unseren Personenkreis nur um sehr kleine Bewegungsausschläge handeln. Ein Loslösen von der Unterlage ist hierbei nicht beabsichtigt. Gerade auf dem Trampolin muss darauf geachtet werden, dass es nicht zu erheblichen Muskeltonussteigerungen kommt.

Ein Teil der Angebote kann durchaus auch auf den klassischen Hilfsmitteln wie Rolle und Ball gemacht werden. So ermöglicht z. B. das gemeinsame Sitzen auf der Rolle leichte seitliche Schaukelbewegungen mit außerordentlich guter Körperkontrolle. Angebote dieser einfachen Art sollen helfen, sich in einer verändernden Situation zur Schwerkraft hin zu erfahren.

Somatische Anregung: Wesentlicher Aspekt ist hier die Ausdifferenzierung des Körperschemas und der Körperwahrnehmung. Hierbei spielt die Hautwahrnehmung eine große Rolle, etwa durch eine Massage. Der Händedruck ist dabei sicher und fest, jedoch nicht pressend, in keinem Fall aber nur leicht streichelnd.

Wir haben dann die Möglichkeit, die somatische Wahrnehmung durch unterschiedliches Material weiter zu differenzieren, z. B. durch eine Auswahl deutlich unterscheidbarer Handschuhe (z. B. Leder, Stoff, mit kleinen Noppen u. Ä.) oder z. B. das Abföhnen.

Bürsten und Pinsel hält A. Fröhlich für weniger geeignet, da sie nur Berührungsstreifen auf den Körper zeichnen. Besser ist, z. B. mit einem Frotteetuch den ganzen Arm, den ganzen Fuß zu umfassen und dabei auch beide Hände gleichzeitig zum Einsatz zu bringen. Nur der Druck und die Berührung von allen Seiten, zur gleichen Zeit, vermitteln das eigentliche Körpergefühl, das mit dem Ansprechen der Tiefensensibilität verbunden ist.

Vibratorische Anregung: Vibration kann dem Kind helfen, sein Knochensystem zu spüren und damit erst einmal Gefühl für Länge und Ausdehnung des eigenen Körpers zu bekommen. Bewährt hat sich ein Massagekissen an den Füßen, das nicht allzu starke Vibrationen produziert und entlang der langen Knochen Vibration bietet, wobei sich die Schwingung gut wahrnehmbar von Gelenk zu Gelenk ausbreitet.

Diese Vibrationskissen sind auch wie ein Heizkissen erwärmbar, was die Handhabung noch angenehmer macht.

Weiter ist der Einsatz von „Vibrationswürfeln" geeignet, die die Möglichkeit bieten, Schwingung von Musik unmittelbar auf den Körper zu übertragen.

Eine weiter entwickelte Form mit zusätzlichen Möglichkeiten stellt das schwingende Wasserbett dar, das auf einer weichen, nachgiebigen Unterlage ebenfalls Schwingung von Musik oder Stimme verstärkt übermittelt.

Auch Musikinstrumente bieten Möglichkeiten, Schwingung unmittelbar zu übertragen. Dabei geht es darum, das Objekt unmittelbar an das Kind zu bringen, so dass sich die Schwingung über die Knochenleitung direkt auf das Kind überträgt, z. B. große Tonblöcke, Trommeln.

Anregungen und Fragestellungen

1. Die meisten dieser Übungen sind mit intensivem Körperkontakt verbunden. Wie empfinden Sie selbst die verschiedene Körpernähe bei praktischen Übungen im Klassenverband? Wie würden Sie Abwehrreaktionen deutlich machen, wenn Sie beispielsweise nicht sprechen könnten?

2. Welche Reaktionen und Verhaltensweisen von Menschen mit schwersten Behinderungen haben Sie bei Übungen der basalen Stimulation schon kennen gelernt oder beobachtet?

14.3   Snoezelen

Begriffsbestimmung

Snoezelen ist eine Methode, die in der Arbeit mit geistig Behinderten in den Niederlanden entstanden ist. Den Begriff prägten zwei junge Männer, die in der Abteilung „Entspannung" der Anstalt „Haarendael" ihren Zivildienst ableisteten. Er ist eine Kombination der Wörter „snuffelen", das heißt schnüffeln, schnuppern, und „doezelen", das heißt dösen, schlummern, und erinnert außerdem an das englische Wort „to snooze" für „dösen".

> „Unter Snoezelen verstehen wir das bewusst ausgewählte Anbieten primärer Reize in einer angenehmen Atmosphäre.
> Snoezelen ist eine primäre Aktivierung schwer geistig behinderter Menschen, vor allem auf sinnliche Wahrnehmung und sinnliche Erfahrung gerichtet, mit Hilfe von Licht, Geräuschen, Gefühlen, Gerüchen und dem Geschmackssinn.
> Snoezelen ist das Schaffen authentischer Erlebensmöglichkeiten von Umwelt für die, die anders sind."
> *(J. Hulsegge, A. Verheul, 1991, 36)*

Die im Oktober 1998 gegründete Deutsche Snoezelen-Stiftung hat sich auf eine vorläufige Definition – eher eine Beschreibung – des Snoezelens geeinigt:

> Unter Snoezelen wird ein Konzept für eine vorwiegend in Innenräumen gestaltete Umgebung verstanden, in der durch steuerbare Reize Wohlbefinden ausgelöst wird. Die speziell dafür eingerichteten Räume bieten eine Vielfalt an sensorischen Anregungen. Der Benutzer kann auf Entdeckungsreise durch die Welt der Sinne gehen, indem er die Einzelwirkung bzw. einzigartige Kombination von Musik, Tönen und Klängen, Lichteffekten, von taktiler Stimulation und Düften erlebt.
> Durch die entsprechende Raumgestaltung wird therapeutisch bzw. pädagogisch positiv auf die Befindlichkeit des Menschen eingewirkt. Zusätzlich kann erfolgreich auf den Beziehungsaspekt zwischen Anleiter und Benutzer Einfluss genommen werden."
> *(K. Mertens, J. Sernau, 1999, 207)*

Snoezelen wird in erster Linie als ein Freizeitangebot für Menschen mit schwerster Behinderung gesehen, bei dem sie Ruhe und zu sich selbst finden können. Dazu ist eine Umgebung nötig, in der – im Gegensatz zum Alltag – die Sinne nicht komplex angesprochen werden, sondern in der man sich nur auf einzelne Sinneswahrnehmungen, z. B. auf das Tasten, konzentrieren kann. Die Sinne sollen also nicht in der Breite, sondern in der Tiefe angesprochen werden. Dabei soll die Motivation der Bewohner nicht von den Mitarbeitern, sondern von den Dingen im Raum selbst ausgehen: Material und Umgebung sollen so einladend und anregend sein, dass schwerstbehinderte Menschen aktiviert werden, z. B. nach etwas zu greifen, sich auf eine weiche Matte zu legen usw. Gleichzeitig soll die Umgebung die nötige Ruhe ausstrahlen, um eine Entspannung zu ermöglichen.

Snoezelen wird primär als ein Geschehen betrachtet, das Entspannung im Auge hat und beruhigend wirkt. Andere Einrichtungen führen die Stimulierung auch als Entwicklungsförderung an oder haben therapeutische Intentionen, indem sie Snoezelen z. B. bewusst dazu einsetzen, um unruhige Bewohner zu beruhigen.

Anregungen zur Praxis

1. Ein Raum zum Fühlen: In einem langen Flur hängen z. B. „Vorhänge" aus Wollsträngen, Plastikstreifen, Baumwolllappen mit oder ohne Glöckchen im Zickzack von der Decke.

2. Ein weicher Boden: Der Besucher eines Snoezel-Raumes kann überall Platz nehmen, überall ist der Boden weich und angenehm. So kann man, egal, wo man sitzt oder liegt, seine Umgebung sinnlich wahrnehmen und erleben.

3. Ein Wasserbett: Ein Wasserbett ist eine ideale Spielfläche für Besucher, die sich kaum bewegen können. Schon mit einer kleinen Bewegung mit nur einem Arm oder einem Bein, durch ein bißchen Drehen des Kopfes beginnt das Bett wellenartig zu schaukeln. Diesen Effekt bringt der Besucher selbst zustande.

4. Tastobjekte: An die Decke gehängte Tastobjekte eröffnen weitere Möglichkeiten. Die einfachste Lösung sind Beutel aus Baumwolle oder Segeltuch, mit diversen Materialien gefüllt: hierfür geeignet sind z. B. Sand, Reis, feiner Kies, Tischtennisbälle, Sägespäne, Federn, Styroporkügelchen usw.

5. Fühlbehälter: Eine weitere Möglichkeit ist, Tastmaterial in Kästen oder Dosen mit Öffnungen anzubieten. Dadurch sind die Materialien nicht sichtbar. Es bieten sich an z. B. getrocknete Lebensmittel wie Bohnen, Erbsen, Makkaroni aber auch diverse getrocknete Kräuter. Die Natur bietet uns eine große Palette Tastmaterialien wie Tannenzapfen, Eicheln, Kastanien.

6. Tastwände: Geht man davon aus, dass im Prinzip alle Materialien zum Snoezelen brauchbar sind, solange sie nicht scharf, zerbrechlich oder giftig sind, gibt es reichlich Möglichkeiten.

7. Elekronika und Tastobjekte: Der Einsatz verschiedener Licht- und Toneffekte in einer Tastwand oder im Boden kann in erheblichem Umfang zum Erleben eines Raumes zum Fühlen beitragen. Eine Tastwand, in der verschiedene Kontakte und Sensoren installiert sind, die auf einen leichten Druck des Besuchers reagieren, gestattet eine ganze Reihe von Varianten. Das Anfassen z. B. einer Kunststoffkugel, die aufglüht und immer wärmer wird, je länger man die Hand daran hält, ist ein enorm faszinierendes Erlebnis. Wenn man die Hand wegnimmt, kühlt die Kugel wieder ab.

8. Vibrationsboden: Geräusche werden nicht nur über das Gehör wahrgenommen, sondern auch über den Tastsinn. Haut, Knochen, Muskeln und viele innere Organe sind in der Lage, Schallwellen zu registrieren.

9. Spiegelglaskugeln: Sie erzeugen Hunderte von Lichtpünktchen, die langsam über Decke, Wände und Boden gleiten, ständig die Farbe wechselnd.

10. Blubbersäulen: Lange, mit Wasser gefüllte Plexiglassäulen, wobei ein Strom von Luftbläschen für eine Aneinanderreihung farbiger, glitzernder Bällchen sorgt.

11. Bällchenbad: Das Körpergewicht wird auf viele Bällchen verteilt, man treibt scheinbar oben. Schon bei geringster Bewegung sackt man ein. Viele Besucher lassen sich ganz langsam zwischen den Bällchen so nach unten gleiten, als säßen sie in einem herrlichen Schaumbad. Die große Menge Bällchen garantiert ein hohes Maß an Reizung des Tastsinns. Je tiefer man absackt, desto mehr wird der ganze Körper von Plastikbällchen eingehüllt.

12. Weitere Materialien: Verschiedene Projektionsarten wie Dia-, Film-, Flüssigkeitsprojektoren; Punktstrahler mit einem langsam drehenden Farbrad, Leuchtfäden, Fiberglasleuchten, Duftschlauchständer.

Anregungen und Fragestellungen

1. Wir blättern bekannte Sportartikel-Kataloge durch und beurteilen die darin enthaltenen Snoezelen-Materialien (Adressen siehe am Buchende). Wir überlegen, welche ausgewählten Snoezelen-Materialien wir selbst herstellen können.

2. Wir besuchen einen Snoezel-Raum in einer nahe gelegenen Einrichtung und lassen die Räumlichkeiten und Materialien auf uns wirken.

3. Als Unterrichtsmaterial kann auch ein Videofilm (z.B. von sport thieme: „Snoezelen") dienen.

4. Einzelne Schüler besorgen Informationsmaterial der Deutschen-Snoezel-Stiftung und stellen diese vor.

5. Wir sollten auch nicht vergessen: Die Natur ist eigentlich der beste Snoezelen-Raum.

14.4 Erlebnispädagogik

Erlebnispädagogische Konzepte und Maßnahmen haben im Bereich der Jugendhilfe und der Sozialen Arbeit derzeit eine hohe Attraktivität. Durch solche Unternehmungen bei herausfordernden natursportlichen und sozialen Aktivitäten sollen die Teilnehmer Außergewöhnliches erleben und Persönlichkeitseigenschaften festigen oder entwickeln, die ihnen bei der Bewältigung des Lebens helfen.

Hier soll keine Abhandlung über die Erlebnispädagogik geliefert werden, sondern die Frage behandelt werden, ob dieser Ansatz auch für Menschen mit geistiger Behinderung wertvoll sein kann (vgl. G. Theunissen, W. Plaute, 1995, 194–203).

Zur Begriffsklärung sind zwei Tendenzen zu unterscheiden: einmal die Erlebnispädagogik „im weiteren Sinne": Hierbei werden keine spektakulären Unternehmungen angestrebt, sondern eher „sanfte" Aktivitäten durchgeführt wie Wanderungen, Exkursionen oder Übernachtungen im Freien mit entsprechenden Naturerfahrungen. Hier werden Aspekte wie Natur, Erlebnis, Gemeinschaft, Bewegung sowie die Beziehung zwischen Mensch und Natur harmonisch miteinander verknüpft. Auch geht es um so genannte In-door-Aktivitäten wie Theater- oder Zirkusprojekte.

Zum Zweiten gibt es erlebnispädagogische Angebote „im engeren Sinne", die hauptsächlich im Bereich der Jugend- und Erziehungshilfe Anwendung finden. Zielgruppen sind meist „schwierige" Jugendliche, die Grenzsituationen gemeinsam durchleben und durchhalten sollen. Es sollen Erlebnisse mit sich, mit anderen und mit der Natur ermöglicht werden, die in der Alltagssituation nicht möglich sind. Da einige dieser Maßnahmen recht exklusiven Charakter haben, sind diese sehr medienwirksam geworden. Zu den bekanntesten Angeboten zählen: Hochgebirgswanderungen, Klettertouren, Kajak-, Floßfahrten, Fahrten mit Segelschiffen, Exkursionen mit Elementen des „Überlebenstrainings".

Können die genannten Maßnahmen und Angebote auch für geistig behinderte Menschen sinnvoll sein?

> „Auf den ersten Blick hat man den Eindruck, als ob die Erlebnispädagogik insbesondere in ihrer exklusiven Gestalt einzig und allein eine Abenteuerwelt für Nichtbehinderte sei: Gehören doch Wagemut, Entdeckerlust, Selbstüberwindung, Risikosituationen, Ringen mit Naturgewalten oder Überlebenskampf zum herrschenden erlebnispädagogischen (Männer-)Kodex. Menschen mit geistiger Behinderung wird demgegenüber wenig zugetraut. So mutet es fast absurd an zu behaupten, auch geistig behinderte Jugendliche oder junge Erwachsene können an solchen Unternehmungen partizipieren."
>
> *(G. Theunissen, W. Plaute, 1995, 197 f.)*

Die beiden genannten Autoren bejahen die Eingangsfragestellung eindeutig. Sie nennen die Erlebnispädagogik „ein für die Förderung und Betreuung von geistig behinderten Menschen richtungsweisendes Konzept" (ebd., 194). Sie kritisieren gar, dass in der heilpädagogischen Arbeit mit geistig behinderten Menschen von Erlebnispädagogik kaum die Rede ist.

Praktische Möglichkeiten bieten sich etwa mit folgenden Angeboten: Wanderungen, Bewegungsübungen im Gelände; Zelttouren; Klettern auf Leitern, Mauern, und Felsen. Hier gilt auch das bereits genannte methodische Prinzip „vom Leichten zum Schweren". Die Autoren berichten von entsprechenden Erfahrungen.

Vielfältige Bewegungserfahrungen können durch Geschicklichkeitsübungen unter den Bedingungen der Natur gesammelt werden.
Eine langsame Steigerung der Schwierigkeiten führt z. B. bei Spaziergängen auf angelegten Wegen hin zu Wanderungen in unwegsamem Gelände durch den Wald, über Geröll, steile Grashänge und durch ausgetrocknete Bachbette. Während anfangs bereits kleine Unebenheiten von den Teilnehmern als nur schwer überwindbare Hindernisse empfunden werden, lassen sich durch bewusst langsame Steigerungen im weiteren Verlauf sichtbare Erfolge erzielen.
Entsprechende, im Niveau gesteigerte Aufgaben wie z. B. das Balancieren über einen Balken in fünf Meter Höhe müssen natürlich unter sorgfältigster Vorbereitung und Sicherung ablaufen. Ergänzt wird das natursportliche Programm durch Aktivitäten aus dem kreativ-künstlerischen Bereich (z. B. Töpfern, Gestalten, Malen), die der Ruhe und Entspannung dienen sollen.
Weitere Beispiele: Segelfahrten, Muschelsammeln zwischen Ebbe und Flut; Geländeübungen, wobei es z. B. darum geht, mit Hilfe von Fotos bestimmte Punkte in der Landschaft wiederzuerkennen.

Es geht aber auch um erlebnispädagogische Entwicklungs- und Gestaltungsmöglichkeiten im in-door-Bereich. Neben den erwähnten Zirkus- und Theaterprojekten nennen die Autoren z. B. Aufbau von Höhlen-, Kletter- und Liegelandschaften mit basalen Aktivitätszonen im Innenbereich.

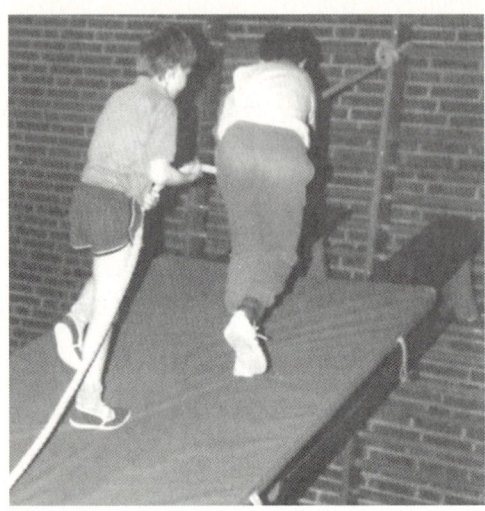
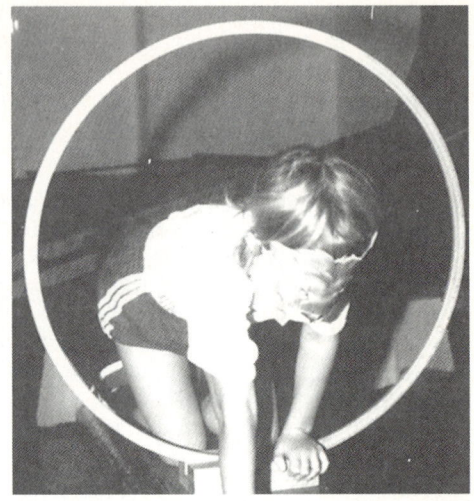

Natürlich geht es nicht um Höchstleistungen, sondern die individuellen Voraussetzungen, das aktuelle Entwicklungs- und Handlungsniveau und die emotionalen Befindlichkeiten müssen beachtet werden. Die Menschen mit geistiger Behinderung dürfen nicht in Situationen gebracht werden, in denen ihre Sicherheitsbedürfnisse keinen Platz mehr haben. Es gilt, die eingeschränkten Risikoerfahrungen (Angst vor Unbekanntem, unzureichende Abschätzung von Risiken, subjektive Ereigniswahrnehmung) und die mangelnden (psycho-) motorischen Kompetenzen zu beachten. Hierzu gehört auch, dass der behinderte Mensch genügend Zeit hat, sich in seinem Tempo den Erlebnisraum anzueignen und den Anforderungen zu nähern.

Als ein Hinderungsgrund wird genannt, dass sich Mitarbeiter selbst auch wenig zutrauen, sich als Laien auf dem Gebiet erlebnispädagogischer Aktivitäten fühlen und sich überfordert fühlen. Hier sind Fortbildungen möglich und auch Kooperationen mit Experten.

Anregungen und Fragestellungen

1. Haben Sie an erlebnispädagogischen Maßnahmen teilgenommen oder sogar bereits solche organisiert? Wie waren Ihre Erfahrungen?

2. Einzelne Schüler suchen in der Fachliteratur nach Erfahrungsberichten über erlebnispädagogische Maßnahmen mit behinderten Menschen und stellen Praxisprojekte vor.

3. Wir informieren uns über Fachleute vor Ort, die wir zu Fragen der Erlebnispädagogik, des Abenteuersports einladen könnten.

4. Wir diskutieren folgende Aussage zur Erlebnispädagogik bei geistig behinderten Menschen: „Deshalb ist Erlebnispädagogik auch für geistig behinderte Menschen sinnvoll. Sie bietet ihnen ausgezeichnete Möglichkeiten, Abenteuer zu erleben, Lernprozesse nachzuholen und neue Erfahrungen zu machen, die für eine relativ selbst bestimmtes Leben und auch für alternative Freizeitperspektiven unabdingbar sind. Damit leistet die Erlebnispädagogik auch einen wichtigen Beitrag zur personalen und sozialen Integration von Menschen mit geistiger Behinderung." (G. Theunissen, W. Plaute, 1995, 199)

14.5 Therapeutisches Reiten und Behindertensport

Therapeutisches Reiten wird heute als Oberbegriff für drei verschiedene Bereiche benutzt:
◆ Hippotherapie (Krankengymnastik auf und mit dem Pferd),
◆ heilpädagogisches Reiten und Voltigieren (für entwicklungsverzögerte, behinderte Kinder),
◆ Reiten als Sport für Behinderte (gemeinsame Sport-, Freizeitbeschäftigung von Behinderten und Nichtbehinderten).

> „Die eigentliche therapeutische Wirkung dieses ‚Übungsgerätes' Pferd liegt in den aus seinen Schrittbewegungen resultierenden und auf den reitenden Patienten übertragenen Bewegungsimpulsen und Schwingungen. Mit anderen Worten: Der Pferderücken bewegt sich dreidimensional, nämlich auf und nieder, vor und zurück und gleichzeitig seitlich hin und her, und das in einem immer gleichen Rhythmus, in dem sich die drei Bewegungsrichtungen ablösen und ineinander übergehen. Der sich diesem Bewegungsrhythmus des Pferdes anzupassen versuchende Reiter wird nun zu laufenden Stütz- und Gleichgewichtsreaktionen gezwungen."
> *(E. J. Kiphard, 1983, 136 f.).*

Als Trainingseffekte können weiterhin genannt werden:
◆ gesamtkörperliche Koordinationsverbesserung und Gleichgewichtserhaltung,
◆ Normalisierung abnormer Haltungsreflexe, Tonusregulierung, verbessertes Haltungsgefühl,
◆ Förderung sozial-emotionaler Aspekte (der hohe Erlebniswert des Pferdes, das Pferd als „Freund"),
◆ vielfältige Sinnesschulung,
◆ Steigerung des Verantwortungsgefühls und des Selbstwertgefühles (das Pferd muss gepflegt und versorgt werden, dafür bin ich mit verantwortlich),
◆ Förderung der Kontaktfähigkeit und der Hilfsbereitschaft.

Der Rehabilitationssport zählt zu den ergänzenden medizinischen Leistungen, die den Behinderten oder von Behinderung Bedrohten von Ärzten oder auf ärztliche Veranlassung erbracht werden, die erforderlich sind, um
◆ drohenden Behinderungen vorzubeugen (Prävention),
◆ Behinderung zu beseitigen, zu bessern, zu lindern, auszugleichen, eine Verschlimmerung zu verhüten oder
◆ Krankheitsfolgen, Einschränkung der Erwerbsfähigkeit, Pflegebedürftigkeit und frühzeitige Abhängigkeit zu vermeiden, zu mindern oder zu beseitigen.

> „Der Rehabilitationssport ist somit eine von mehreren gesetzlich fixierten medizinischen Maßnahmen zur Rehabilitation, die vom Arzt verordnet sind. Im Rahmen gesetzlicher Ermächtigungen haben die Rehabilitationsträger den Begriff des Rehabilitationssport wie folgt definiert:

> Rehabilitationssport wirkt mit den Mitteln des Sports und sportlich ausgerichteter Spiele ganzheitlich auf den Behinderten ein, um insbesondere seine Ausdauer, Koordination, Flexibilität und Kraft zu stärken. Er umfasst sportliche Übungen, die als Gruppenbehandlung unter ärztlicher Betreuung/Überwachung und Leitung von Fachübungsleitern mit besonderem Qualifikationsnachweis im Rahmen regelmäßig abgehaltener Übungsveranstaltungen durchgeführt werden."
> *(H. Will, J. Dahlmanns, 1996, 6–8)*

Die allgemeinen Ziele des Rehabilitationssports können wie folgt stichwortartig beschrieben werden; es wird deutlich, dass sich viele Ziele der Psychomotorik darin wiederfinden: Einschätzung der eigenen körperlichen (neuen) Leistungsfähigkeit, Schulung der Alltagsmotorik, Verbesserung der Koordination von Alltagsbewegungen, Förderung der Motivation zur Bewegungsaktivität, Förderung und Unterstützung von Eigenaktivitäten und -initiative, Aufzeigen und Erlernen von Kompensationsmöglichkeiten, Verhinderung von möglichen Sekundärschäden, Verbesserung des Selbstwertgefühls und Selbstbewusstseins, Vermitteln und Bewusstmachen von Erfolgserlebnissen im Sport, Beitrag zum Wohlbefinden und zur Gesundheit, Verbessern der Lebensqualität, Motivation zum lebenslangen Sporttreiben.

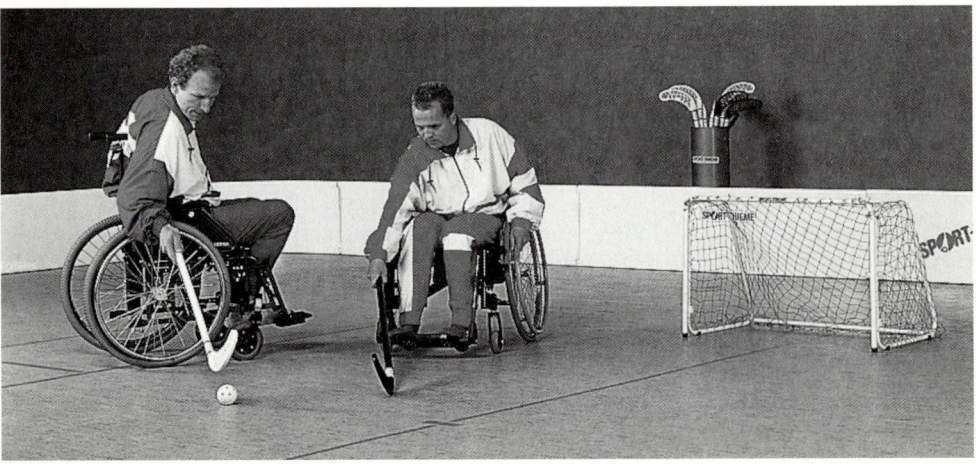

Rehabilitation bezieht sich immer auf eine Behinderung. Daher wird der Rehabilitationssport als Teil des Behindertensports gesehen. Behindertensport umfasst allerdings auch Leistungs- und Breitensport.
Im Vordergrund des Breitensports stehen dabei vielfältige Spiel- und Übungsformen, Bewegungsspiele, Freizeitsportarten usw., bei denen Freude und Spaß an der Bewegung im Vordergrund stehen.
Im Leistungssport steht der Wettkampfgedanke und damit das Streben nach persönlicher Höchstleitung im Vordergrund. Dazu ist regelmäßiges und gezieltes Training erforderlich.

Anregungen und Fragestellungen

1. Es gibt weitere der Psychomotorik nahe stehende Konzepte, Methoden, Therapien; beispielhaft sollen hier einige kurz genannt, aber nicht näher erläutert werden. Es kann sinnvoll sein, sie bei Bedarf oder auf Wunsch im Unterricht aufzugreifen oder diese Ansätze durch Schüler vorstellen zu lassen: Edu-Kinesthetik, Klangtherapie, Festhaltetherapie, Judo mit Behinderten, Yoga, Zaubern/ Jonglieren, Rhythmik/Tanz usw.

2. Wir stellen exemplarisch einen Behindertensportverband vor und diskutieren das Fortbildungsangebot. Ein Videofilm vom Behindertensportverband NW („Normal – Ein Portrait des BSNW") kann die unterrichtliche Beschäftigung ergänzen (Adressen am Ende des Buches).

3. Schüler stellen das Übungsangebot eines Behindertensportvereins auf örtlicher Ebene vor.

4. Die Behindertensportverbände bieten eine Vielzahl an Aus- und Fortbildungsmöglichkeiten an. So kann der „Fachübungsleiter Rehabilitationssport" für die Bereiche Stütz- und Bewegungsapparat, innere Organe, Sensorik, zentrales und peripheres Nervensystem und geistig/psychisch Behinderte erworben werden.

5. Auch im Behindertensport hat die Idee der Psychomotorik Eingang gefunden und sich dort etabliert. Entsprechende Fortbildungen bieten für Vereinsübungsleiter die Verbände an. Und eine Veröffentlichung ist dazu vor Kurzem erschienen (R. Naschwitz-Moritz, 2000).

6. Für das Therapeutische Reiten hat sich im Unterricht bewährt, diese Thematik durch eigene Praxis in einer Reithalle zu ergänzen. Zusätzlich können wir Informationsmaterial über das Kuratorium für das Therapeutische Reiten e. V. besorgen (Adresse siehe Buchende).

Praxisbeispiele (18): Spiele und Übungen draußen

Erlebnispädagogische Angebote finden vielfach draußen in der Natur statt. Im Wald, auf einer Wiese oder Rasenfläche lassen sich viele psychomotorische Übungen und Spiele durchführen. In diesem letzten Praxiskapitel soll deshalb die Natur als Handlungsfeld dienen.

Die natürliche Umgebung bietet spezifische Wahrnehmungs- und Bewegungserfahrungen, die in der Halle in dieser Form nicht nachgestellt werden können.

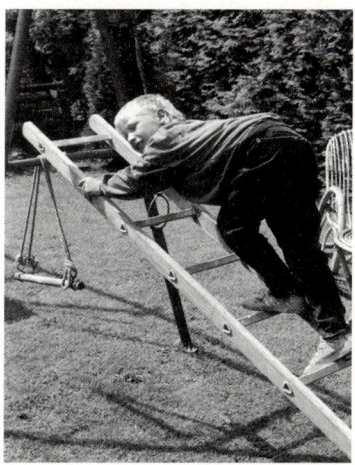

Im Wald haben wir zwar keine Bänke, Kästen, Matten oder Rollbretter. Aber die Formenvielfalt der Natur fasziniert auf eine andere Art und Weise. Ihre Gerüche, Licht- und Schattenspiele, die vielfältigen Farben, das Fehlen mechanischer Eintönigkeit und Regelmäßigkeit stimulieren unsere Sinne in einer Weise, die anregt und beruhigt zugleich. So gibt es im Wald zahlreiche Dinge zu hören, zu tasten, zu sehen, zu riechen und auch zu schmecken. Es gibt Baustämme zum Hinaufklettern, Darüberhüpfen oder zum Balancieren. Es finden sich Gelegenheiten zum Hindurchkriechen. Es gibt Plätze, wo man sich verstecken kann.

1. „Blinde Gruppe": Alle Mitspieler stehen hintereinander, Schulterfassung. Alle schließen die Augen bis auf die erste Person. So wird die Gruppe langsam durch den Wald geführt. Der Führende geht nach einer Weile nach hinten und der Nächste öffnet die Augen und führt.

Variation: Die Gruppe hält sich an einem langen Seil fest (auf genügend Abstand achten) und wird von einem Sehenden gezogen; auch am Ende der „Schlange" läuft ein Sehender.

2. Baum wiedererkennen: Ein „Blinder" wird von seinem Partner zu einem Baum geführt. Diesen Baum und eventuell die nähere Umgebung soll er ertasten. Vom Ausgangspunkt soll der „Blinde" den Baum wiederfinden.

3. „Fotografieren": Ein „Blinder" wird von seinem Partner zu mehreren (drei bis fünf) Details im Wald geführt. Der Kopf wird möglichst nah herangebracht. Durch Zupfen am Ohr darf der „Blinde" kurz die Augen öffnen und „fotografiert" so das Gesehene. Danach soll er die Einzelheiten wiederfinden.

4. „Spinnennetz": Zwischen zwei Bäumen wird von einer Kleingruppe mit Seilchen, Wäscheschnüren eine Art „Spinnennetz" gespannt – von Kniehöhe bis ca. Schulterhöhe. Danach erhält die Gruppe die Aufgabe, dass alle Gruppenmitglieder von einer Seite des Spinnennetzes auf die andere gelangen sollen. Einschränkung: Jedes Loch darf nur ein Mal benutzt werden. Einfache Variante: Es wird nur ein Seil in Hüfthöhe zwischen zwei Bäumen gespannt. Die Gruppe begibt sich auf die eine Seite des Seils. Aufgabe der Gruppe ist es, dass alle Gruppenmitglieder die andere Seite über das Seil erreichen.

5. Tragen auf Holzstäben: Wenn im Wald stabile Holzäste zu finden sind, können wir zu zweit einen Mitspieler, der auf einem solchen Stab sitzt oder steht, tragen. Wir können uns weiterhin als „Gasse" mit diesen Holzstäben paarweise nebeneinander aufstellen, und jeweils ein Mitspieler läuft über diese „Holzbrücke". Er kann sich dabei an den Köpfen der Mitspieler festhalten.

6. „Blindenspiele": Teilnehmer bewegen sich mit geschlossenen Augen unter bestimmten Anforderungen (vgl. Übungen zur Körpererfahrung). Durch die Besonderheit der Bodenbeschaffenheit sind diese Übungen draußen besonders interessant.

7. Suchaufgaben: Die Kleingruppe erhält den Auftrag, bestimmte Dinge aus der Natur zu suchen, etwa: eine Feder, etwas Weiches, Farbiges, Schönes, Glattes, Nützliches; etwas, was für die Natur wichtig ist; etwas, was von Menschen gemacht ist; ein angeknabbertes Blatt; oder auch: etwas, das wie ein Tier aussieht; etwas, mit dem man Geräusche erzeugen kann; etwas, das wir noch nie gesehen haben; etwas, das Spuren von Menschen zeigt. Später stellt jede Gruppe ihre Ergebnisse vor, dazu kann auch eine Bewegungsgeschichte überlegt werden.

8. Horchen: Wir konzentrieren uns eine Minute lang mit geschlossenen Augen auf die Geräusche des Waldes, ohne zu sprechen. Nachher tauschen wir unsere Wahrnehmungen aus. Variationen:

Wir setzen oder stellen uns im Kreis und schließen die Augen. Einige Teilnehmer befinden sich außerhalb des Kreises und machen abwechselnd ein Geräusch. Wir zeigen in die Richtung, aus der das Geräusch kommt.

Vier Teilnehmer stehen in der Mitte eines durch die restlichen Mitspieler begrenzten Viereckes. Die vier Spieler gehen mit geschlossenen Augen auf eine vorher vereinbarte Geräuschquelle jeweils an den vier Ecken zu, nacheinander oder auch gleichzeitig. An den Ecken macht ein Spieler z. B. ein Tier nach, pfeift, klatscht oder schlägt Hölzer aneinander.

9. Tasten und Riechen: Es werden Gegenstände des Waldes gesammelt; Beispiele: trockenes oder feuchtes Moos, verschiedenartige Blätter oder Tannennadeln, Erde, Tannenzapfen, Baumharz, Blumen usw. Wir bilden Paare; je ein

Spieler soll diese Materialien mit geschlossenen Augen durch Ertasten oder am Geruch erkennen; Variation: die zu erkennenden Materialien darf der „Blinde" vorher nicht sehen.

10. Zielwerfen: Wir können etwa mit Tannenzapfen auf ein Tuch, auf einen Baumstumpf werfen oder auch versuchen, andere Gegenstände von einem Baumstamm abzutreffen.

11. „Was ist verändert?": Mit Waldmaterialien wird ein „Bild" auf eine begrenzte Fläche erstellt oder wir legen einfach mit Seilchen einen Kreis, ein Quadrat auf den Boden. In Kleingruppen sollen sich die Teilnehmer das Bild in den Einzelheiten einprägen. Danach verändert der Übungsleiter ein bis drei Kleinigkeiten oder nimmt einen oder mehrere Gegenstände weg. Die Gruppenmitglieder sollen die Veränderungen erkennen.

12. „Waldmemory": Wir bilden Paare. Ein Partner sucht etwa fünf bis acht Waldgegenstände, die sich sein Mitspieler eine Zeitlang betrachten kann. Dann werden diese zugedeckt und der Mitspieler muss versuchen, ähnlich aussehende Materialien nochmals zu finden. Rollenwechsel.

13. Bauen mit Ästen: Wir versuchen, in Kleingruppen aus gesammelten Ästen einen möglichst hohen Turm zu bauen (z. B. im Viereck legen, abwechselnd zwei längs und zwei quer). Erweiterung: Wir versuchen, uns aus Ästen ein Mikado-Spiel herzustellen und nach Mikado-Regeln zu spielen: Wir legen dazu die Äste auf einen Haufen oder lassen sie fallen. Die Spieler versuchen dann abwechselnd, Ast um Ast vom Haufen zu nehmen, ohne dass sich die anderen Äste bewegen.

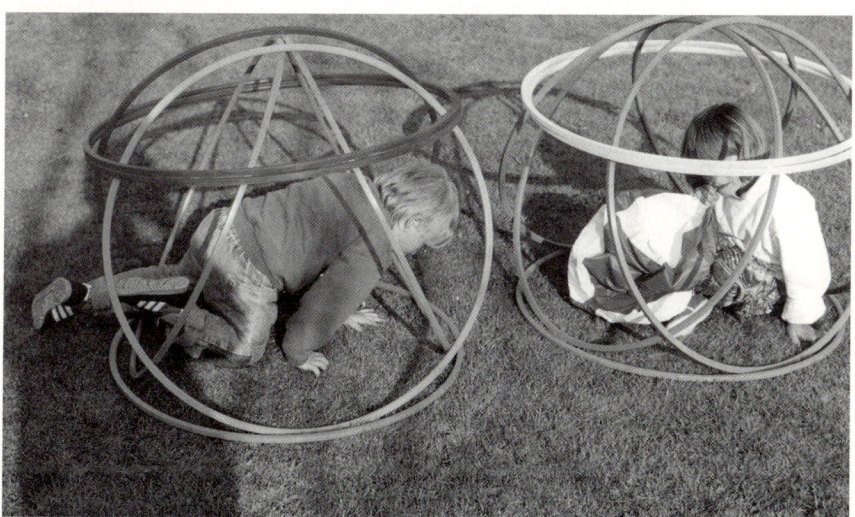

Anregungen und Fragestellungen

1. Draußen in der Natur, im Wald, auf einer Wiese oder Rasenfläche lassen sich viele der genannten psychomotorischen Spiele umsetzen, z. B. Übungen mit dem Schwungtuch, Übungen zur Körpererfahrung, Fangspiele und Ballspiele. Einzelne Schüler stellen aus den Praxiskapiteln Übungseinheiten für draußen zusammen.

2. Wir diskutieren besondere Organisationsformen, methodische Maßnahmen, die wir draußen beachten müssen.

15 Fortbildungsmöglichkeiten und nützliche Adressen

Eine Zusatzausbildung zum staatlich geprüften Motopäden können Interessierte an Fachschulen für Motopädie in einer einjährigen Vollzeitausbildung (es gibt auch eine berufsbegleitende Weiterbildung in zwei Jahren) absolvieren. Die älteste und lange Zeit auch einzige Schule befindet sich in Dortmund. In den letzten Jahren sind zahlreiche Schulen auch in anderen Bundesländern hinzugekommen.

Berufsbegleitende Zusatzqualifikationen sind über etliche Verbände und Vereine zu erlangen. Der bekannteste Verband ist der Aktionskreis Psychomotorik mit seiner Akademie für Motopädagogik und Mototherapie.

Einige Schul- und Vereinsadressen sollen hier exemplarisch aufgeführt werden. Weitere Adressen und auch Informationen über das Berufsbild sind über den Berufsverband zu erhalten. Weitere nützliche Adressen, auf die im Text verwiesen wurde, runden dieses Kapitel ab.

Fachschulen

1. E. Kiphard Berufskolleg – Fachschule für Motopädie, Victor-Toyka-Str. 6, 44139 Dortmund, Tel.: 02 31/10 38 70, Fax: 02 31/10 39 03, Internet: www. motopaedieschule.de
2. Berufskolleg Bergisch Gladbach – Fachschule für Motopädie, Bensbergerstr. 134–146, 51469 Bergisch-Gladbach, Tel.: 0 22 02/3 00 97
3. Westfälisches Berufskolleg – Fachschule für Motopädie, Heithofer Allee 64, 59071 Hamm, Tel.: 0 23 81/89 34 41, Fax: 0 23 81/89 34 42

Verbände, Vereine, Institute

1. Aktionkreis Psychomotorik e. V. – Bundesgeschäftsstelle, Kleiner Schratweg 32, 32657 Lemgo, Tel.: 0 52 61/97 09 70, Fax: 0 52 61/97 09 72, Internet: www.psychomotorik.com (Fortbildungsreihe zur Zusatzqualifikation Motopädagogik, 200 Unterrichtsstunden, Seminare zu vielfältigen Einzelthemen; jährlicher Fortbildungsplan über die Akademie für Motopädagogik und Mototherapie, Literatur- und Medienservice)
2. Berufsverband der MotopädInnen, MototherapeutInnen DBM e. V. Geschäftsstelle, Hörder Bahnhofstr. 6, 44263 Dortmund, Tel. und Fax: 02 31/82 93 24, Internet: www.planet-interkom.de/motopäde.dbm
3. Rheinische Akademie im Förderverein Psychomotorik, Wernher-von-Braun Str. 3, 53113 Bonn, Tel.: 02 28/21 61 81, Fax: 02 28/ 21 61 20; Geschäftsstelle: 02 28/21 61 61, Fax: 02 28/21 61 20, Internet: www.psychomotorik-bonn.com (Zusatzqualifikation, Fortbildungen, jährlicher Fortbildungsplan)
4. Fachverband für Behinderten- und Rehabilitationssport NW, Friedrich-Alfred-Str. 10, 47055 Duisburg, Tel.: 02 03/7174-150 (Fachübungsleiter-Lizenz Behinderten-, Rehabilitationssport)
5. IKE – Institut für Kindesentwicklung Gmbh, Mexikoring 35, 22297 Hamburg, Tel.: 0 40/6 32 50 55 (Schwerpunkt Sensorische Integration)
6. Fips, Fortbildungsinstitut für Psychomotorik, Gustav-Adolf-Str. 17, 33615 Bielefeld, Tel.: 05 21/6 04 84

7. Institut für Bewegungsbildung und Psychomotorik, Gröbenhüter Str. 9, 82194 Gröben-zell-München, Tel.: 0 81 42/57 06 60, Fax: 0 81 42/57 06 61, Internet: www.ibp-psycho-motorik.de
8. Institut für Sportwissenschaft und Motologie, Barfüssertsr. 1, 35032 Marburg (Auf-baustudiengang Motologie)

Weitere nützliche Adressen

1. Bundesvereinigung Lebenshilfe für Menschen mit geistiger Behinderung e. V., Institut für Fort- und Weiterbildung, Postfach 701163, 35020 Marburg
2. Bundesverband für Körper- und Mehrfachbehinderte e. V., Brehmstr. 5–7, 40239 Düs-seldorf (mit dem Verlag selbstbestimmtes leben, der eine Vielzahl geeigneter Fachbü-cher herausgibt)
3. Sportjugend im Landessportbund NW, Friedrich-Alfred-Straße 25, 47055 Duisburg (Pro-jekt „Kinder mit mangelnden Bewegungserfahrungen")
4. Kuratorium für das Therapeutische Reiten e. V., Geschäfttsstelle, Freiherr-von-Langen-Str. 13, 48231 Warendorf, Tel.: 0 25 81/6 36 21 94
5. Deutsche Snoezelen-Stiftung, c/o Psychiatrie Akademie, Vor dem Kaiserdom 10, 38154 Königslutter, Tel.: 0 53 53/90 16 88, Fax: 0 53 53/90 16 89

Zeitschriften

1. „Praxis der Psychomotorik" (Zeitschrift für Bewegungserziehung), verlag modernes ler-nen, Hohe Str. 39, 44139 Dortmund
2. „motorik" – Zeitschrift für Motopädagogik und Mototherapie (offizielles Organ des Akti-onskreises Psychomotorik), Verlag Karl Hofman, Postfach 1360, 73603 Schorndorf

Katalog-Empfehlungen für Übungsgeräte

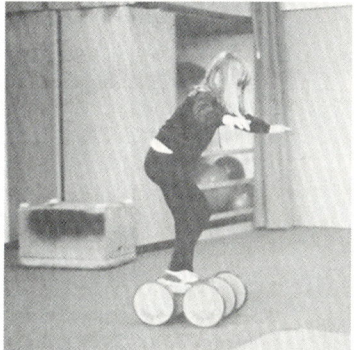

1. Karl H. Schäfer GmbH – Psychomotorische Übungs-geräte/Therapie-Kollektionen, Großer Kamp 6–8, 32791 Lage-Heiden, Tel. 0 52 32/6 59 82, Fax: 05232/67691, Internet: www.schaefer-lage.de
2. Sport-thieme Gmbh, Postfach 453, 38367 Grasle-ben („Rompa-Katalog" für Therapie, Psychomotorik, Snoezelen und Heilpädagogik), Tel.: 0 53 57/1 81 81, Fax: 0 53 57/1 81 90, www.sport-thieme.de
3. „Holz-Hoerz, Postfach 1130, 72521 Münsingen, Tel.: 0 73 81/93 57-0, www.pedalo.de
4. „Loquito" – Materialien für die Bewegungsbaustelle, Frongasse 15, 52388 Wissersheim, Tel.: 0 24 26/90 13 64

Katalolog-Empfehlungen für Literatur

1. Aktionskreis Psychomotorik – Literatur- und Medienservice (Adresse siehe oben)
2. Verlag modernes lernen, Hohe Str. 39, 44139 Dortmund, Tel.: 01 80/5 34 01 30
3. Verlag Karl Hofmann, Postfach 1360, 73603 Schondorf, Tel.: 0 71 81/4 02-1 25

16 Literaturverzeichnis

1. Aktionskreis Psychomotorik e. V (Hrsg.): Lehrbrief – Einführung in die Bewegungs- beobachtung, Verfasser T. Irmischer, Lemgo 1983
2. Aktionskreis Psychomotorik e. V. (Hrsg.):Materiale Erfahrung und Umweltbewältigung, Verfasser: Renate Zimmer, Lemgo 1986
3. Jean Ayres: Bausteine der kindlichen Entwicklung, Die Bedeutung der Integration der Sinne für die Entwicklung des Kindes, Berlin, Heidelberg 1984
4. Michael Baumgärtner / Gisela Färber / Franz Michels: „Spiks" – Spielkartei für Sonder- und Heilpädagogik, Dortmund 1992
5. Wolfgang Beudels, Rudolf Lensing-Conrady, Hans-Jürgen Beins: ... das ist für mich ein Kinderspiel – Handbuch zur psychomotorischen Praxis, Dortmund 1995
6. Elfriede Bielefeld: Tasten und Spüren – Wie wir bei taktil – kinästhetischer Störung helfen können, München 1996
7. Josef Broich: Seniorenspiele, Köln 1997
8. Bundesverband für Körper- Mehrfachbehinderte e. V. (Hrsg.): Kinder mit celebralen Bewegungsstörungen, Heft 2, Förderung und Therapie, Düsseldorf, 4. Aufl. 1999
9. Barbara Cardenas: Diagnostik mit Pfiffigunde – Ein kindgemäßes Verfahren zur Beobachtung von Wahrnehmung und Motorik (5–8 Jahre), Dortmund 1992
10. Roswitha Defersdorf: Drück mich mal ganz fest – Geschichte und Therapie eines wahr- nehmungsgestörten Kindes, Freiburg i. Br. 1991
11. Nives Ebert: Sportunterricht an Werkstätten für Behinderte – Das Praxismodell ‚Main- fränkische Werkstätten', in: Kapustin/Ebert/Scheid: Sport für Erwachsene mit geistiger Behinderung, Aachen, 1992, S. 59–129
12. Dietrich Eggert u. a.: Theorie und Praxis der psychomotorischen Förderung, borgmann publishing, Dortmund 1995, Text- und Arbeitsbuch
13. Annette Fink: Praxis der konduktiven Förderung nach A. Petö, München 1998
14. Inge Flehmig: Normale Entwicklung des Säuglings und ihre Abweichungen, 4. unverän- derte Auflage, Stuttgart, 1990
15. Andrew Fluegelman, Shoshana Tembeck: new games – die neuen spiele, Pittenhart- Oberbrunn 1979
16. Sabine Friedrich, Volker Friebel: Entspannung für Kinder, Übungen zur Konzentration und gegen Ängste, Reinbek bei Hamburg 1989
17. Andreas Fröhlich: Basale Stimulation, Düsseldorf, 7. Aufl. 1995
18. Marianne Frostig; Bewegen – Wachsen – Lernen, Bewegungserziehung, Dortmund 1977
19. Rüdiger Gilsdorf, Günter Kistner: Kooperative Abenteuerspiele – Praxishilfe für Schule und Jugendarbeit, Seelze-Velber 1996
20. Volker Grunwald, Stefan Kuntz: Lehrbrief Körpererfahrung des Aktionskreises Psycho- motorik e. V., Lemgo 1989
21. Volker Grunwald: Wenn ich laufe, lacht das Herz – Psychomotorik mit geistig behinder- ten Erwachsenen, in: Zur Orientierung (Zeitschrift für Mitarbeiterinnen und Mitarbeiter in der Behindertenhilfe, 21 Jhrg., 1997, Heft 2, S. 11–15
22. Bernd Hachmeister: Psychomotorik bei körperbehinderten Kindern, München 1997
23. Gerd Hölter (Hrsg): Mototherapie mit Erwachsenen – Sport, Spiel und Bewegung in Psychiatrie, Psychosomatik und Suchtbehandlung, Schondorf 1993
24. Jan Hulsegge, Ad Verheul: Snoezelen – Eine andere Welt, Marburg 1991

25. Klaus Hurrelmann: Kindheit heute – Sind unsere Kinder Gewinner oder Verlierer? Kiga heute, 4/99, S. 6–11
26. Tilo Irmischer (Verf.): Grundzüge der Motopädagogik, Lehrbrief des Aktionskreises Psychomotorik e. V., Lemgo 1987
27. Tilo Irmischer, Klaus Fischer (Red.): Psychomotorik in der Entwicklung, Schorndorf 1989
28. Tilo Irmischer: Bewegungserziehung geistig Behinderter, in: Bundesvereinigung Lebenshilfe für geistig Behinderte e. V. (Hrsg.): Hilfe für geistig Behinderte – Handreichungen für die Praxis I, 3. Auflage 1990, S. 175–195
29. Reinhard Kahl: Kindheit heute – Das Schwinden der Sinne (Textbuch zum gleichnamigen Film), Pädagogische Beiträge Verlag, Hamburg 1996
30. Christel Kannegießer-Leitner: "Ihr könnt mir wirklich helfen", Psychomotorische Ganzheitstherapie für entwicklungsauffällige und mehrfach behinderte Kinder, München 1998
31. Kapustin/Ebert/Scheid: Sport für Erwachsene mit geistiger Behinderung, Aachen, 1992
32. Gudrun Kesper, Cornelia Hottinger: Mototherapie bei Sensorischen Integrationsstörungen – Eine Anleitung zur Praxis, München 1992
33. Ulla Kiesling: Sensorische Integration im Dialog, Dortmund 2001
34. Ernst J. Kiphard: Wie weit ist ein Kind entwickelt – Eine Anleitung zur Entwicklungsüberprüfung, 6. verbesserte Auflage, Dortmund 1987
35. Ernst J. Kiphard: Hilfen für das sportängstiche Kind: in Turnen und Sport, Juni 1989, S. 121–122
36. Ernst J. Kiphard: Bewegungs- und Koordinationsschwächen im Grundschulalter, 4. Aufl. Schondorf 1982
37. Ernst J. Kiphard: Bewegungsauffälligkeiten bei Kindern, in: Turnen und Sport, 1985, Heft 9, S. 209
38. Ernst J. Kiphard: Elementare Motopädagogik Geistigbehinderter – Persönlichkeitsentwicklung durch Bewegung, in: Stefan Größing (Hrsg.): Bewegungserziehung und Sportunterricht mit geistig behinderten Kindern und Jugendlichen, Bad Homburg 1981, S. 141–164
39. Ernst J. Kiphard: Motopädagogik, Dortmund 1979
40. Ernst J. Kiphard: Mototherapie, Teil 1, Dortmund 1983
41. Ernst J. Kiphard: Mototherapie, Teil 2, 4. Aufl. Dortmund 1994
42. Ernst J. Kiphard: Psychomotorik in Praxis und Theorie – Ausgewählte Themen der Motopädagogik und Mototherapie, Gütersloh 1989
43. Helmut Köckenberger: Hyperaktiv mit Leib und Seele, Dortmund 2001
44. Michael Kolb: Spiele für den Herz- und Alterssport, Schriftenreihe des Behindertensportverbandes NW, Bd. 3, Aachen 1995
45. Ludwig Koneberg, Gabriele Förder: Kinesiologie für Kinder, München 1996
46. Andreas Kosel: Schulung der Bewegungskoordination, Schorndorf, 1994
47. Armin Krenz: Wie Kinder Werte erfahren – Wertevermittlung und Umgangkultur in der Elementarpädagogik, Freiburg i. Br. 1999
48. Jürgen Kretschmer: Tun oder Nicht-Tun? Zur Betreuung von Bewegungslandschaften, in: motorik, 22. Jhrg. 1999, H. 1, S. 12–19
49. Torsten Kunz: Weniger Unfälle durch Bewegung, Schorndorf 1993
50. Alfred Leger: Motopädagogik, in: „Zur Orientierung", 2/1997, S. 7–10
51. Peter Lory: Bewegungsgehemmte Kinder im Wasser, München 1977
52. Klaus Miedzinski: Die Bewegungsbaustelle – Kinder bauen ihre Bewegungsanlässe selbst, Dortmund 1983
53. Krista Mertens, J. Sernau: Snoezelen – auf dem Weg zu einem multimodalen Förderkonzept, in: Praxis der Psychomotorik, 1999, H. 3, S. 207

54. Krista Mertens: Geht der Lotse von Bord?, in: Praxis der Psychomotorik, 1988, H. 4, S. 168–172
55. Krista Mertens: Körperwahrnehmung und Körpergeschick, Dortmund 1986
56. Ministerium für Stadtentwicklung, Kultur und Sport NRW (Hrsg.): Bewegung, Spiel und Sport mit behinderten Kindern und Jugendlichen, Materialien zum Sport in Nordrhein-Westfalen, Heft 45, Projektleitung: Wolf-Dietrich Brettschneider, Uwe Rheker, Düsseldorf 1996
57. Else Müller: Du spürst unter deinen Füßen das Gras, Autogenes Training in Fantasie- und Märchenreisen, Frankfurt a. M. 1987
58. Regina Naschwitz-Moritz (Hrg.): Die Psychomotorische Idee – Grundlagen und Praxisanregungen, Aachen 2000
59. Rolf Oerter: Moderne Entwicklungspsychologie, Donauwörth. 11. Auflage, 1972
60. Gertrud Ohlmeier: Frühförderung behinderter Kinder, 3. Aufl. Dortmund 1997
61. Michael Passolt (Hrsg): Mototherapeutische Arbeit mit hyperaktiver Kindern, München 1996
62. Michael Passolt (Hrsg.): Hyperaktive Kinder – Psychomotorische Therapie, München 1993
63. Sabine Pauli, Andrea Kisch: Was ist los mit meinem Kind?, Bewegungsauffälligkeiten bei Kindern, Ravensburg 1992
64. Annegret Peters: Bewegungsanalysen und Bewegungstherapie im Säulings- und Kleinkindalter, Beispiele zur Förderung der sensomotorischen Entwicklung, Stuttgart, 4. Aufl. 1988
65. Marianne Philippi-Eisenburger: Bewegungsarbeit mit älteren und alten Menschen – Theorie und Praxis der Motogeragogik, Reihe Motorik, Band 10, Schorndorf 1990
66. Marianne Philippi-Eisenburger: Praxis der Bewegungsarbeit mit Älteren, Motogeragogik in Stundenbildern, Reihe Motorik, Bd. 11, Schorndorf 1991
67. Jean Piaget: Das Erwachen der Intelligenz beim Kinde, Stuttgart 1975
68. Emmi Pikler: Lasst mir Zeit- Die selbstständiege Bewegungsentwicklung des Kindes bis zum freien Gehen, zusammengestellt und überarbeitet von Anna Tardos, 2. Aufl. München, 1997
69. Horst Rusch, Stefan Größing: Sport mit Körperbehinderten, Schorndorf 1991
70. Ingrid Schäfer: Grundbausteine der psychomotorischen Übungsbehandlung; in: Tilo Irmischer, Klaus Fischer (Red.): Psychomotik in der Entwicklung, Schorndorf 1989, 19–31
71. Friedrich Schilling: Motodiagostik und Mototherapie, in: T. Irmischer, K. Fischer, 1989, S. 55–60
72. Lilo Schmidt: Stubenhocker und Zappelphilipp, Dortmund 1998
73. Maximilian Schneider: Psychomotorische Bewegungsförderung des Gehens bei geistig schwerbehinderten Erwachsenen, in: Praxis der Psychomotorik, Heft 4, 1992, S. 201–207
74. Michael Schoo: Sport- und Bewegungsspiele für körperbehinderte Kinder und Jugendliche, München 1999
75. Ruth Schucan-Kaiser: 1010 Spiel- und Übungsformen für Behinderte (und Nichtbehinderte), Schorndorf 1993
76. Jürgen Seewald: Der „Verstehende Ansatz" und seine Stellung in der Theorielandschaft der Psychomotorik, in: Praxis der Psychomotorik, 1997, H. 1, S. 4–15
77. Jürgen Seewald: Entwicklung in der Psychomotorik; in: Praxis der Psychomotorik, 18. Jhg. 1993, H. 4, 188–193
78. Jürgen Seewald: Glossar zum Begriff der Psychomotorik, in: Praxis der Psychomotorik, Nov. 1997, S. 272

79. Klaus Skrodzki, Krista Mertens (Hrsg.): Hyperaktivität – Aufmerksamkeitsstörung oder Kreativitätszeichen, Dortmund 2000
80. Martin Sowa: Mannschaftsspiele in heterogenen Sportgruppen, Dortmund, 1995
81. Gisela Stemme; Doris v. Eickstedt: Die frühkindliche Bewegungsentwicklung – Vielfalt und Besonderheiten, Düsseldorf 1998
82. Sportjugend NW (Hrsg.): Kinder mit mangelnden Bewegungserfahrungen, Inhalt: Klaus Balster, Duisburg 1995
83. Michael Stäbler: Bewegung, Spaß und Spiel auf dem Trampolin, Schorndorf 1996
84. Georg Theunissen, Wolfgang Plaute: Empowerment und Heilpädagogik – Ein Lehrbuch, Freiburg i. Br. 1995
85. Adri Vermeer: Der Einfluss von Sport auf die persönliche Kompetenz und soziale Stellung von geistig Behinderten. In: motorik, Heft 11 1, (1988), S. 17–23
86. Adri Vermeer: Die Bedeutung der Bewegungserziehung für die Entwicklung geistig Behinderter, in: motorik, Heft 3, 1984, S. 103–109
87. Klausbernd Vollmar: Autogenes Training mit Kindern, München 1994
88. M. Volkamer: Wie sag ich's meinem Kinde?, in: Kindergarten heute, 21. Jhrg., 1991, Heft 4, S. 23–27
89. Meinhart Volkamer, Renate Zimmer: Kindzentierte Mototherapie, in: motorik, 1986, H. 2, 49–58
90. Michael Wendler, Richard Hammer, Tilo Irmischer (Red.): Psychomotorik im Wandel, Lemgo 2000
91. Harald Will, Japp Dahlmanns (Red.): Handbuch Rehalitationssport, Hannover 1996
92. Renate Zimmer, Hans Cicurs: Psychomotorik – Neue Ansätze im Sportförderunterricht und Sonderturnen, 4. Aufl. Schorndorf 1995
93. Renate Zimmer: Handbuch der Bewegungserziehung, Freiburg i. Br. 1993
94. Renate Zimmer: Handbuch der Psychomotorik – Theorie und Praxis der psychomotorischen Förderung von Kindern, Freiburg i. Br. 1999
95. Renate Zimmer: Handbuch der Sinneswahrnehmung – Grundlagen einer ganzheitlichen Erziehung, Freiburg i. Br. 1995
96. Renate Zimmer: Kreative Bewegungsspiele – Psychomotorische Förderung im Kindergarten, 8. Aufl. Freiburg i. Br. 1996
97. Renate Zimmer: Zur Bedeutung von Körper- und Bewegungserfahrungen für das Selbstwerden des Kindes, in: Kindergarten heute, Heft 1, 1997, S. 6–15
98. Petra Zinke-Wolter : Spüren – Bewegen – Lernen, Dortmund, 1994

Bildquellenverzeichnis

Holz-Hoerz GmbH, Münsingen, S. 22, 136

Werner Krüper, Steinhagen, S. 143, 150

Josef Möllers, Stadtlohn, S. 21, 23, 25, 38, 40, 48, 53, 56, 64, 71, 81, 86, 87, 95, 101, 106, 110, 118, 129, 141, 167, 172, 175, 177, 179

Samy Molcho: Körpersprache der Kinder/Mosaik Verlag, S. 52

Evelyn Neuss, Hannover, S. 49, 50, 51, 83, 89

Sport-Thieme, Grasleben, S. 60, 161, 174

Leider konnten nicht zu allen Abbildungen die Inhaber der Rechte ermittelt werden. Sollte jemand davon betroffen sein, bitten wir ihn, sich beim Verlag zu melden.

Stichwortverzeichnis